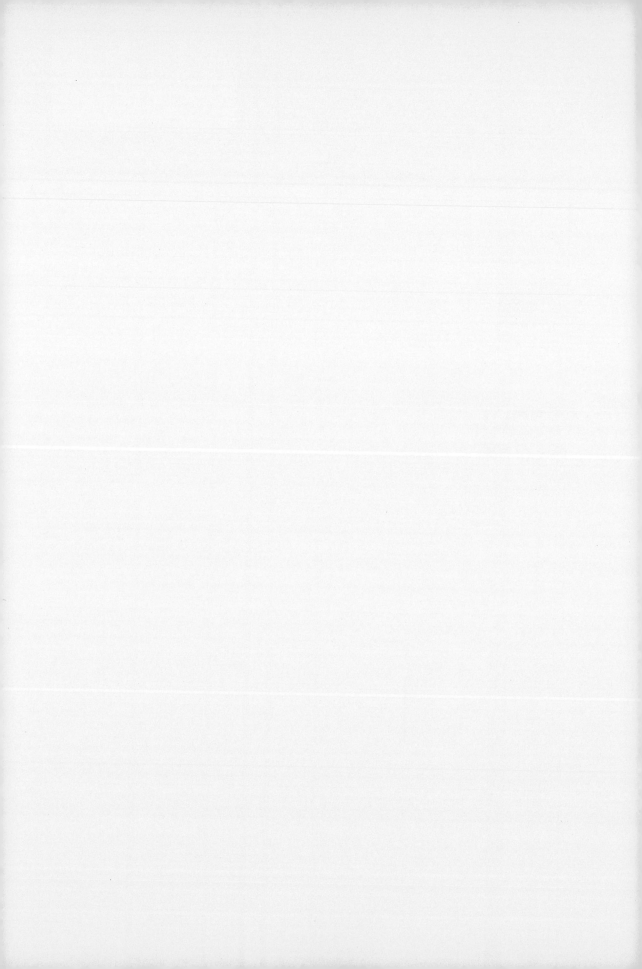

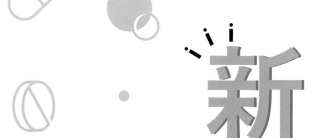

新 違いがわかる！

同種・同効薬

編集 黒山 政一／大谷 道輝

下 巻

南江堂

編集者・執筆者

■編　集

黒山　政一　　くろやま　まさかず　　元 北里大学東病院薬剤部長

大谷　道輝　　おおたに　みちてる　　杏雲堂病院診療技術部長

■編集協力

牛田　誠　　うしだ　まこと　　名城大学薬学部実践薬学Ⅱ准教授

■執筆者 (執筆順)

朝倉　俊成　　あさくら　としなり　　新潟薬科大学薬学部臨床薬学教育研究センターセンター長・教授

小林　庸子　　こばやし　ようこ　　杏林大学医学部付属病院薬剤部科長

本田　一春　　ほんだ　かずはる　　公立昭和病院薬剤部長

藤井　博之　　ふじい　ひろゆき　　虎の門病院薬剤部副部長

阿部　学　　あべ　まなぶ　　新潟薬科大学薬学部臨床薬学教育研究センター

武藤　達也　　むとう　たつや　　名鉄病院薬剤部長

村井ユリ子　　むらい　ゆりこ　　東北医科薬科大学薬学部臨床薬剤学教室教授

池村　舞　　いけむら　まい　　神戸学院大学薬学部

橋田　亨　　はしだ　とおる　　神戸市立医療センター中央病院院長補佐

松岡　陽子　　まつおか　ようこ　　北里大学病院薬剤部

平山　武司　　ひらやま　たけし　　北里大学薬学部薬物治療学Ⅲ教授／
北里大学北里研究所病院薬剤部長

飛田　夕紀　　とびた　ゆき　　北里大学病院薬剤部

廣澤　伊織　　ひろさわ　いおり　　昭和薬科大学臨床薬学教育研究センター実践薬学部門講師

渡部　一宏　　わたなべ　かずひろ　　昭和薬科大学臨床薬学教育研究センター実践薬学部門教授

厚田幸一郎　　あつだ　こういちろう　　北里大学薬学部薬物治療学Ⅰ教授／
北里大学病院薬剤部長

池末　裕明　　いけすえ　ひろあき　　神戸市立医療センター中央病院薬剤部

新田　茜　　にった　あかね　　東京通信病院薬剤部

本多　秀俊　　ほんだ　ひでとし　　東京通信病院薬剤部副薬剤部長

髙谷　甲波　　たかや　かなみ　　東京通信病院薬剤部

大谷　道輝　　おおたに　みちてる　　杏雲堂病院診療技術部長

川上　和宜　　かわかみ　かずよし　　がん研有明病院薬剤部臨床薬剤室長

矢島　領　　やじま　りょう　　日本医科大学付属病院薬剤部

伊勢　雄也　　いせ　ゆうや　　日本医科大学付属病院薬剤部長

稲川　覚子　　いながわ　さとこ　　杏雲堂病院薬剤科

序　文

　　1990 年代から 2000 年代にかけて，薬剤師は日常業務に加え，医薬分業への対応に追われていました．その後，情報提供，チーム医療，そしてジェネリック医薬品への対応など，薬剤師の職務は拡充を続け，本来の調剤や患者指導などにかける時間が制限されました．添付文書さえ熟読する時間は限られ，ましてやインタビューフォームや関連した文献など調べる時間はあまりない状態だったと思います．一方，新薬の開発は進み，毎年承認される薬が増えてきました．最近では，「実務実習」，「かかりつけ薬剤師」，および「連携充実加算」など，次々に新たな対応が迫られています．

　　このような背景のなかで，薬局で勤務している薬剤師の先生方を主な対象として，各薬効群において同種・同効薬の違いを簡単に理解できることを目的に書籍を編纂することにしました．そうして，2010 年に上梓したのが『違いがわかる！同種・同効薬』です．執筆に際しては，各専門分野でご活躍中の著名な先生方にお願いをしました．この本は，多くの薬局の薬剤師の先生方に支持され，2013 年には『続 違いがわかる！同種・同効薬』，2016 年には『続々 違いがわかる！同種・同効薬』を上梓しました．その後，適宜改訂を行ってきましたが，この度，参考にしたガイドラインの見直しや新薬の追加などを中心に，大幅な改訂を行うことにしました．

　　改訂に際しては，本書がより現場での即戦力となるように，同種・同効薬の違いを理解するうえで重要な「違いの着眼点」や，服薬指導に役立つ「服薬指導の会話例」などを新たに加えています．前書と同様に，各薬効群の薬の分類と特徴を一覧にまとめて最初に記し，「適応症」，「投与方法」，「薬物動態」，「相互作用」，「禁忌」，「副作用」などの表も，より比較しやすいように作成しました．薬剤師としてぜひ知っておいて欲しい化学構造の違いなどもできる限り触れています．さらに，随所に「コラム」を設け，個々の薬の違いについて理解を深めるために解説を加えました．

　　この下巻は，上巻に収載できなかった「糖尿病治療薬」，「片頭痛治療薬」，「抗てんかん薬」，「パーキンソン病治療薬」，「抗認知症薬」，「抗悪性腫瘍薬」などに加え，「喘息治療薬」，「尋常性痤瘡治療外用薬」，「緑内障治療薬」などの外用薬も収載しました．

　　本書がチーム医療や患者への服薬説明など日常診療で役立ち，同種・同効薬の適正使用のための必携書として，広く活用されることを願っています．

2021 年 6 月

大谷　道輝

黒山　政一

目　次

Chapter 16　糖尿病治療薬　　1

Ⅰ 同効薬の違いについて知ろう！ ……………………………………… 朝倉俊成 ● 1
- ■ビグアナイド薬：メトホルミン，ブホルミン
- ■チアゾリジン薬：ピオグリタゾン
- ■スルホニル尿素（SU）薬：グリクロピラミド，アセトヘキサミド，クロルプロパミド，グリ
  クラジド，グリベンクラミド，グリメピリド
- ■速効型インスリン分泌促進薬：ナテグリニド，ミチグリニド，レパグリニド
- ■インクレチン関連薬　●DPP-4阻害薬：シタグリプチン，ビルダグリプチン，アログリプチ
  ン，リナグリプチン，テネリグリプチン，アナグリプチン，サキサグリプチン，トレラグリプ
  チン，オマリグリプチン　●GLP-1受容体作動薬：リラグルチド，エキセナチド，リキシセ
  ナチド，デュラグルチド，セマグルチド
- ■α-グルコシダーゼ阻害薬：ボグリボース，アカルボース，ミグリトール
- ■SGLT2阻害薬：イプラグリフロジン，ダパグリフロジン，ルセオグリフロジン，トホグリフ
  ロジン，カナグリフロジン，エンパグリフロジン
- ■インスリン製剤

Ⅱ 同種薬の違いについて知ろう！ ………………………………………………… 4
- Ａ α-グルコシダーゼ阻害薬の違いがわかる！ ……………… 小林庸子，朝倉俊成 ● 4
- Ｂ ビグアナイド薬の違いがわかる！ ……………………………… 本田一春，朝倉俊成 ● 6
  - ［コラム］ …………………………………………………………… 藤井博之，朝倉俊成 ● 9
    今はなきチアゾリジン薬トログリタゾン
    チアゾリジン薬（ピオグリタゾン）の副作用
- Ｃ スルホニル尿素（SU）薬の違いがわかる！ …………………… 小林庸子，朝倉俊成 ● 10
- Ｄ 速効型インスリン分泌促進薬の違いがわかる！ ……………… 阿部　学，朝倉俊成 ● 13
- Ｅ DPP-4阻害薬の違いがわかる！ ………………………………… 武藤達也，朝倉俊成 ● 15
  - ［コラム］ …………………………………………………………… 藤井博之，朝倉俊成 ● 18
    配合剤（内服薬）の違いがわかる！
- Ｆ GLP-1受容体作動薬の違いがわかる！ ………………………… 武藤達也，朝倉俊成 ● 19
- Ｇ SGLT2阻害薬の違いがわかる！ ………………………………… 本田一春，朝倉俊成 ● 23
- Ｈ インスリン製剤の違いがわかる！ ………………………………………… 朝倉俊成 ● 27

Chapter 17　片頭痛治療薬　　村井ユリ子 ● 37

Ⅰ 同効薬の違いについて知ろう！ ……………………………………………… ● 37
【急性期治療薬】
- ■トリプタン系薬：スマトリプタン，ゾルミトリプタン，エレトリプタン，リザトリプタン，ナ
  ラトリプタン
- ■エルゴタミン製剤：エルゴタミン・無水カフェイン・イソプロピルアンチピリン
- ■そのほか：カフェイン，無水カフェイン，安息香酸ナトリウムカフェイン，ジメトチアジン，

呉茱萸湯

【予防療法薬】

■Ca 拮抗薬：ロメリジン

■そのほか：プロプラノロール，バルプロ酸ナトリウム

Ⅱ 同種薬の違いについて知ろう！ ……………………………………………………… 39

　A トリプタン系薬の違いがわかる！ ……………………………………………… 39

　B 他の急性期治療薬の違いがわかる！ …………………………………………… 45

　C 補助的治療薬の違いがわかる！ ………………………………………………… 48

　D 予防療法薬の違いがわかる！ …………………………………………………… 49

Chapter 18　抗てんかん薬

池村　舞，橋田　亨 ●53

Ⅰ 同効薬の違いについて知ろう！ ……………………………………………………… ●53

■バルビツール酸（BB）系薬：フェノバルビタール，プリミドン，フェノバルビタールナトリウム

■ヒダントイン系薬：フェニトイン

■サクシミド系薬：エトスクシミド

■ベンゾジアゼピン（BZD）受容体作動薬：クロナゼパム，ジアゼパム，クロバザム

■イミノスチルベン系薬：カルバマゼピン

■分子脂肪酸系薬：バルプロ酸ナトリウム

■ベンズイソキサゾール系薬：ゾニサミド

■新世代薬：ガバペンチン，トピラマート，ペランパネル，ラコサミド，ラモトリギン，レベチラセタム

Ⅱ 同種薬の違いについて知ろう！ ……………………………………………………… 55

　A バルビツール酸（BB）系薬の違いがわかる！ ………………………………… 55

　B ベンゾジアゼピン（BZD）受容体作動薬の違いがわかる！ ………………… 58

　C 新世代薬の違いがわかる！ ……………………………………………………… 60

Chapter 19　パーキンソン病治療薬

松岡陽子，平山武司 ●65

Ⅰ 同効薬の違いについて知ろう！ ……………………………………………………… ●65

■レボドパ含有製剤：レボドパ　●ドパ脱炭酸酵素阻害薬（DCI）配合剤：レボドパ・カルビドパ，空腸投与用レボドパ・カルビドパ，レボドパ・ベンセラジド

■ドパミンアゴニスト　●麦角系：ブロモクリプチン，ペルゴリド，カベルゴリン　●非麦角系：タリペキソール，プラミペキソール，ロピニロール，ロチゴチン，アポモルヒネ

■MAO-B 阻害薬：セレギリン，ラサギリン，サフィナミド

■COMT 阻害薬：エンタカポン，オピカポン　●L-ドパ・DCI 配合剤：レボドパ・カルビドパ・エンタカポン

■L-ドパ賦活薬：ゾニサミド

■アデノシン A_{2A} 受容体拮抗薬：イストラデフィリン

■ドパミン遊離促進薬：アマンタジン

■抗コリン薬：トリヘキシフェニジル，ビペリデン，プロメタジン，ピロヘプチン，マザチコール

　　■ノルアドレナリン補充薬：ドロキシドパ

Ⅱ **同種薬の違いについて知ろう！** ……………………………………………………… 68

　🅐 L-ドパ含有製剤の違いがわかる！ ……………………………………………… 68

　🅑 ドパミンアゴニストの違いがわかる！ ………………………………………… 69

　🅒 MAO-B 阻害薬の違いがわかる！ ……………………………………………… 74

　🅓 そのほかのパーキンソン病治療薬の違いがわかる！ ………………………… 76

Chapter 20　抗認知症薬

飛田夕紀，平山武司 ●79

Ⅰ **同効薬の違いについて知ろう！** ……………………………………………………… 79

　■コリンエステラーゼ（ChE）阻害薬：ドネペジル，ガランタミン，リバスチグミン

　■NMDA 受容体阻害薬：メマンチン

Ⅱ **同種薬の違いについて知ろう！** ……………………………………………………… 82

　🅐 コリンエステラーゼ阻害薬の違いがわかる！ ………………………………… 82

Chapter 21　喘息治療薬

廣澤伊織，渡部一宏 ●89

Ⅰ **同効薬の違いについて知ろう！** ……………………………………………………… 89

【吸入薬】

　■吸入ステロイド薬（ICS）：ベクロメタゾンプロピオン酸エステル，フルチカゾンプロピオン酸
　　エステル，フルチカゾンフランカルボン酸エステル，ブデソニド，シクレソニド，モメタゾン
　　フランカルボン酸エステル

　■吸入β₂刺激薬　●長時間作用型（LABA）：サルメテロールキシナホ酸塩　●短時間作用型
　　（SABA）：［第3世代］プロカテロール塩酸塩水和物，フェノテロール臭化水素酸塩，［第2
　　世代］サルブタモール硫酸塩，［第1世代］トリメトキノール塩酸塩水和物，dl-イソプレナ
　　リン塩酸塩

　■配合剤（ICS＋LABA）：サルメテロールキシナホ酸塩・フルチカゾンプロピオン酸エステル，
　　ブデソニド・ホルモテロールフマル酸塩水和物，フルチカゾンプロピオン酸エステル・ホルモ
　　テロールフマル酸塩水和物，ビランテロール・フルチカゾンフランカルボン酸エステル，イン
　　ダカテロール塩酸塩・モメタゾンフランカルボン酸塩エステル

　■配合剤（ICS＋LABA＋LAMA）：ビランテロールトリフェニル酢酸塩・ウメクリジニウム臭
　　化物・フルチカゾンカルボン酸エステル，インダカテロール酢酸塩・グリコピロニウム臭化
　　物・モメタゾンフランカルボン酸エステル

　■吸入抗コリン薬　●長時間作用型（LAMA）：チオトロピウム臭化物水和物　●短時間作用型
　　（SAMA）：イプラトロピウム臭化物水和物

【経口薬ほか】

　■β₂刺激薬：サルブタモール硫酸塩，テルブタリン硫酸塩，ツロブテロール塩酸塩，フェノテ
　　ロール臭化水素酸塩，プロカテロール塩酸塩水和物，クレンブテロール塩酸塩，トリメトキ
　　ノール塩酸塩水和物，ツロブテロール

　■キサンチン誘導体：テオフィリン，アミノフィリン，プロキシフィリン

　■抗アレルギー薬：プランルカスト水和物，モンテルカストナトリウム，クロモグリク酸ナトリ
　　ウム，トラニラスト，ペミロラストナトリウム，イブジラスト，セラトロダスト，オザグレル

塩酸塩水和物，スプラタストトシル酸塩，アゼラスチン塩酸塩，オキサトミド，ケトチフェンフマル酸塩，エピナスチン塩酸塩，メキタジン

- ■ステロイド薬：ヒドロコルチゾン，コルチゾン酢酸エステル，プレドニゾロン，メチルプレドニゾロン，トリアムシノロン，デキサメタゾン，ベタメタゾン

【皮下注】

- ■モノクローナル抗体：オマリズマブ，メポリズマブ，ベンラリズマブ，デュピルマブ

Ⅱ 同種薬の違いについて知ろう！ ·· 93
　Ａ 吸入ステロイド薬（ICS）の違いがわかる！ ································· 93
　Ｂ 吸入β_2刺激薬の違いがわかる！ ··· 97
　Ｃ 吸入ステロイド薬（ICS）/長時間作用型吸入β_2刺激薬（LABA）配合剤の違いがわかる！
　　 ··· 99
　Ｄ 吸入抗コリン薬の違いがわかる！ ·· 100
　Ｅ β_2刺激薬（経口剤，貼付剤）の違いがわかる！ ······················· 101

Chapter 22　消化性潰瘍治療薬
平山武司，厚田幸一郎 ● 105

Ⅰ 同効薬の違いについて知ろう！ ·· 105

- ■攻撃因子抑制薬　●プロトンポンプ阻害薬（PPI）：エメソプラゾール，オメプラゾール，ランソプラゾール，ラベプラゾール　●カリウムイオン競合型アシッドブロッカー（P-CAB）：ボノプラザン　●H_2受容体拮抗薬（H2RA）：シメチジン，ラニチジン，ファモチジン，ロキサチジン，ニザチジン，ラフチジン　●選択的ムスカリン受容体拮抗薬：ピレンゼピン　●抗ガストリン薬：プログルミド　●酸中和薬：水酸化アルミニウムゲル，水酸化マグネシウム，酸化マグネシウム
- ■防御因子増強薬　●潰瘍病巣保護薬：スクラルファート，ポラプレジンク，エグアレンナトリウム　●組織修復促進薬：アルジオキサ，エカベトナトリウム　●粘液産生・分泌促進薬：テプレノン，レバミピド　●プロスタグランジン（PG）製剤：ミソプロストール　●胃粘膜微小循環改善薬：セトラキサート，スルピリド，トロキシピド

Ⅱ 同種薬の違いについて知ろう！ ·· 110
　Ａ プロトンポンプ阻害薬（PPI）の違いがわかる！ ······················· 110
　Ｂ H_2受容体拮抗薬（H2RA）の違いがわかる！ ··························· 114
　Ｃ 防御因子増強薬の違いがわかる！ ·· 119

Chapter 23　下剤（便秘薬）
池末裕明，橋田　亨 ● 121

Ⅰ 同効薬の違いについて知ろう！ ·· 121

- ■浸透圧性下剤　●塩類下剤：酸化マグネシウム，硫酸マグネシウム，水酸化マグネシウム　●糖類下剤：ラクツロース　●電解質配合剤：マクロゴール 400
- ■上皮機能変容薬　●クロライドチャネルアクチベーター：ルビプロストン　●グアニル酸シクラーゼC受容体アゴニスト：リナクロチド
- ■胆汁酸トランスポーター阻害薬：エロビキシバット
- ■大腸刺激性下剤：センナ，センノシド，ピコスルファートナトリウム
- ■小腸刺激性下剤：ヒマシ油
- ■直腸刺激性下剤：ビサコジル，炭酸水素ナトリウム・無水リン酸二水ナトリウム配合

　■膨張性下剤：カルメロースナトリウム，ポリカルボフィルカルシウム

　■末梢性μオピオイド受容体阻害薬：ナルデメジン

　■浣腸剤：グリセリン

Ⅱ 同種薬の違いについて知ろう！ ……………………………………… 123

　Ａ 浸透圧性下剤の違いがわかる！ …………………………………… 123

　Ｂ 上皮機能変容薬の違いがわかる！ ………………………………… 125

　Ｃ 大腸刺激性下剤の違いがわかる！ ………………………………… 126

Chapter 24　前立腺肥大症治療薬
新田　茜，本多秀俊 ● 129

Ⅰ 同効薬の違いについて知ろう！ ……………………………………… 129

　■α_1受容体遮断薬　●第1世代薬：ウラピジル，テラゾシン，プラゾシン

　　●第2世代薬：シロドシン，タムスロシン，ナフトピジル

　■PDE5阻害薬：タダラフィル

　■ホルモン系薬　●5α還元酵素阻害薬：デュタステリド　●抗アンドロゲン薬：アリルエスト

　　レノール，クロルマジノン

　■非ホルモン系薬　●植物製剤：オオウメガサソウエキス・ハコヤナギエキス配合剤，セルニチ

　　ンポーレンエキス　●アミノ酸製剤：グルタミン酸・アラニン・アミノ酢酸　●漢方製剤：八

　　味地黄丸，牛車腎気丸，猪苓湯

Ⅱ 同種薬の違いについて知ろう！ ……………………………………… 131

　Ａ α_1受容体遮断薬の違いがわかる！ ……………………………… 131

　Ｂ ホルモン系薬の違いがわかる！ …………………………………… 134

　Ｃ 植物製剤・アミノ酸製剤の違いがわかる！ ……………………… 136

Chapter 25　過活動膀胱治療薬
髙谷甲波，大谷道輝 ● 139

Ⅰ 同効薬の違いについて知ろう！ ……………………………………… 139

　■膀胱平滑筋直接作用薬：フラボキサート

　■抗コリン薬：オキシブチニン，プロピベリン，トルテロジン，フェソテロジン，ソリフェナシ

　　ン，イミダフェナシン

　■β_3受容体刺激薬：ミラベグロン，ビベグロン

Ⅱ 同種薬の違いについて知ろう！ ……………………………………… 141

　Ａ 抗コリン薬の違いがわかる！ ……………………………………… 141

　Ｂ β_3受容体刺激薬の違いがわかる！ ……………………………… 146

Chapter 26　抗悪性腫瘍薬
川上和宜 ● 149

Ⅰ 同効薬の違いについて知ろう！ ……………………………………… 149

　■代謝拮抗薬：テガフール・ウラシル，テガフール・ギメラシル・オテラシルカリウム，カペシ

　　タビン，トリフルリジン・ピペラシル，フォロデシン

　■ホルモン薬：タモキシフェン，アナストロゾール，レトロゾール，エキセメスタン，フルタミ

　　ド，ビカルタミド，エンザルタミド，アパルタミド，アビラテロン

■分子標的薬　●EGFR チロシンキナーゼ阻害薬：ゲフィチニブ，エルロチニブ，アファチニブ，ダコミチニブ，オシメルチニブ　●チロシンキナーゼ阻害薬：ソラフェニブ，スニチニブ，パゾパニブ，アキシチニブ，レゴラフェニブ，レンバチニブ，バンデタニブ　●プロテアソーム阻害薬：イキサゾミブ　●Bcr-Abl チロシンキナーゼ阻害薬：イマチニブ，ダサチニブ，ニロチニブ，ボスチニブ，ポナチニブ　●ALK チロシンキナーゼ阻害薬：クリゾチニブ，アレクチニブ，セリチニブ，ロルラチニブ　●ROS/TRK 阻害薬：エヌトレクチニブ　●BTK 阻害薬：イブルチニブ　●JAK 阻害薬：ルキソリチニブ　●BRAF 阻害薬：ベムラフェニブ，ダブラフェニブ　●MEK 阻害薬：トラメチニブ　●mTOR 阻害薬：エベロリムス，シロリムス　●CDK4/6 阻害薬：パルボシクリブ，アベマシクリブ　●PARP 阻害薬：オラパリブ

Ⅱ 同種薬の違いについて知ろう！ ……………………………………………………… 153
　Ａ 代謝拮抗薬の違いがわかる！ ……………………………………………………… 153
　Ｂ 肺がんに使用する EGFR チロシンキナーゼ阻害薬の違いがわかる！ ………… 157
　Ｃ 乳がんに使用するホルモン薬の違いがわかる！ ………………………………… 158
　Ｄ 前立腺がんに使用するホルモン薬の違いがわかる！ …………………………… 159
　Ｅ 腎細胞がんに使用する分子標的薬の違いがわかる！ …………………………… 161
　Ｆ 血液がんに使用する Bcr-Abl チロシンキナーゼ阻害薬の違いがわかる！ …… 163

Chapter 27　制吐薬

矢島　領，伊勢雄也 ● 165

Ⅰ 同効薬の違いについて知ろう！ …………………………………………………… 165
　■中枢性制吐薬　●抗ヒスタミン薬：クロルフェニラミン，ジフェンヒドラミン，ジフェンヒドラミン・ジプロフィリン配合，ヒドロキシジン，ジメンヒドリナート　●フェノチアジン系抗精神病薬：プロクロルペラジン，クロルプロマジン，ペルフェナジン　●ブチロフェノン系抗精神病薬：ハロペリドール　●セロトニン・ドパミン拮抗薬：リスペリドン　●多元受容体作用抗精神病薬：オランザピン　●NK$_1$受容体拮抗薬：アプレピタント　●ベンゾジアゼピン（BZD）受容体作動薬：ロラゼパム
　■末梢性制吐薬　●消化管粘膜局麻薬：オキセサゼイン，アミノ安息香酸エチル，ピペリジノアセチルアミノ安息香酸エチル　●5-HT$_4$受容体作用薬：モサプリド　●消化管運動調律薬：トリメブチン　●アセチルコリンエステラーゼ阻害薬：アコチアミド
　■中枢性・末梢性制吐薬　●D$_2$受容体拮抗薬：ドンペリドン，メトクロプラミド，イトプリド　●5-HT$_3$受容体拮抗薬：オンダンセトロン，グラニセトロン，ラモセトロン，インジセトロン

Ⅱ 同種薬の違いについて知ろう！ …………………………………………………… 169
　Ａ 中枢性制吐薬の違いがわかる！ …………………………………………………… 169
　Ｂ 末梢性制吐薬の違いがわかる！ …………………………………………………… 170
　Ｃ 中枢・末梢性制吐薬の違いがわかる！ …………………………………………… 170

Chapter 28　尋常性痤瘡治療外用薬

大谷道輝 ● 173

Ⅰ 同効薬の違いについて知ろう！ …………………………………………………… 173
　■単剤　●外用抗生物質製剤：クリンダマイシン　●外用キノロン製剤：ナジフロキサシン，オゼノキサシン　●アダパレン製剤：アダパレン　●過酸化ベンゾイル製剤：過酸化ベンゾイル
　■配合剤：クリンダマイシン・過酸化ベンゾイル配合，アダパレン・過酸化ベンゾイル配合

Ⅱ 同種薬の違いについて知ろう！ …………………………………………………… 175

Ⅰ 同効薬の違いについて知ろう！ ………………………………………………………… 183

【点眼薬】

■プロスタグランジン（PG）関連薬　●FP 受容体作動薬：ラタノプロスト，トラボプロスト，
タフルプロスト，ビマトプロスト　●イオンチャネル開口薬：イソプロピル ウノプロストン
●EP2 受容体作動薬：オミデネパグ イソプロピル

■β遮断薬　●β受容体非選択性遮断薬：チモロール，カルテオロール，レボブノロール
●β_1 受容体選択性遮断薬：ベタキソロール　●$\alpha_1\beta$ 受容体遮断薬：ニプラジロール

■交感神経作用薬　●α_1 遮断薬：ブナゾシン　●交感神経非選択性刺激薬：ジピベフリン
●α_2 刺激薬：ブリモニジン

■Rho キナーゼ阻害薬：リパスジル

■副交感神経刺激薬：ピロカルピン

■炭酸脱水酵素阻害薬：ドルゾラミド，ブリンゾラミド

■コリンエステラーゼ（ChE）阻害薬：ジスチグミン

■配合剤　●PG 関連薬＋β遮断薬：ラタノプロスト・チモロール，ラタノプロスト・カルテオ
ロール，トラボプロスト・チモロール，タフルプロスト・チモロール
●炭酸脱水酵素阻害薬＋β遮断薬：ドルゾラミド・チモロール，ブリンゾラミド・チモロール
●α_2 刺激薬＋β遮断薬：ブリモニジン・チモロール
●α_2 刺激薬＋炭酸脱水酵素阻害薬：ブリモニジン・ブリンゾラミド

【内服薬】

■炭酸脱水酵素阻害薬：アセタゾラミド

■高張浸透圧薬：イソソルビド

Ⅱ 同種薬の違いについて知ろう！ ………………………………………………………… 186

Ⓐ プロスタグランジン（PG）関連薬の違いがわかる！ ……………………………………… 186

Ⓑ β遮断薬の違いがわかる！ ………………………………………………………………… 188

Ⓒ 交感神経作用薬の違いがわかる！ ………………………………………………………… 191

Ⓓ 炭酸脱水酵素阻害薬の違いがわかる！ …………………………………………………… 192

Ⓔ その他の緑内障治療薬の違いがわかる！ ………………………………………………… 194

Ⓕ 配合剤の違いがわかる！ …………………………………………………………………… 196

事項索引 ……………………………………………………………………………………………… 199

用語索引 ……………………………………………………………………………………………… 204

新・違いがわかる！ 同種・同効薬（上巻）目次

Chapter 01　脂質異常症治療薬
Chapter 02　骨粗鬆症治療薬
Chapter 03　降圧薬
Chapter 04　抗不整脈薬
Chapter 05　抗血栓薬
Chapter 06　狭心症治療薬
Chapter 07　利尿薬
Chapter 08　睡眠薬

Chapter 09　抗不安薬
Chapter 10　抗うつ薬
Chapter 11　統合失調症治療薬
Chapter 12　非ステロイド抗炎症薬（NSAIDs）
Chapter 13　オピオイド鎮痛薬（麻薬性鎮痛薬）
Chapter 14　抗ヒスタミン薬
Chapter 15　抗リウマチ薬

16 糖尿病治療薬

- 特に低血糖リスクに気を付けなければならないのは，スルホニル尿素（SU）薬，速効型インスリン分泌促進薬である．
- 薬剤によって低血糖の起こりやすさやシックデイ時の対処が異なるので，患者のライフスタイルや対処法（家族の協力など）を考慮して種類の切り替えや用量を調節することがある．
- 用量は少量から開始し，血糖コントロール状態をモニターして増量する．1種類の経口血糖降下薬でも効果が不十分なときは，作用機序の異なる薬剤を併用する．
- 経口血糖降下薬は作用機序のほかに，体重増加，用法（服用回数，服薬タイミング）なども選択に関係する．
- 経口血糖降下薬の適応はインスリン非依存状態であるが，妊娠中あるいは妊娠の可能性がある場合は使用しない．
- 薬剤選択は年齢，糖代謝異常や肥満の程度，慢性合併症の程度，肝臓・腎臓の機能，インスリン分泌能やインスリン抵抗性の程度，ライフスタイルや服薬アドヒアランス，服薬行動（注射手技）などを評価し，薬剤の作用特性や禁忌事項などを考慮して決定される．

I 同効薬の違いについて知ろう！

		表 1　糖尿病治療薬の全体像	
機序	分類	おもな一般名（先発品の商品名）	特徴と作用機序
インスリン抵抗性改善系	ビグアナイド薬	メトホルミン（メトグルコ，グリコラン），ブホルミン（ジベトス，ジベトンS：後発品）	肝で糖新生を抑制し，脂肪分解を促進．筋の糖取り込みを促進．そのほか，消化管からの糖吸収抑制作用もある．主に過体重・肥満2型糖尿病患者では第一選択薬．非肥満例にも有効．単独では低血糖をきたす可能性は低い．ヨード造影剤使用前後は投与中止．乳酸アシドーシスに注意．シックデイ時は休薬．
	チアゾリジン薬	ピオグリタゾン（アクトス）	PPARγを刺激してアディポネクチンを増加し，TNF-αと遊離脂肪酸を減少させる．インスリン抵抗性がある患者に有用．単独では低血糖のリスクは低い．体重が増加しやすい．
インスリン分泌促進系	スルホニル尿素（SU）薬 第1世代	グリクロピラミド（デアメリンS），アセトヘキサミド（ジメリン），クロルプロパミド（クロルプロパミド）	膵β細胞のSU受容体に結合し，ATP感受性K⁺チャネルを遮断してインスリン分泌を促進する．インスリン分泌能が比較的保たれているものの食事や運動療法によっても十分に良好な血糖コントロールがえられないインスリン非依存状態の患者に使用する．高度肥満（インスリン抵抗性の高い）患者には使用しない．重篤かつ遷延性低血糖に注意．体重増加．速効型インスリン分泌促進薬との併用はしない．
	第2世代	グリクラジド（グリミクロン），グリベンクラミド（オイグルコン，ダオニール）	
	第3世代	グリメピリド（アマリール）	
	速効型インスリン分泌促進薬	ナテグリニド（ファステック，スターシス），ミチグリニド（グルファスト），レパグリニド（シュアポスト）	SU薬と同様の作用機序であるが，効果発現は早く持続時間は短い．食後高血糖の是正に有用．直直前服用．肝・腎機能障害患者では慎重に投与（一部に禁忌あり）．

（次頁に続く）

表1続き

インスリン分泌促進系	インクレチン関連薬	DPP-4阻害薬	シタグリプチン（ジャヌビア，グラクティブ），ビルダグリプチン（エクア），アログリプチン（ネシーナ），リナグリプチン（トラゼンタ），テネリグリプチン（テネリア），アナグリプチン（スイニー），サキサグリプチン（オングリザ），トレラグリプチン（ザファテック），オマリグリプチン（マリゼブ）	DPP-4を選択的に阻害してインクレチンの濃度を高め，血糖降下作用を有する．体重は増加しにくい．単独使用での低血糖の可能性は少ないが，SU薬との併用では，低血糖発現に注意（SU薬の減量）．
		GLP-1受容体作動薬	リラグルチド（ビクトーザ），エキセナチド（バイエッタ，ビデュリオン），リキシセナチド（リキスミア），デュラグルチド（トルリシティ），セマグルチド（オゼンピック，リベルサス）	膵β細胞膜上のGLP-1受容体に結合し，血糖依存的にインスリン分泌作用を発揮．胃内容排出抑制作用があり，空腹時血糖値と食後血糖値の両方を低下させる．単独使用では低血糖をきたす可能性は低い．インスリン依存状態への適応はない．SU薬との併用では，低血糖発現に注意（SU薬の減量）．悪心，嘔吐．
糖吸収・排泄調節系		α-グルコシダーゼ阻害薬	ボグリボース（ベイスン），アカルボース（グルコバイ），ミグリトール（セイブル）	α-グルコシダーゼの作用を阻害し，糖の吸収を遅らせることで食後高血糖を抑制する．食後高血糖患者に使用する．単独投与では空腹時血糖はさほど高くなく，食後高血糖になるようなインスリン非依存状態の場合に，併用投与では食後著しい高血糖がある場合に有効．体重は増加しにくい．食直前服用．単独では低血糖が起きにくいが，他剤と併用時に生ずることがある（その際はブドウ糖を服用）．
		SGLT2阻害薬	イプラグリフロジン（スーグラ），ダパグリフロジン（フォシーガ），ルセオグリフロジン（ルセフィ），トホグリフロジン（デベルザ，アプルウェイ），カナグリフロジン（カナグル），エンパグリフロジン（ジャディアンス）	腎尿細管においてSGLT2を阻害して糖の再吸収を減少させ，尿中に糖を排泄する．脱水に注意．体重減少が期待できる．単独では低血糖をきたす可能性は低い．
インスリン製剤		超速効型		皮下注射後の作用発現が速く，最大作用時間が短い．
		速効型		皮下注射以外に筋肉内注射や静脈内注射が可能．
		混合型/二相性		超速効型または速効型とそれぞれの中間型インスリンをさまざまな比率であらかじめ混同した製剤．
		中間型		基礎インスリン製剤．持続化剤として硫化プロタミンを添加．
		配合溶解		超速効型と持効型溶解インスリンと混合したもの．
		持続型溶解		基礎インスリン製剤．皮下注射後に緩徐に吸収され，作用発現時間が遅く，ほぼ1日にわたって持続的な作用を示す．詳細は，最新の添付文書にて確認すること
インスリン抵抗性の改善	インスリン分泌不全およびインスリン抵抗性の改善	テトラヒドロトリアジン系化合物	イメグリミン*	ミトコンドリアの機能を改善するという独自のメカニズムを有しており，2型糖尿病治療において重要な役割を担う膵臓・筋肉・肝臓に作用し，グルコース濃度依存的なインスリン分泌を促進するとともに，インスリン抵抗性を改善，糖新生を抑制することで血糖降下作用を示すと考えられている．

*2021年5月現在未発売．今後，機序・分類が定まってくる．

1 糖尿病治療薬の基本的な選びかた

①1型糖尿病患者ではインスリン療法が必須ですが，糖尿病治療はいずれの病態においても生活習慣（食事や運動・活動など）を是正することが基本です．そのため，薬物療法は指示された**食事療法や運動療法など**を適正に**実践することを前提**として，糖尿病治療薬の種類や量が選択されます．

②インスリンの絶対的適応（インスリン依存状態，高血糖性の昏睡，重度の肝障害や腎障

害，重症感染症，糖尿病合併妊娠など）ではインスリン製剤を用い，そうでない場合は経口血糖降下薬の使用を検討します.

③経口血糖降下薬にはインスリン抵抗性改善系，インスリン分泌促進系，糖吸収・排泄調節系，注射製剤にはインスリン製剤と GLP-1 受容体作動薬があります. 患者の病態と薬剤の機序からどの系統を用いるかが決定されます.

④患者の心血管疾患併存や低血糖リスクの有無，副作用，医療費，服薬アドヒアランスなども考慮します. なお，1 種類の経口血糖降下薬で効果が不十分のときは，作用機序の異なる薬剤を併用します.

2 糖尿病治療薬のガイドラインによる選びかた

ガイドラインでは，インスリン依存状態，高血糖性の昏睡，妊娠時，全身管理が必要な外科手術，重篤な感染症，静脈栄養時などはインスリンの絶対適応となり，インスリン非依存状態の場合は基本となる食事療法と運度療法を実践しても血糖コントロール値が目標に達しない場合に薬物療法をあわせて考慮し，経口血糖降下薬，インスリン製剤，GLP-1受容体作動薬を用いることが推奨されてます. それでも不十分な場合は，さらに経口血糖降下薬の増量または併用，インスリンへの変更または経口血糖降下薬とインスリンの併用，GLP-1 受容体作動薬への変更または経口血糖降下薬やインスリン，GLP-1 受容体作動薬との併用，それでも不十分であれば強化インスリン療法とすることが推奨されています[1,2].

海外では，**生活習慣の改善とメトホルミンが第一選択薬**とされています[3]. ガイドライン 2018 年における米国糖尿病学会（ADA）/ 欧州糖尿病学会（EASD）の 2 型糖尿病治療法についてのコンセンサスレポート[4]では，ビグアナイド薬のメトホルミンには肥満 2 型糖尿病患者に対する大血管症抑制のエビデンス[5]があり，経済性にも優れるため，禁忌がない限り第一選択薬として推奨されています. 日本糖尿病学会の診療ガイドラインでは，糖尿病治療の第一選択薬としてはどの薬剤も指定せず，ビグアナイド薬はインスリン抵抗性が増大した病態に使用することを推奨しています.

• 心血管疾患・心不全・CKD 併存：SGLT2 阻害薬や GLP-1 受容体作動薬を優先
• 心血管疾患・心不全・CKD がなく HbA1c が個々の目標以上で，低血糖リスクを最小にする必要がある場合：インクレチン関連薬，SGLT2 阻害薬，チアゾリジン薬
• 体重を減量する必要がある場合：（減量に有効な）GLP-1 受容体作動薬，SGLT2 阻害薬
• コストが問題となる場合：SU 薬，チアゾリジン薬

を選択するよう推奨されています. 2 型糖尿病の注射療法では，GLP-1 受容体作動薬から使用を考慮し，HbA1c が目標に達しないときは基礎インスリンを追加，そして速効型インスリンの追加が推奨されています.

［朝倉俊成］

Ⅱ 同種薬の違いについて知ろう！

A α-グルコシダーゼ阻害薬の違いがわかる！

表2 α-グルコシダーゼ阻害薬の特徴

一般名	剤形	GEの有無	T_{max}（時）	$t_{1/2}$（時）	下痢・軟便	そのほかの副作用
アカルボース	錠 OD錠	○	2	3.2	下痢：2.64% 軟便：5.28%	・心血管イベントの抑制
ボグリボース	錠 OD錠	○	1.67	5.3	下痢：4.04% 軟便：1.55%	・食後GLP-1分泌の促進 ・動脈硬化の進展抑制
ミグリトール	錠 OD錠	○	1.5	2.2	下痢：14.6% 軟便：—	

違いの着目点1 作用機序の違いに着目しよう！

Key Point

- ミグリトールはラクターゼ阻害作用のために，下痢になりやすい．

　　アカルボースは，α-グルコシダーゼに加え，膵液・唾液中のα-アミラーゼ活性を阻害する作用があります．そのため，血糖改善効果が強い一方で，消化器症状などの副作用も多いことが特徴です．

　　ミグリトールには，ラクトース（乳糖）をグルコースに分解するラクターゼ，トレハロースをグルコースに分解するトレハラーゼを阻害する作用があります．ミグリトールはこの作用から乳糖が分解されずに下痢や鼓腸などが起こりやすくなります．

服薬指導の会話例 服薬アドヒアランス向上を目指す服薬指導

患者

> 食直前の服薬は忘れがちで，この薬だけたくさん余ってきました．
> 飲み忘れが多いとお腹の調子もよいです．

薬剤師

> この薬は，食べ物に含まれている糖質の分解・消化を妨げることで，食後の血糖値上昇を抑えてくれます．そのため，小腸で糖質と同時に存在するように，必ず食事の直前に飲んでください．
> 「箸をもったら，まず薬」を習慣付けましょう．ただし，飲み忘れに気付いた場合は，食事開始15分くらいまでなら飲んでください．
> また，お腹の症状も続けて飲むことで，徐々に軽減してきます．食事においても，イモ類や豆類，乳製品の取り過ぎに注意するとよいでしょう．

違いの着目点2　適応症に着目しよう！

Key Point

- ボグリボース 0.2 mg 錠にのみ，2 型糖尿病の発症抑制を目的とした服用で保険適用がある．

　　ボグリボース 0.2 mg には，「耐糖能異常における 2 型糖尿病の発症抑制」の適応があります．耐糖能異常と判断され，糖尿病の発症抑制の基本である食事療法・運動療法を一定期間行っても改善されず，かつ高血圧症，脂質異常症，肥満，家族歴のいずれかを有する場合に限定されますが，「発症抑制」は他剤にはない適応です．

違いの着目点3　心血管イベントに着目しよう！

Key Point

- アカルボースは，心血管イベント抑制効果の報告がある．

　　アカルボース群において，心筋梗塞の相対リスクは 91％ も有意に低下し，また，高血圧の新規発症も 34％ 有意に抑制したとの報告があります．このことからもアカルボースの使用が，心血管イベントならびに高血圧の発症予防に有効であることが示されました．

［小林庸子，朝倉俊成］

B ビグアナイド薬の違いがわかる！

表3 ビグアナイド薬の種類と特徴

一般名	メトホルミン		ブホルミン
商品名	グリコラン錠 250 mg	メトグルコ錠 250 mg，メトグルコ錠 500 mg	ジベトス錠 50 mg，ジベトン S 腸溶錠 50 mg
GE の有無	○	○（屋号の前に MT の表記）	後発品のみ
剤形		フィルムコーティング錠	
特徴 適応	成人 2 型糖尿病：以下のいずれかの治療法で十分な効果が得られない場合に限る 1. 食事療法・運動療法のみ 2. 食事療法・運動療法に加えて SU 薬を使用	成人・小児（10 歳以上） 2 型糖尿病：以下のいずれかの治療法で十分な効果が得られない場合に限る 1. 食事療法・運動療法のみ 2. 食事療法・運動療法に加えて SU 薬を使用	成人 インスリン非依存型糖尿病 SU 薬が効果不十分な場合あるいは副作用等により使用不適当な場合にのみ使用
特徴 1 日最高用量	750 mg	成人 2,250 mg 小児 2,000 mg	150 mg
特徴 腎機能障害 軽度 中等度		慎重投与	禁忌
特徴 重度		禁忌	
特徴 高齢者		慎重投与	
特徴	水溶性		脂溶性

違いの着眼点 1　副作用と禁忌に着目しよう！

Key Point

- メトホルミンは，他のビグアナイド薬より乳酸アシドーシスの発現が少ない．
- ブホルミンは，軽度腎機能障害患者から投与禁忌，メトホルミンは，高度の腎機能障害の患者には投与禁忌．

　ビグアナイド薬は，1970 年代にフェンホルミンによる致命的な乳酸アシドーシスの副作用報告が相次ぎ，日本でもフェンホルミンは発売中止となり，そのほかのビグアナイド薬も一時期ほとんど使用されなくなりました．その後，大規模臨床試験によってメトホルミンのインスリン抵抗性改善効果が認められるなどのメリットが見直され，またメトホルミンの乳酸アシドーシスの発生頻度がフェンホルミンほど高くないことも明らかになりました．

　化学構造を比べると，フェンホルミンとブホルミンは側鎖が長く脂溶性ですが，一方で側鎖の短いメトホルミンは水溶性が高く，ミトコンドリア膜に結合しにくいため，ビグアナイド薬のなかでも乳酸アシドーシスが起こりにくいといわれています．

　メトホルミンは重度の腎機能障害［推算糸球体濾過量（eGFR）30 mL/ 分 /1.73 m^2 未満］，ブホルミンは軽度腎機能障害患者には乳酸アシドーシスを起こしやすいので投与は避けます．

　ビグアナイド薬で最も多い副作用は消化器症状（下痢・腹痛・悪心・嘔吐）です．
メトホルミンの下痢の副作用は，10 〜 20%（メトグルコ錠では，15.2%）との報告があ

ります[8]．消化器症状を回避するために，少量で投与を始めて少しずつ増量していくことも必要です．ただし，ブホルミンは国内では使用成績調査など，副作用発現頻度が明確となる調査を実施していません．

　なお，メトホルミンの適応は2型糖尿病ですが，ブホルミンは，スルホニル尿素（SU）薬が効果不十分な場合，あるいは副作用などにより使用不適当な場合にのみ使用することができます．

違いの着眼点2 　1日最高用量の違いに着目しよう！

Key Point

- メトグルコ錠は高用量投与ができる.

　メトホルミンは乳酸アシドーシスへの懸念などから，日本での承認用量は「1日最高用量750 mg」でしたが，欧米での用量（米国は1日最高用量2,250 mg）と大きく異なる状況が続いていました．その後，この差を解消するために行われた国内臨床試験により，**1日最高用量2,250 mgのメトグルコが承認されました**．メトグルコは服用方法も「食直前または食後」に変更されています（グリコランでは「食後」）.

コラム　乳酸アシドーシスに注意

　乳酸アシドーシスは血液中の乳酸が増えすぎた状態で，初期症状は悪心・嘔吐・腹痛・下痢などの消化器症状です．初期投与や増量の際によくみられる症状とよく似ているので，判別が大切です（血中乳酸値の測定やアシドーシス存在の有無を調べます）.

　ビグアナイド薬の乳酸アシドーシス発生機序は，ビグアナイド薬が肝ミトコンドリアの細胞膜に結合して酸化的リン酸化を阻害し，乳酸からの糖新生を抑制し乳酸値を上昇させることによって起こります.

　ビグアナイド薬は代謝を受けずに未変化体のまま腎臓から排泄されるため，腎機能障害のある場合は排泄が遅延することで血中濃度が上昇し，乳酸アシドーシスを起こしやすくなります．乳酸は通常，肝臓でそのほとんどが代謝され，過剰に体内に蓄積されることはありません．そのため，肝機能障害のある場合も乳酸アシドーシスを起こしやすくなります.

　日本糖尿病学会の「メトホルミンの適正使用に関するRecommendation」では，乳酸アシドーシスの症例に多く認められた特徴を，経口摂取が困難な患者や寝たきりなど，全身状態が悪い患者には投与しないことを前提として，①腎機能障害患者（透析患者を含む），②脱水，シックデイ，過度のアルコール摂取など，患者への注意・指導が必要な状態，③心血管・肺機能障害，手術前後，肝機能障害などの患者，④高齢者，と示しており，これらの場合には注意が必要です.

　ヨード造影剤を使用する場合にも注意が必要です．乳酸アシドーシスを避けるために，緊急の場合を除いて，一時的にビグアナイド薬の服用を中止します．eGFRが30〜60 mL/分/1.73 m^{2}の患者では，ヨード造影剤投与後48時間は服用を再開しないことを確認することも必要です.

　メトホルミンは，投与量が500 mg/日以下でも乳酸アシドーシス全体の約25%を占めており，低用量であっても注意が必要です.

現在は，2010年に発売された1日維持量750〜1,500 mg，1日2,250 mgまで投与できるメトホルミンと，従来のメトホルミンとブホルミンの2成分の薬剤が使用できます．

また，高用量投与ができるメトホルミンは，「医療上の必要性の高い未承認薬・適応外薬検討会議」の結果を受けて，10歳以上の小児に対する適応も追加されています．

なお，高用量投与できるメトホルミンのジェネリックは，従来のメトホルミンのジェネリックと区別するため，先発品の商品名メトグルコ錠の頭文字「MT」が商品名の接尾辞に付いています．配合剤も使用することができますが，メトホルミンの用法・用量は配合剤の用法・用量に縛られるので注意が必要です．

服薬指導の会話例 アルコール摂取時の服薬

薬剤師

> 普段，お酒は飲まれますか？

患者

> お酒は好きですが，この病気になってからは控えています．
> でも，仕事上の付き合いでどうしても飲まないといけない時があり，その時だけはとことん飲みます．

薬剤師

> お付き合いでの飲酒はどのくらいの頻度ですか？　飲酒は，肝臓での乳酸代謝を低下させ，乳酸の血中濃度を増加させるため，この薬（メトホルミン）の副作用につながりやすくなります．
> たくさんお酒を飲んだ時には，この薬の服用を止めて下さい．もちろん，過度の飲酒は控えてください．

［本田一春，朝倉俊成］

今はなきチアゾリジン薬トログリタゾン

　日本でチアゾリジン薬として承認されている有効成分はピオグリタゾンのみです.

　1997年3月に世界で初めてのインスリン抵抗性改善薬として,トログリタゾンが発売されました.しかし,発売以降,トログリタゾンとの因果関係が否定できない肝障害が国内で13例(そのうち死亡例が3例)報告されたことを受け,同年12月に緊急安全性情報が発出され,2000年3月に自主回収により販売が中止されました.

　トログリタゾンによる肝障害は,動物実験では再現できず,用量依存性がなく,アレルギー症状(発熱・発疹・好酸球増多)を伴うことがまれであり,発症までの期間が投与開始後4週以降(発症時期のピークは投与から3ヵ月後付近)であることなどから,代謝性特異体質による肝障害と考えられています.

チアゾリジン薬(ピオグリタゾン)の副作用

　ピオグリタゾンによる浮腫の発現頻度は添付文書で約8%とされていますが,女性のほうが高頻度です(男性約4%,女性約11%.インスリン製剤併用患者では男性約14%,女性約29%).

　好発時期は服用開始から1〜2ヵ月後ですが,それ以降であっても発現することがあります.おもな発現部位は顔面や下肢でした.

　そのほか,ピオグリタゾンによる特徴的な副作用としては,体重増加があります.日本人2型糖尿病患者に5年間投与した際の体重推移に関する報告[A]によると,平均体重は67.6kgから70.4kgに増加していました.投与開始から1年間は増加し,以降はほぼ不変でした.

　なお,ピオグリタゾンが発売された翌年の2000年には,禁忌事項の遵守や浮腫・体重増加などへの注意に関して緊急安全性情報が発出されていますので,目を通しておくことがよいでしょう.

　日本人における研究は十分ではありませんが,海外の研究報告[B]によると,女性では腰椎や大腿骨の骨密度が有意に低下し,チアゾリジン薬を使用しない人と比べて骨折リスクがおよそ2倍であったとされています.国内では糖尿病患者の高齢化も進んでいることから,このようなことも念頭に入れたうえで患者支援していくことがよいでしょう.

文献

A) 小森克俊ほか:ピオグリタゾン投与5年間の体重推移の検討:JDDMによる多施設共同研究(JDDM24).糖尿病 56:165-172, 2013
B) Loke YK et al:Long-teram use of thiazolidinediones and fracture in type 2 diabetes:a meta-analysis. CMAJ **180**:32-39, 2009

[藤井博之,朝倉俊成]

C スルホニル尿素（SU）薬の違いがわかる！

表4　スルホニル尿素（SU）薬の特徴

分類	一般名 （先発品の商品名）	剤形	GE の有無	特徴		
				$t_{1/2}$（時）	効力比	作用時間（時）
第1世代	トルブタミド	錠	×	7.0	1	6～12
	アセトヘキサミド （ジメリン）	錠	×	1.5～5	5	10～16
	クロルプロパミド （クロルプロパミド）	錠	×	3	30	24～60
第2世代	グリクラジド （グリミクロン，グリミクロン HA）	錠	×	12.3	8	6～12
	グリベンクラミド （オイグルコン，ダオニール）	錠	○	2.7	10	12～18
第3世代	グリメピリド （アマリール，アマリール OD）	錠， OD 錠	○	1.5	—	12～24

［吉元勝彦ほか：Ⅱ．治療へのアプローチ　2．経口薬の選択と用い方　1）インスリン分泌促進薬．日内会誌 **89**：1523-1529，2000 より引用］

　SU 薬には第1世代〜第3世代まであり，インスリンの分泌を促進することで血糖値を低下させます．最近では第2世代，第3世代薬がおもに用いられています．第1世代は1950〜1960年代にアセトヘキサミド，クロルプロパミド，第2世代は1970年代以降にグリベンクラミド，グリクラジド，第3世代は2000年にグリメピリドが登場しました．

　第1世代は，腎排泄のため，腎機能が低下している高齢者などでは重症低血糖の危険性がみられましたが，第2世代以降は，胆汁排泄の特徴もあり，その危険性は少し低下しました（糖尿病をめぐる最近の話題―［Ⅱ］糖尿病の診断と治療 up date．第116回日本医学会シンポジウムより）．

違いの着眼点 1　インスリン分泌促進作用の強さと作用時間に着目しよう！

Key Point

- グリベンクラミドは SU 薬のなかで最も強力．
- グリベンクラミドとグリメピリドは SU 受容体（SUR1）への親和性が高く，長時間作用するが，血中半減期は短い．
- グリクラジドは SUR への親和性が低く，半減期は長い．

1 作用時間と半減期の違い

　第2世代 SU 薬のインスリン分泌促進作用は，非常に強力です．特にグリベンクラミドは，SU 薬のなかで最も強力で，長時間作用します．2000年に発売された第3世代のグリメピリドも，長時間作用します．

　グリベンクラミドやグリメピリドは作用時間が長いですが，半減期はそれぞれ 2.7 時間，1.5 時間と短い薬剤です．一方，グリクラジドは血中半減期が 12.3 時間と長いですが，作用はグリベンクラミドよりも少し弱いといわれています．

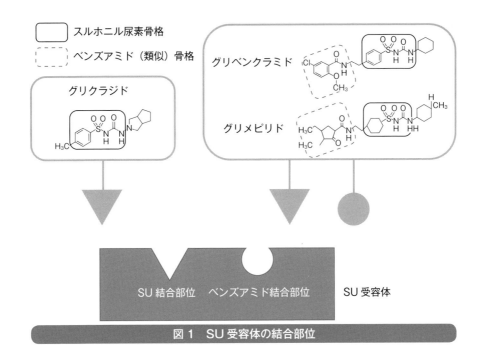

図1　SU 受容体の結合部位

　このように，SU 薬の作用の強さや作用時間は，半減期だけでは説明できないことがわかります．

2 受容体との親和性の違い

　SU 薬は化学構造式によって，SU 受容体（SUR1）への親和性（結合力）が異なります．図1のように，グリクラジドは SU 骨格のみをもち，SUR1 の1ヵ所（▼）のみと結合しますが，グリベンクラミドやグリメピリドは SU 骨格とベンズアミド骨格（または類似骨格）をもつため，SUR1 の2ヵ所（●と▼）が結合します．そして，これらの結合力が作用の強さや作用時間などの効果に影響があると考えられています．

　グリベンクラミドとグリメピリドは SUR1 への結合力が強いため，半減期が短くても作用が強く，インスリン分泌を強力かつ持続的に促進します．一方，グリクラジドはSUR1 との結合力が低いので，血中半減期は長いものの，他の SU 薬と比べてインスリン分泌促進作用はそれほど強くありません．

違いの着眼点2　インスリン分泌促進作用以外の作用に着目しよう！

Key Point
- **グリメピリドには，膵外作用がある．**

　グリメピリドは，他の SU 薬と比べてインスリン分泌促進作用はそれほど強くありませんが，血糖降下作用はグリベンクラミドとほぼ同程度です．その理由として，筋肉，脂肪細胞の末梢組織や肝臓での**膵外作用（インスリン感受性の増強）**が血糖降下作用を強めている可能性があるといわれています[9]．

違いの着眼点3 | 低血糖リスクに着目しよう！

Key Point

● グリベンクラミドに比べて，グリクラジドとグリメピリドは**低血糖が起こりにくい**．

　　グリベンクラミドは，作用が強力でかつ長時間作用するため，**重症低血糖**を起こすリスクがあります．

　　グリクラジドはSU受容体への親和性が強くなく，また，グリメピリドはインスリン分泌促進作用がそれほど強くないため，グリベンクラミドより低血糖が起こりにくいといわれています．

違いの着眼点4 | 小児にも投与可能

Key Point

● グリメピリドには**小児の適応**がある．

　　グリメピリドのみ，9歳以上の小児2型糖尿病患者に投与ができます．小児と成人の薬物動態には，差がないといわれています．0.5mgより投与開始です．

[小林庸子，朝倉俊成]

D 速効型インスリン分泌促進薬の違いがわかる！

表5　速効型インスリン分泌促進薬の特徴

一般名	剤形	GEの有無	特徴			
			用法	T_{max}（時）	$t_{1/2}$（時）	作用時間（時）
ナテグリニド	錠	○	1日3回 毎食直前 （10分以内）	0.9 ～ 1.8	1.1 ～ 1.3	約3
ミチグリニド	錠 OD錠	○	1日3回 毎食直前 （5分以内）	0.2 ～ 0.3	1.2	約3
レパグリニド	錠	×	1日3回 毎食直前 （10分以内）	0.4 ～ 1.0	0.8 ～ 1.1	約4

違いの着眼点 1　薬剤が作用を発揮する時間の違いに着目しよう！

Key Point

- ナテグリニドやレパグリニドに比べ，ミチグリニドの効果が早く現れる．
- ナテグリニドやミチグリニドに比べ，レパグリニドの作用時間が長い．

1 服用時間の違い

　　現在発売されている速効型インスリン分泌促進薬は3種類あります．3薬剤とも用法は，1日3回毎食直前ですが，**ナテグリニドとレパグリニドは食直前10分以内**，**ミチグリニドは5分以内**に服用する必要があります．これはナテグリニド（T_{max}：0.9 ～ 1.8時間）やレパグリニド（T_{max}：0.4 ～ 1.0時間）に比べ，ミチグリニド（T_{max}：0.2 ～ 0.3時間）の作用が早く現れることによります（**表5**）．

2 作用時間の違い

　　ナテグリニドとミチグリニドは約3時間，レパグリニドは約4時間効果を示します（**表5**）．レパグリニドは，ナテグリニドやミチグリニドより作用持続時間がやや長いため，HbA1cの改善効果が期待できます（Memo参照）．

MEMO　作用時間の違いと血糖降下作用

　レパグリニド1.5mg/日服用群とナテグリニド270mg/日服用群を比較したところ，両群間で食後30分，2時間，3時間での高血糖に対する改善効果に有意差はありませんでしたが，レパグリニド服用群のほうがHbA1cを有意に低下したことが報告[10]されています．

服薬指導の会話例 速効型インスリン分泌促進薬と食事の影響

患者

> 食後の血糖値は高いままで，次の食事前の血糖値が下がっていると先生は頭を抱えていました．

薬剤師

> お薬（レパグリニド）はいつも食前にお飲みですか？

患者

> それが，食前に飲み忘れることがあって，食後のすぐ後に飲むこともあります．

薬剤師

> ○○さんのお薬は必ず，食直前に飲んでください．
> レパグリニドは食後に服用すると，食直前と比べ効果のピーク（C_{max}）が低下し，効き目（T_{max}）が長くなります．全体の効果は同じなので，もしかしたら一番効かせたいタイミングを逃し，効いて欲しくない時間に効いてしまっているかもしれません．もし服薬を忘れても，食後に服用することのないようにしてくださいね．

違いの着眼点2　活性代謝物の違いに着目しよう！

Key Point

- ナテグリニドでは，血漿中に活性代謝物が認められている．

　　ナテグリニドでは，血漿中に未変化体の 1/1.4 〜 1/1.3，1/1.6 〜 1/1.5 の血糖降下作用を示す**活性代謝物**が認められています[11, 12]．一方，ミチグリニドには未変化体の 1/9 〜 1/77 のインスリン分泌作用を有する代謝物の存在が知られていますが，血漿中での存在比は小さく，薬理作用への影響は小さいものです[13]．レパグリニドでは，血糖降下作用あるいは弱い血糖降下作用を示す代謝物の存在が知られていますが，血中では検出されない，あるいは，検出されてもわずかです[14]．

違いの着眼点3　投与禁忌の違いに着目しよう！

Key Point

- 透析を必要とするような重篤な腎機能障害のある患者には，ナテグリニドは禁忌である．

　　共通の禁忌として，重症ケトーシス・糖尿病性昏睡または前昏睡・1型糖尿病，重症感染症・手術前後・重篤な外傷，妊婦または妊娠している可能性のある女性，本剤の成分に対する過敏症の既往歴，があります．

　　ナテグリニドでは，これらに加え，**低血糖**を起こすおそれがあるので，透析を必要とするような**重篤な腎機能障害のある患者**も禁忌となっています．ミチグリニドおよびレパグリニドでは禁忌ではありませんが，慎重な投与が望まれます．

[阿部　学，朝倉俊成]

表 6　DPP-4 阻害薬の特徴

分類	一般名	剤形	GE の有無	特徴		代謝・排泄型
				用法（通常）	単回投与での DPP-4 阻害率（%）	
1 日製剤	シタグリプチン	錠	×	1 日 1 回	24 時間後：92% 以上	腎
	ビルダグリプチン	錠	×	1 日 2 回	12 時間後：74.4%　24 時間後：4.5%	肝
	アログリプチン	錠	×	1 日 1 回	24 時間後：80.7%	腎
	リナグリプチン	錠	×	1 日 1 回	24 時間後：80% 以上	胆汁
	テネリグリプチン	錠	×	1 日 1 回	記載なし	混合
	アナグリプチン	錠	×	1 日 2 回	12 時間後：80% 以上	混合
	サキサグリプチン	錠	×	1 日 1 回	24 時間後：59.2%	肝
1 週間製剤	トレラグリプチン	錠	×	1 週 1 回	168 時間後：77.4%	腎
	オマリグリプチン	錠	×	1 週 1 回	168 時間後：86%	腎

※配合剤については未記載

違いの着眼点 1　代謝・排泄経路の違いに着目しよう！

Key Point

- リナグリプチン，テネグリプチンは，腎機能障害患者においても減量などの対応は必要としない．
- ビルダグリプチンは，重症の肝機能障害患者への投与は禁忌である．

　唯一の胆汁排泄型 DPP-4 阻害薬であるリナグリプチンは，腎機能障害患者においても，減量などの対応を必要としません．テネグリプチンは，体内から腎排泄と肝代謝で除去される混合型ですが，健常成人と末期腎不全患者を対象とした臨床試験において，C_{max}，AUC に有意差がみられず，腎機能障害患者においても，減量などの対応を必要としません．他の DPP-4 阻害薬は，中等度以上の腎障害患者において，減量や投与間隔の延長などの対応が必要となります．

　肝代謝型 DPP-4 阻害薬であるビルダグリプチンは，重度の肝機能障害患者に投与すると，肝機能障害が悪化するので禁忌となっています．

違いの着眼点 2　服用回数の違いに着目しよう！

Key Point

- トレラグリプチンとオマリグリプチンは 1 週間に 1 回の服用でよい．

　DPP-4 阻害薬は血中濃度半減期や活性の強さの違いにより，1 日 1 回製剤，1 日 2 回製剤，1 週間 1 回製剤に分類されます．

　シダグリプチン，アログリプチン，リナグリプチン，サキサグリプチンは，通常 1 日 1 回で服用します．ビルダグリプチン，アナグリプチンは，1 日 2 回で服用します．トレラグリプチン，オマリグリプチンは，製剤上の工夫を行うことにより 1 週間以上効果が持続

分類	薬剤		結合ポケット
クラス1	ビルダグリプチン		S_1 S_2
	サキサグリプチン		
クラス2	アログリプチン		S_1 S_2 S_1'
	リナグリプチン		S_1 S_2 S_1' S_2'
	トレラグリプチン		S_1 S_2 S_1'

表7　DPP-4阻害薬の結合様式の違い

（次頁に続く）

DPP-4阻害薬の結合様式による分類

　DPP-4阻害薬は，構造式の違いという視点で考えると，ジペプチドの有無により分けられます．しかし，構造式の違いだけでは臨床上効果不十分で薬剤を変更したときの説明がつかないケースがあり，異なる視点での分類の検討が求められました．

　そこで新たな視点として注目されたのが，DPPとの複合体のX線結晶構造解析を基にした結合様式（結合ポケット）の違いによる分類です[A]．具体的には，S_1・S_2ポケットに結合する『クラス1』，S_1・S_2・S_1'（・S_2'）に結合する『クラス2』，S_1・S_2・S_2拡張に結合する『クラス3』に分類されます（**表7**）．いずれかのクラス分類の薬剤で十分な効果が得られない場合は，同じ薬剤で増量するよりも異なるクラス分類への薬剤変更が有用となる可能性があります．

文献

A) 日経DI Online. < https://medical.nikkeibp.co.jp/leaf/mem/pub/di/column/yamamoto/201603/545986.html >（2021年5月7日閲覧）

表7 続き

分類		薬剤	結合ポケット
クラス3	シタグリプチン		S₁ S₂ S₂拡張
	テネリグリプチン		
	アナグリプチン		
	オマリグリプチン		

＊トレラグリプチン，オマリグリプチンのグループ分けは筆者が構造式から類推した．
[Nabeno M et al：A comparative study of the binding modes of recently launched dipeptidyl peptidase Ⅳ inhibitors in the active site. Biochem Biophys Res Commum **434**：191-196, 2013 を基に作成]

することを実現しています．具体的には，トレラグリプチンの場合，ベンゾニトリルの4位にフッ素（F）を置換することで（**表7**），半減期をアログリプチンの約3倍に延長し，1週間有効なDPP-4阻害率を維持します．

また，オマリグリプチンの場合，肝臓で代謝をほとんど受けないこと，特定の組織に蓄積せず分布容積が大きいこと，腎糸球体で濾過された薬剤を大部分尿細管で再吸収させることなどの機序で長時間薬剤が体内に残存し，1週間有効なDPP-4阻害率を維持します．

[武藤達也，朝倉俊成]

コラム　配合剤（内服薬）の違いがわかる！

　配合剤が第一選択薬として選択されることはありません．現行の配合剤として存在する組み合わせは**表**の通りです．

　配合剤は一度に2種類の薬剤を1錠としてまとめて服用できるため，服用の際のちょっとした手間を省略することが期待できます．実際に糖尿病患者を対象にしたアンケート調査では，およそ7割の患者が服用錠数が減るとありがたいとの意見でした[A]．糖尿病患者に対する配合剤利用のメリットとしては，服薬アドヒアランスの向上，薬剤費の減少，患者側の心理的負担の軽減，飲み忘れの減少に伴う医療費の抑制などが期待されています[B]．いくつかの配合剤のリスクマネジメントプラン（RMP）のなかにおいても，検討事項として配合剤への切り替えに伴う患者の利便性向上が掲げられているため，検討結果が待たれるところです．

表　糖尿病治療薬の配合剤一覧

●内服薬

分類	薬効分類	一般名＼商品名	グルベス	イニシンク	メトアナ LD	メトアナ HD	エクメット LD	エクメット HD	メタクト LD	メタクト HD	リオベル LD	リオベル HD	ソニアス LD	ソニアス HD	カナリア	スージャヌ	トラディアンス AP	トラディアンス BP
糖吸収排泄調節系	α-グルコシダーゼ阻害薬	ボグリボース	0.2															
	SGLT2阻害薬	カナグリフロジン													100			
		イブラグリフロジン														50		
		エンパグリフロジン															10	25
抗インスリン抵抗性改善系	ビグアナイド薬	メトホルミン		500	250	500	250	500	500	500								
	チアゾリジン薬	ピオグリタゾン							15	30	15	30	15	30				
インスリン分泌促進系	スルホニル尿素薬	グリメピリド											1	3				
	速効型インスリン分泌促進薬	ミチグリニド	10															
	DPP-4阻害薬	アログリプチン		25							25							
		アナグリプチン			100													
		ビルダグリプチン					50											
		テネリグリプチン													20			
		シタグリプチン														50		
		リナグリプチン																5

＊単位はすべてmg

文献

A）森　英樹ほか：服薬アドヒアランスと配合剤の有用性．岡山赤十字病院医学雑誌 **29**：58-62，2018
B）北村正樹：経口糖尿病治療薬—配合製剤．耳展 **59**：314-317，2016

［藤井博之，朝倉俊成］

表 8　GLP-1 受容体作動薬の特徴

分類	一般名	剤形	GEの有無	特徴								
				用法	$t_{1/2}$（時）	空腹時血糖降下作用	食後血糖抑制作用	胃排出への影響	心拍数	体重減少	悪心の頻度	腎機能障害患者への投与
短時間作用型	エキセナチド（バイエッタ）	皮下注	×	1日2回	1.27	弱い	強い	遅延	不変またはわずかに上昇	1～5kg	20～50%緩徐（数週間～数ヵ月）に減弱	軽症・中等度：慎重投与重症：禁忌
	リキシセナチド	皮下注	×	1日1回	2.01							重症：慎重投与
長時間作用型	リラグルチド	皮下注	×	1日1回	10～11	強い	弱い	わずかに遅延	若干の上昇	2～5kg	20～40%速やか（4～8週間）に減弱	ー
	エキセナチド（ビデュリオン）	皮下注	×	1週1回	データなし							軽症・中等度：慎重投与重症：禁忌
	デュラグルチド	皮下注	×	1週1回	108							ー
	セマグルチド	皮下注	×	1週1回	145（0.5mg）	強い	弱い	わずかに遅延	若干の上昇	2～5kg	20～40%速やか（4～8週間に減弱）	ー
		経口	×	1日1回	161（40mg）＊維持量は7mg							

[Meier JJ：GLP-1 receptor agonists for individualized treatment of type 2 diabetes mellitus. Nat Rev Endocrinol 8：728-742, 2012 より一部改変し引用]

違いの着眼点 1 作用持続時間の違いに着目しよう！

Key Point

● 短時間作用型と長時間作用型に分類され, 血糖値の改善に影響する作用機序が異なる.

　エキセナチド, リキシセナチドは短時間作用型, リラグルチド, エキセナチド（持続性）, デュラグルチド, セマグルチドは長時間作用型として分類されます[15].

　短時間作用型は胃内容物排泄遅延作用, グルカゴン分泌抑制作用が主な作用点であり, 食後の血糖値の改善が期待できます. 一方, 長時間作用型はインスリン分泌促進作用, グルカゴン分泌抑制作用がおもな作用点であり, 空腹時の血糖値の改善が期待されます. また, 悪心の頻度も短時間作用型と比較して少なめとされています.

患者

> 私としては，血糖値を確実に下げてくれるインスリンを増量してほしいのだけど，先生がダメだっていうのよ．だってこの薬，高価なのに効き目が今ひとつなんだもの．

薬剤師

> インスリンを増量すると血糖値は下がると思います．しかし，低血糖のリスクが増すだけでなく，食欲亢進，体重増加も懸念されます．それに対し，この薬は血糖値が高い時のみインスリン分泌させるので，インスリンを増量させる場合と比較して，低血糖のリスクを軽減できます．また，インスリンによる食欲亢進作用を抑えることで体重減少も期待できます．

違いの着眼点2　投与頻度の違いに着目しよう！

Key Point

- エキセナチドには毎日投与するバイエッタと，週1回の投与でよいビデュリオンがある．デュラグルチド，セマグルチドも週1回でよい．

　GLP-1受容体作動薬には，1日製剤（1〜2回／日）と1週間製剤（1回／週）があります．身体に針を刺すという注射製剤のデメリットを考慮すると，投与頻度は少ないほうがQOL上好ましいと思われます．また，1週間製剤は注入器も単回使用のため，1日製剤と比較して手技が簡便となります．そのため，患者の治療方針，理解度，手技能力の違いによってどの製剤を選択するかが重要です．なお，1週間製剤を打ち忘れたときは各製剤によって細かな対応が異なりますので，患者向け医薬品ガイドなどの指示に従いましょう（表9）．

　エキセナチドには，1日製剤（バイエッタ）と1週間製剤（ビデュリオン）があります．徐放性製剤として創薬された1週間製剤は，エキセナチドを生分解性のポリ乳酸・グリコール酸共重合体（PLG）のマイクロスフェア内に包埋することにより，週1回の皮下投与で1日製剤と同等の効果を維持するように設計されています．

表9　1週間製剤打ち忘れ時の対応

薬剤	打ち忘れたときの対応	その後の対応
エキセナチド（ビデュリオン）	気づいた時点ですぐに投与する	3日以内に2本注射しないように次回投与する
	次回投与予定日までの期間が2日間以内の場合は，投与しない	次のあらかじめ定められた曜日に1回分を投与する
デュラグルチド	次回投与予定日までの期間が3日間（72時間）以上の場合は，気づいた時点で投与する	あらかじめ定められた曜日に1回分を投与する
	次回投与予定日までの期間が3日間（72時間）未満の場合は，投与しない	次のあらかじめ定められた曜日に1回分を投与する
セマグルチド（オゼンピック）	次回投与予定日までの期間が2日間（48時間）以上の場合は，気付いた時点で投与する	あらかじめ定められた曜日に1回分投与する
	次回投与予定日までの期間が2日間（48時間）未満の場合は，投与しない	次のあらかじめ定められた曜日に1回分投与する

[各製剤の患者向け医薬品ガイドを基に作成]

違いの着眼点 3 　使用制限に着目しよう！

Key Point

- エキセナチドには保険適用上の使用制限がある.

　エキセナチド（持続性を含む）を除く GLP-1 受容体作動薬では，使用時に他の糖尿病薬に関する制限はなく「単独使用が可能」，「インスリン・すべての経口薬と併用可」となっています．一方，エキセナチド（持続性を含む）では上記とは異なり制限があるため，注意が必要です．たとえばエキセナチド（持続性）の添付文書では，使用上の注意として「食事・運動療法に加えてスルホニル尿素（SU）薬，ビグアナイド系薬剤，チアゾリジン系薬剤の各薬剤の単独療法，または SU 薬とビグアナイド系薬剤，SU 薬とチアゾリジン系薬剤，ビグアナイド系薬剤とチアゾリジン系薬剤との併用療法を行っても十分な効果が得られない場合に限り適用を考慮する」と記載されています.

違いの着眼点 4 　代謝・排泄経路の違いに着目しよう！

Key Point

- 腎障害ではエキセナチドに特に注意が必要.

　エキセナチド（持続性を含む）はおもに腎臓で分解され消失することから，軽度・中等度の腎障害患者で慎重投与，透析患者を含む高度腎機能障害患者には禁忌とされています．一方，同じ exendin-4 ベースのリキシセナチドでは，腎機能障害に関する禁忌はなく，透析患者を含む高度腎機能障害患者でも慎重投与に留められており，減量の規定もありません．ちなみにヒト GLP-1 ベースのリラグルチドとデュラグルチド，セマグルチドは，中性エンドペプチダーゼにより生体内で分解されるため，腎機能障害時も減量することなく使用可能です.

 GLP-1 受容体作動薬の原料はトカゲの唾液！？

　GLP-1 受容体作動薬の開発にあたっては，アメリカドクトカゲの唾液から抽出される物質 exendin-4 をベースにしたエキセナチドとリキシセナチド，ヒト GLP-1 をベースにしたリラグルチドとデュラグルチド，セマグルチドがあります．しかし，実際の製造過程ではエキセナチド，リキシセナチドもアメリカドクトカゲの唾液から抽出するわけではなく，化学合成により作られます.

違いの着眼点5　剤形の違いに着目しよう！

Key Point

- セマグルチドでは，皮下注に加えて経口薬が選択できる．

　　これまで GLP-1 受容体作動薬は，インスリン同様，ペプチド（蛋白質）ホルモンであり，内服しても胃の消化酵素によって分解されてしまうこと，分子量が大きく消化管での透過性が低いため吸収できないことから，経口薬の開発はむずかしいとされてきました．セマグルチド吸収促進剤であるサルカプロザートナトリウム（SNAC）を添加する技術が発見され，経口投与が可能になりました．一方，SNAC 添加の影響により，本剤の**吸収部位は小腸ではなく胃となる**ため，服用前後の飲食により**薬剤の吸収率が大きく低下する**ことがわかっており，服用時の水分量も約 120 mL 以下と規定されています．また，本剤は湿気と光の影響を受けやすいため，保管時も注意が必要です．

[武藤達也，朝倉俊成]

G SGLT2 阻害薬の違いがわかる！

表 10 SGLT2 阻害薬の特徴

一般名	剤形	GE の有無	特徴						
			適応	用法	SGLT2 の選択性 (SGLT1/SGLT2, IC_{50})	$t_{1/2}$ (時)	蛋白結合率 (%)	代謝酵素	特徴的な併用注意薬
トホグリフロジン	錠	×	2 型糖尿病	1 日 1 回朝食前または朝食後	2,900	5.4	82.0	CYP (2C18, 4A11, 4F3B)	プロベネシド
カナグリフロジン	錠	×	2 型糖尿病	1 日 1 回朝食前または朝食後	158	10.2	98.0	グルクロン酸 (UGT1A9, UGT2B4)	リファンピシン, フェニトイン, フェノバルビタール, リトナビル
エンパグリフロジン	錠	×	2 型糖尿病	1 日 1 回朝食前または朝食後	5,000	9.88	84.7	グルクロン酸 (UGT2B7, UGT1A3, UGT1A8, UGT1A9)	
イプラグリフロジン	錠	×	2 型糖尿病 1 型糖尿病	1 日 1 回朝食前または朝食後	254	11.24	94.0	グルクロン酸 (UGT2B7)	
ダパグリフロジン	錠	×	2 型糖尿病 1 型糖尿病	1 日 1 回	1,242	12.1	─	グルクロン酸 (UGT1A9)	
ルセオグリフロジン	錠	×	2 型糖尿病	1 日 1 回朝食前または朝食後	1,280	11.2	96.0	CYP (3A4/5, 4A11, 4F2, 4F3B), UGT1A1	

　近位尿細管でのブドウ糖の再吸収を抑制することで，尿糖排泄を促進し血糖改善効果をもたらす SGLT2 阻害薬は，6 成分 7 製剤があります．インスリン作用を介さずに作用を発揮します．

違いの着眼点 1 SGLT の選択性の違いに着目しよう！

Key Point

- 各薬剤とも SGLT2 の選択性が高いが，カナグリフロジンとイプラグリフロジンは他の薬剤と比べ SGLT1 選択性も高い．

　SGLT 選択性の違いにより血糖降下作用の強さなどは差はありませんが，SGLT2 は腎臓に，SGLT1 は，腎臓・腸管・心臓・筋肉に存在しています．特に腸管には SGLT1 が多く発現しています[16]．

　そのため，SGLT1 にも作用する割合が高いカナグリフロジンとイプラグリフロジンは，腸管（下痢）や心臓（虚血性心疾患），筋肉（骨格筋）への影響などにも注意が必要と考

えられます．インタビューフォームには，カナグリフロジンの海外臨床試験の結果が記載されており，海外承認用量の 300 mg 投与でグルコースの吸収不良を引き起こすことなく腸管でのグルコース吸収が遅延したこと，食後血糖値上昇抑制作用が認められていることがわかります．

違いの着眼点2　薬物動態の違いに着目しよう！

Key Point

- トホグリフロジンは半減期が短い．
- ダパグリフロジンは，朝食前または朝食後という制限がない．
- トホグリフロジンとルセオグリフロジンは CYP で代謝される．

1 半減期と蛋白結合率の違い

　SGLT2 阻害薬の血中半減期は，多くは約 10 時間となっていますが，**トホグリフロジンだけは約 5 時間と半減期の短い薬剤**です．蛋白結合率についても，SGLT2 阻害薬のなかではトホグリフロジンが 82％と低く，カナグリフロジンが 98％と高くなっています．SGLT2 阻害薬は糸球体で濾過されてから尿細管の管腔側から SGLT2 に結合して作用するので，蛋白結合率が低いほうが早く尿に出ると予想されます．

　そこで，半減期が短く，他と比べて蛋白結合率が低いトホグリフロジンは，服用後早めに効き，夜中は効果が弱くなるので，脱水から生じる夜間頻尿を防ぎやすい可能性が考えられます．

2 食事の影響と服用時期の違い

　どの薬剤も血糖降下作用には食事による影響はありません．ダパグリフロジンを除く薬剤は，1 日 1 回朝食前または朝食後の服用タイミングです．ダパグリフロジンは**朝の服用の縛りがない** 1 日 1 回の用法です．しかし，利尿作用があるため就寝中に効果が最大となる用法での服用は注意が必要です．

3 代謝の違い

　トホグリフロジンとルセオグリフロジンは CYP で代謝されるため，併用薬には注意が必要です．一方，カナグリフロジン，エンパグリフロジン，イプラグリフロジン，ダパグリフロジンはグルクロン酸抱合で代謝されます．

　薬物相互作用は，カナグリフロジンは，P-糖蛋白質の基質となるため，ジゴキシンの C_{max} および AUC がそれぞれ 36％および 20％上昇したとの報告があります（海外用量の 300 mg でのデータ）．UGT1A9 および UGT2B4 を誘導するリファンピシン，フェニトイン，フェノバルビタール，リトナビルとの併用は C_{max} および AUC が低下するという報告もあります．

Key Point

- **イプラグリフロジンとダパグリフロジンは 1 型糖尿病にも適応がある.**

◀ 1 型糖尿病への適応追加

　　SGLT2 阻害薬は従来，2 型糖尿病のみが適応でしたが，**イプラグリフロジンとダパグリフロジンは臨床試験で有益性と安全性が評価され，1 型糖尿病（インスリン製剤との併用療法として）の適応が追加となりました**. 特に，ダパグリフロジンは血糖コントロール改善とともに総インスリン投与量や体重減少も認めました（DEPICT 試験）. これらはインスリンだけではコントロールできない場合の治療の選択肢として期待されています.

　　なお，経口糖尿病治療薬で 1 型糖尿病の適応があるのは，イプラグリフロジンとダパグリフロジン，そして α-グルコシダーゼ阻害薬だけです.

◀ SGLT2 阻害薬とインスリンとの併用には注意が必要

　　イプラグリフロジンとダパグリフロジンが 1 型糖尿病に使用できるようになった一方，糖尿病ケトアシドーシスのリスク増加が懸念されています.

　　国内の臨床試験では，低血糖の発生頻度を増加させずに HbA1c を低下させることがわかっていますが，インスリンとの併用時は SGLT2 阻害薬による糖毒性改善などにより，インスリンの効きが急によくなり，低血糖が起こりやすくなります.

　　特に 1 型糖尿病の患者は，低血糖予防のためインスリンの過度の減量により糖尿病ケトアシドーシスのリスクが高まるので慎重に減量する必要があります.

　　SGLT2 阻害薬により血糖値が低下することで膵 β 細胞からのインスリン分泌が低下し，膵 α 細胞からはグルカゴンの分泌が上昇します. その結果，脂肪分解が促進し，ケトン体の産生増加が起こりやすい状態になります. 特にインスリンの中止や，極端な糖質制限などが原因となりケトアシドーシスを起こします. 糖尿病ケトアシドーシスは，血糖上昇を伴わないまま進行するため発見が遅れ，重症化させてしまうので注意が必要です.

　　2 型糖尿病の患者も，インスリン依存状態でインスリン投与不十分なときに SGLT2 阻害薬を使用すると，ケトアシドーシスを起こしてしまう可能性があります.

服薬指導の会話例　副作用を予防するために

患者

> 新しい薬（SGLT2 阻害薬）が追加になりました.
> 先生は水分を摂るようにといっていたが，普段からあまり水分は摂らないほうだけど，なぜでしょうか？

薬剤師

> この薬（SGLT2 阻害薬）を服用すると尿量が増加します. 1 日約 500 mL の尿量増加が見込まれますので，普段よりペットボトル（500 mL）1 本分多く摂るようにしてください. 特に汗をかく夏には，喉が渇く前に水分補給を心掛けましょう. 水分補給は尿路感染の予防にもなります.

違いの着眼点 4　糖尿病に対する作用以外にも着目しよう！

　　カナグリフロジン[17]，エンパグリフロジン[18]，ダパグリフロジン[19]は大規模臨床試験が行われ，プラセボと比較して2型糖尿病患者の心血管イベント発生または心血管死＋心不全による入院のリスクを低下させ，腎保護作用も報告されています．

　　さらにダパグリフロジンは，糖尿病患者が含まれない心不全患者の増悪および心血管死のリスクを低下させた報告もされています[20]．

[本田一春，朝倉俊成]

日本糖尿病学会の Recommendation

　日本糖尿病学会の「SGLT2阻害薬の適正使用に関するRecommendation」（2020年12月25日改訂）[A]では，低血糖に関して，重症低血糖はインスリン併用例が多いとしています．また下記のとおり，糖尿病患者（1型・2型）にインスリンを併用して使用する際には，高齢者に限らず比較的若年者にも低血糖に関する注意喚起をしています．

　　1型糖尿病患者では，インスリンの過度の減量によりケトアシドーシスリスクが高まる可能性に留意し，慎重に減量する（方法については下記参照）

1-a 血糖コントロール良好（HbA1c＜7.5％）な場合，開始時に基礎および追加インスリンを10〜20％前後を目安に減量することを検討する．

1-b 血糖コントロール良好でない（HbA1c≧7.5％）場合，服薬開始時の基礎および追加インスリンは減量しないかあるいはわずかな減量にとどめる．

2-a 経過中，血糖コントロールが改善し低血糖が顕在化した場合は，血糖自己測定や持続血糖モニタリングの結果に応じ，患者自身で責任インスリン量をすみやかに減量できるよう指導する．

2-b ただし，上記の場合でも患者にはインスリンを極端に減量することは控えるよう指導する．特に基礎インスリンの減量は治療前の20％を越えることは避け，慎重に減量すべきである．

　　2型糖尿病患者では，インスリン製剤との併用する場合には，低血糖に万全の注意を払ってインスリンを予め相当量減量して行うべきである．

文献

A) SGLT2阻害薬の適正使用に関する委員会：SGLT2阻害薬の適正使用に関するRecommendation ＜ http://www.fa.kyorin.co.jp/jds/uploads/recommendation_SGLT2.pdf ＞

表 11　おもなインスリン製剤の特徴

分類	一般名	商品名	製剤*	1mL注の単位	作用発現時間	最大時間（時）	持続時間（時）	外観
速効型（ヒトインスリン）	インスリンヒト	ノボリンR	注フレックスペン	P	100	約30分	1～3	約8	無色透明
			注100単位/mL	V					
		ヒューマリンR	注ミリオペン	P	100	30分～1時間	1～3	5～7	
			注カート	C					
			注100単位/mL	V					
中間型（NPH）	ヒトイソフェンインスリン水性懸濁	ノボリンN	注フレックスペン	P	100	約1.5時間	4～12	約24	白濁
		ヒューマリンN	注ミリオペン	P		1～3時間	8～10	18～24	
			注カート	C					
			注100単位/mL	V					
混合型	ヒト二相性イソフェンインスリン	ノボリン30R	注フレックスペン	P	100	約30分	2～8	約24	
		イノレット30R	注	P	100				
		ヒューマリン3/7	注ミリオペン	P	100	30分～1時間	2～12	18～24	
			注カート	C					
			注100単位/mL	V					
超速効型	インスリンアスパルト	フィアスプ	注フレックスタッチ	P	100	ノボラピッド注より5分速い	1～3	3～5	無色澄明
			注ペンフィル	C	100				
			注100単位/mL	V	100				
		ノボラピッド	注フレックスタッチ	P	100	10～20分	1～3	3～5	
			注フレックスペン	P	100				
			注イノレット	P	100				
			注ペンフィル	C	100				
			注100単位/mL	V	100				
	インスリンリスプロ	ルムジェブ	注カート	C	100	ヒューマログより6分速い	0.7～3	ヒューマログより0.5～1短い	
			注ミリオペン	P					
			注ミリオペンHD	P					
		ヒューマログ	注ミリオペン	P	100	15分未満	0.5～1.5	3～5	
			注ミリオペンHD	P					
			注カート	C					
			注100単位/mL	V					
		インスリンリスプロBS「サノフィ」	注カートHU	C	100	15分未満	0.5～1.5	3～5	
			注ソロスターHU	P					
			注100単位/mL HU	V					
	インスリングルリジン	アピドラ	注ソロスター	P	100	15分未満	0.5～1.5	3～5	
			注カート	C					
			注100単位/mL	V					
二相性インスリンアナログ	インスリンアスパルト二相性製剤	ノボラピッド30ミックス	注フレックスペン	P	100	10～20分	1～4	約24	白濁
			注ペンフィル	C	100				
		ノボラピッド50ミックス	注フレックスペン	P	100				
		ノボラピッド70ミックス	注フレックスペン	P	100				
超速効型インスリン混合製剤	インスリンリスプロ混合製剤	ヒューマログミックス25	注ミリオペン	P	100	15分未満	0.5～6	18～24	
			注カート	C					
		ヒューマログミックス50	注ミリオペン	P	100		0.5～4		
			注カート	C					
配合溶解インスリンアナログ	インスリンデグルデク・インスリンアスパルト配合	ライゾデグ	注フレックスタッチ	P	100	10～20分	1～3	42超	無色澄明
持効型溶解	インスリンデグルデク	トレシーバ	注フレックスタッチ	P	100	－	明らかなピークなし	42超	
			注ペンフィル	C					
	インスリンデテミル	レベミル	注フレックスペン	P	100	約1時間	3～14	約24	
			注イノレット	P					
			注ペンフィル	C					
	インスリングラルギン	ランタス	注ソロスター	P	100	1～2時間	明らかなピークなし	約24	
			注カート	C					
			注100単位/mL	V					
		ランタスXR	注ソロスター	P	300	1～2時間	明らかなピークなし	24超	
		インスリングラルギンBS「リリー」	注ミリオペン	P	100	1～2時間	明らかなピークなし	約24	
			注カート	C					
		インスリングラルギンBS「FFP」	注キット	P	100	1～2時間	明らかなピークなし	約24	

＊ C：カートリッジ製剤，V：バイアル製剤，P：プレフィルド製剤

違いの着眼点 1　ヒトインスリン製剤とインスリンアナログ製剤の違いに着目しよう！

Key Point

- インスリンアナログ製剤はヒトインスリン製剤と比べ，より生理的なインスリン分泌に近い効果を発揮する．

　構造（アミノ酸配列）上の違いからの大分類として，体内で分泌されるインスリンと同じ「**ヒトインスリン製剤**」と，インスリンと同じ生理作用をもちながら構造を人工的に変更して薬物動態を改良した「**インスリンアナログ製剤**」があります．

　ヒトインスリン製剤は健常人の生理的なインスリンの追加分泌に比べて作用発現が遅く，血中濃度のピークもゆるやかです．作用時間を長くした中間型インスリン製剤でも効果にピークがあるので，長時間にわたってインスリンを作用させることはむずかしいのです．

　一方，インスリンアナログ製剤は，より生理的なインスリンの動態に近づけることができます．たとえば超速効型インスリンアナログ製剤は，ヒトインスリン製剤の速効型インスリン製剤と比べて作用発現が早いため，健常人が食事をしたときのインスリン分泌パターンにより近いです．また，吸収を遅くした持効型溶解インスリンアナログ製剤はヒトインスリン製剤の中間型インスリンに比べて作用時間のピークが少なく，ほぼ 1 日にわたって作用が持続します．

違いの着眼点 2　作用時間に着目しよう！

Key Point

- インスリンの追加分泌を補うには，追加インスリンの「超速効型」「速効型」を用いる．
- インスリンの基礎分泌を補うには，基礎インスリンの「中間型（NHP）」「持効型溶解」を用いる．
- 注射回数を減らしたいときは，追加インスリンと基礎インスリンを一定の比率で混合（配合）した製剤を用いることもある．

1 インスリン製剤の種類は健常人のインスリン分泌パターンに対応している

　健常人のインスリン分泌には，「追加分泌（追加インスリン）」と「基礎分泌（基礎インスリン）」の 2 つのパターンがあります（図 2）．生理的なインスリン分泌に近づけることを目的に，できるだけ健常人のインスリン分泌を模倣し，不足しているインスリンを注射で補おうとする 1 つの治療法が「基礎・追加インスリン療法（basal-bolus 療法）」です．これは，空腹時や毎食後の血糖値がコントロールできない時に，1 日 1 ～ 2 回の基礎インスリンと，1 日 3 回食事の前に追加インスリンを注射する方法です．健常人のインスリンの分泌に近いパターンが再現できるため，最も良好な血糖コントロールが得やすい方法といえます．このように，インスリン製剤はインスリンの追加分泌と基礎分泌に対応した作用時間（作用発現時間・作用持続時間）で分類されているのです．

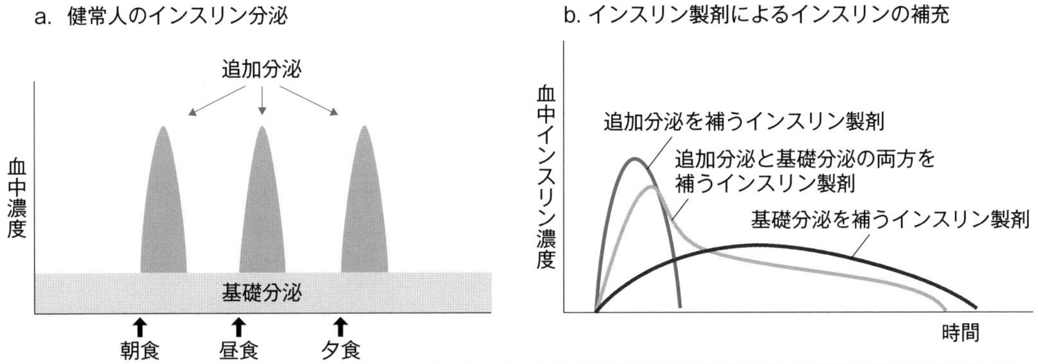

a. 健常人のインスリン分泌　　　　　b. インスリン製剤によるインスリンの補充

図2　インスリンの基礎分泌と追加分泌（イメージ図）

[aは日本くすりと糖尿病学会（編）：糖尿病専門の薬学管理必携，じほう，東京，p166，2017より引用]

2 作用時間の違いからいくつかの「型」がある

　追加分泌を補うには，「超速効型」「速効型」の作用発現が速く作用持続が短いインスリン製剤を使います．基礎分泌を補うには，「中間型（NPH）」「持効型溶解」という作用時間が長いインスリン製剤を使います．さらに，追加分泌と基礎分泌の両方を補うために，追加インスリン製剤と基礎インスリン製剤を一定の比率で混合（配合）した「混合型」「二相性インスリンアナログ」「配合溶解」などのいわゆる混合製剤があります（表12）．

　そのほかに，インスリン製剤とGLP-1受容体作動薬を配合した製剤もあります（コラム「注射回数が少なくすむ配合注」を参照）．

違いの着眼点3　注射のタイミングに着目しよう！

Key Point

- 速効型インスリン製剤は食事30分前に注射するが，超速効型インスリン製剤は食直前の注射でよい．
- フィアスプとルムジェブは血糖降下作用がより速く発現するので，食事開始後でも投与可能．

1 速効型インスリン製剤と超速効型インスリン製剤の注射時期の違い

　速効型インスリン製剤は，6個のインスリンによって6量体構造となっているため，皮下注射されて2量体，単量体へと解離して血管に移行します．そのため，作用を発現するまでに皮下注射後約30分と時間がかかります．したがって，注射は食前30分が目安となります．速効型インスリン製剤にはノボリンR注とヒューマリンR注がありますが，両者に大きな違いはありません．

　一方，超速効型インスリン製剤は，単量体の安定性を高め，2量体や6量体になるのを抑制したものです．その結果，皮下注射後に速やかに血管内に吸収されます．ヒトインスリンよりも作用発現時間が速く，最大作用時間が短い（約2時間）という特徴があります．超速効型インスリン製剤は食直前の注射でよいので，ヒトインスリン（食前30分前）と

表 12　インスリン製剤の作用時間				

		種類	図	特徴
追加分泌を補う		速効型ヒトインスリン（レギュラーインスリン：R）ⓗ		・作用時間は皮下注射後約 30 分で作用が発現し，約 5 ～ 8 時間持続 ・作用発現まで時間がかかるため，注射は食前 30 分が目安 ・食事により急激に上がる血糖値に対応 ・皮下注射以外に筋肉内注射や静脈内注射が可能
		超速効型インスリンアナログⓐ		・注射してから約 1 時間 30 分後に作用が現れ，1 ～ 3 時間の間にピークとなる．作用の持続時間は 24 時間 ・作用時間が速く最大作用時間が短い（約 2 時間）ので，毎食直前の投与で使用 ・ヒトインスリンよりも作用発現時間が速く，最大作用時間が短いため，食直前に注射可能．ヒトインスリンの食前 30 分前に比べて投与量の調整がしやすく，良好なコンプライアンスが期待できる ・持続皮下インスリン注入（continuous subcutaneous insulin infusion: CSII）にも使用可能
基礎分泌を補う		中間型ヒトインスリン（NPH インスリン）ⓗ		・作用発現時間は約 1 ～ 3 時間，作用持続時間は 18 ～ 24 時間 ・結晶化させた製剤なので，必ず使用直前には混和させて十分に懸濁していることを確認する必要がある
		持効型溶解インスリンアナログⓐ		・中間型ヒトインスリン製剤に比べて最大作用時間のピークが平坦なのが特徴．皮下注射後緩徐に吸収されるため作用発現が遅く（約 1 ～ 2 時間），ほぼ 1 日にわたって作用が持続 ・効果がなかったり効きすぎて低血糖になったりする可能性が少ない ・不足している基礎インスリン分泌を補充して空腹時血糖値の上昇を抑制．食後の血糖上昇を抑える効果は強くない ・中間型は結晶化しているが，持効型溶解型は結晶化していないので混和の必要がない
追加分泌と基礎分泌の両方を補う		混合型ヒトインスリンⓗ		・追加インスリン製剤（速効型）と基礎インスリン製剤（中間型）を一定の比率で混合（配合）したもので，両方の特徴を併せもつ ・注射してから約 30 分で作用が現れるため，食事の 30 分前に投与
		二相性インスリンアナログ，混合型インスリンアナログⓐ		・追加インスリン製剤（超速効型）と基礎インスリン製剤（中間型）の両方の特徴を併せもつ ・注射してから数分後に作用が現れるため，食事の直前に投与 ・混合型ヒトインスリンに比べ，食後の高血糖をより改善させ，低血糖のリスクも軽減 ・使用直前に十分な混和が必要で，懸濁しにくいという問題がある
		配合溶解インスリンアナログⓐ		・追加インスリン製剤（超速効型）と基礎インスリン製剤（持効型）の両方の特徴を併せもつ ・注射してから数分後に作用が現れるため，食事の直前に投与 ・使用する際の混和が不要で，患者の利便性が高まった

ⓗヒトインスリン製剤　　ⓐインスリンアナログ製剤

　比べて投与量の調整がしやすく，良好なアドヒアランスが期待できます．
　　新規の超速効型インスリン製剤であるフィアスプは，インスリンアスパルトにニコチン酸アミドを添加剤として配合し，皮下注射後初期のインスリン吸収速度を早めた（ノボラピッドより 5 分速い）製剤です．同じく新規の超速効型インスリン製剤ルムジェブは，添加剤としてトレプロスチニルおよびクエン酸を加えた製剤です．トレプロスチニルによる注射部位の局所血管の拡張や，クエン酸により血管透過性が亢進することで，ヒューマログよりも作用発現時間を早めた（ヒューマログより 6 分速い）製剤です．最大のメリット

は，食事開始後に投与（食事開始から 20 分以内）しても良好な血糖コントロールが得られることが期待されるということです．従来の「速効型」「超速効型」と比べて，新規の超速効型インスリン製剤は使いやすい製剤になったといえます．

■1 結晶化させた中間型インスリン，結晶化していない持効型溶解インスリン

中間型（NPH）インスリン製剤は，おもに速効型インスリンに硫酸プロタミンを添加して結晶化させたものです．作用発現時間は約 1 ～ 3 時間，作用持続時間は 18 ～ 24 時間です．結晶化させていますので，必ず使用直前には混和させて均一に懸濁していることを確認する必要があります．これに対し，**持効型溶解インスリン製剤は結晶化していませんので混和の必要がありません**．

■2 配合溶解インスリンは中間型インスリンを含まない

混合型インスリン製剤，二相性インスリンアナログ製剤，超速効型インスリン混合製剤，配合溶解インスリン製剤は，追加インスリンと対応する基礎インスリンを一定の比率で混合（配合）したもので，いずれも追加インスリン製剤と基礎インスリン製剤の特徴を併せもっています．

これまで，このような製剤は結晶化した中間型インスリンを含むため，使用直前に十分

 注射回数が少なくすむ配合注

持効型溶解インスリンと GLP-1 受容体作動薬を配合した製剤も発売されています．現在，インスリンデグルデクと GLP-1 受容体作動薬リラグルチドを配合したゾルトファイ配合注と，インスリングラルギンと GLP-1 受容体作動薬リキシセナチドを配合したソリクア配合注が発売されています．各々配合されている薬剤の効果・特性を受け継ぎ，注射回数を少なくすることが可能となっています．

表 インスリンと GLP-1 受容体作動薬の配合注

分類	一般名　　商品名	ゾルトファイ	ソリクア
インスリン製剤	インスリンデグルデク	1 単位	
	インスリングラルギン		1 単位
GLP-1 受容体作動薬	リラグルチド	0.036 mg	
	リキシセナチド		1 μg

＊すべて 1 ドーズ当たりの含有量

な混和が必要で，特に二相性インスリンアナログ製剤では懸濁しにくいという問題がありました[21]．これに対し，インスリンデグルデク・インスリンアスパルト配合溶解インスリンアナログ注射液（ライゾデグ注）は，中間型インスリンを含まないため混和不要となり，患者の操作負担が改善されました．混和操作は，製剤の適正濃度を保つためにも非常に重要な手技であり，これまでは患者に十分指導する必要がありましたが，それも不要となりました．

違いの着眼点5　持効型溶解インスリン製剤の使い勝手に着目しよう！

Key Point

- 持効型溶解インスリン製剤は1日1回が基本だが，インスリンデテミルはインスリングラルギンやインスリンデグルデクより持続時間が短く1日2回注射も可.
- インスリンデグルデクは注射を忘れてもインスリン血中濃度への影響が少ない.

　持効型溶解インスリン製剤は，中間型（NPH）インスリン製剤に比べて最大作用時間のピークが少ないのが特徴で，皮下注射後緩徐に吸収されるため作用発現が遅く（約1〜2時間），ほぼ1日にわたって作用が持続します．この最大作用時間のピークがないことは，基礎インスリン製剤にとって非常に重要な特徴です．ピーク，すなわち作用の強さに山が少ないということは，効果がなかったり効きすぎて低血糖になったりする可能性が少ないからです．おもな使用目的は，不足している基礎インスリン分泌を補充して空腹時血糖値の上昇を抑制するためで，食後の血糖上昇を抑える効果は強くありません．

　インスリングラルギン（ランタス）は持効型溶解インスリン製剤として初めて発売されました．効果がほぼ24時間であるため広く使用されています．このインスリングラルギンの濃縮製剤（ランタスXR）は，300単位製剤（300単位/mL）です．同じ単位数であっても薬液量が100単位製剤（100単位/mL）より少量ですむという利点があります（薬液量の比較では換算に注意）．

　インスリンデテミル（レベミル）は，臨床では持続時間がインスリングラルギンより短いので，1日2回注射することがあります．

　インスリンデグルデク（トレシーバ）は，毎日決まった時間に注射します．血糖コントロール改善効果はインスリングラルギンと同程度でありながら，1日1回の投与でより平坦でピークのない血糖降下作用があり，夜間低血糖の発現頻度が低いのが特徴です．作用時間は42時間以上ですから，もし注射を忘れてもインスリン血中濃度への影響は少ないといえます．日本で実施された臨床試験では，あらかじめ決めた注射時刻からプラス・マイナス8時間の範囲で変更できるとした群（フレキシブル投与法群）と，注射時刻を固定した群とを比較した結果，フレキシブル投与法群でも安全性・有効性が損なわれないことが確かめられました．そのため，自己注射ができない患者でも，在宅訪問時に使用することができます．なお，インスリンデグルデクの血中濃度が定常状態になるには注射開始後3日程度必要であることから，効果判定や投与量の微調整を行う際は注意が必要です．

違いの着眼点 6　バイオシミラーの有無に着目しよう！

Key Point

● インスリンリスプロとインスリングラルギンにはバイオシミラーがある．

　　　インスリンリスプロ（超速効型）やインスリングラルギン（持効型溶解）は，バイオシミラーインスリン製剤が発売されています．これらは，すでに承認されている先行薬と同等・同質の品質，安全性および有効性があるにもかかわらず，価格が安いことが特徴です．

　　　オリジナルの蛋白構造は同じですが，製剤化技術が同一ではありませんので，その点は留意する必要があります．

　　　なお，バイオシミラーは後発医薬品とは異なる分類なので，薬局で先発医薬品や後発医薬品からの変更はできません．

違いの着眼点 7　剤形の違いに着目しよう！

Key Point

● バイアル製剤は手技に熟練が必要であり，おもに医療機関で使われている．
● カートリッジ製剤は，専用器に正しくセットできる患者向け．
● プレフィルド製剤は最も簡便だが値段が高い．

　　　ほとんどのインスリン製剤では，同じインスリンであってもいくつかの剤形が準備されています．剤形の違いによって商品が異なりますので，注入器の特性と使用する患者の身体機能や理解力，注射手技の実践能力，環境などに合わせて継続して使用できる注入器を選択します．

1 バイアル製剤はおもに医療機関で使用

　　　バイアル製剤とは，薬剤の入ったガラス瓶にゴム栓をしたもので，注射剤時はゴム栓にディスポーザブルシリンジ（注射針）を刺して中身を吸引して使用します．患者が自己注射するには，簡便性や携帯性に課題があることや，注射に技術が必要である[22]ことなどから，おもに医療機関で使用されています．

2 カートリッジ製剤は注入器へのセットが必要

　　　カートリッジ製剤とは，薬剤の入った容器のことで，専用のデュラブル型注入器にセットしてはじめて使用することができます．そのため，手指機能低下や高齢者など，薬剤を注入器に正しくセットできない患者には不向きです．また，カートリッジ製剤と注入器の組み合わせを守らないと注入精度が低下する可能性があるため，十分な注意が必要です[23]．

3 プレフィルド（キット）製剤はカートリッジを取り替える手間がかからない

　　　プレフィルド製剤とは，カートリッジと注入器が一体となった製剤です．カートリッジの交換が不要なので簡便です．

	バイアル製剤＋シリンジ	カートリッジ製剤＋注入器	プレフィルド（キット製剤）
長所	・1本あたりの薬液量が多い（一般に10 mL） ・複数の患者に使用可能（毎回新しいディスポーザブルシリンジで吸引する）	・プレフィルド（キット）製剤に比べて薬価が安い ・冷蔵庫内の保管スペースが小さくてもよい ・携帯性がよい ・廃棄物（量）が少ない	・カートリッジを組み込む操作が不要（操作が簡単，導入しやすい） ・何らかの原因で1本目が使用できなくとも2本目から使用が可能（分散保管が可能） ・携帯性がよい
短所	・携帯性が悪い（バイアル製剤と数本のディスポーザブルシリンジを携帯する必要がある） ・他人から注射だとすぐに判別される	・複数の患者に使用不可 ・カートリッジ製剤を注入器に組み込む操作が必要（面倒，高齢者を中心に導入に支障あり） ・注入器が破損すると余分のカートリッジ製剤があっても注射できない ・分散保管（使用）には，その分の注入器を準備する必要がある ・カートリッジ製剤と注入器には組み合わせが決まっている（他製剤との互換性がない）	・複数の患者に使用不可 ・カートリッジ製剤に比べて薬価が高い ・広い保管スペースが必要 ・廃棄物（量）が多い

表13　おもな各製剤の長・短所

［日本くすりと糖尿病学会（編）：糖尿病の薬学管理必携，じほう，東京，p191-199, 2017 より許諾を得て転載］

その反面，廃棄量が多いことや価格が高いなどの短所もありますので，使用する患者にあわせて選択されます．

■1～■3であげた製剤の長所・短所を表13に示します．

プレフィルド製剤や，前述のカートリッジ製剤をセットしたデュラブル型注入器を適正（安全・有効）に使用するには，注入器の特性と患者の身体機能（手指機能，視覚など），理解力，実践力などを確認し，結果的に継続して使用可能な注入器を選択します[24]．したがって，治療で使用したいインスリン製剤の「剤型」に使用可能な注入器がなければ，適正な自己注射を行うことが困難になるため，使用可能な注入器へとインスリン製剤が変更になる場合もあります．

［朝倉俊成］

■文献

1） 日本糖尿病学会：糖尿病治療ガイド 2018-2019，文光堂，p31-36, 2018
2） 日本糖尿病学会：糖尿病診療ガイドライン 2019，南江堂，p21-30, 2019
3） American Diabetes Association : Pharmacologic approaches to glycemic treatment : standards of medical care in diabetes—2020. Diabetes Care **43**（Suppl 1）: S98-110, 2020
4） Davies MJ et al : Management of hyperglycemia in type 2 diabetes, 2018. A Consensus Report by the American Diabetes Association（ADA）and the European Association for the Study of Diabetes（EASD）. Diabetes Care **41** : 2669-2701, 2018
5） UK Prospective Diabetes Study（UKPDS）Group : Effect of intensive blood glucose control with metformin on complications in overweight patients with type2 diabetes（UKPDS 34）. Lancet **352** : 854-865, 1998
6） 岩岡秀明：海外との比較で考える糖尿病治療．月刊薬事 **62** : 888-895, 2020
7） 西村理明：糖尿病と関連する内科疾患：診断と治療の進歩　Ⅱ．最近の話題　1．血糖変動と血管病リスク．日内会雑 **102** : 922-930, 2013
8） Scheen BF : Understanding and overcoming metformin gastrointestinal intolerance. Diabetes Obes Metab **19** : 473-481, 2017

9) 吉元勝彦ほか：Ⅱ．治療へのアプローチ　2．径口薬の選択と用い方　1）インスリン分泌促進薬．日内会誌 **89**：1523-1529, 2000

10) Kawamori R et al：Efficacy and safety of repaglinide versus nateglinide for treatment of Japanase patients with type 2 daiabetes mellitus. J Diabetes Invesing **3**：302-308, 2012

11) Iuoue T et al：Pharmacokinetics of nateglinide and its metabolites in subjects with type 2 diabetes mellitus and renal failure. Clin Nephrol **60**：90-95, 2003

12) Nagai T et al：Hypoglycemia due to nateglinide administration in diabetic patients with chronic renal failure. Diabet Res Clin Pract **59**：191-194, 2003

13) Yu L et al：Carboxyl-glucuronidation of mitiglinide by human UDP-glucurosyltransferases. Biochem Pharmacol **73**：1842-1851, 2007

14) van Heiningen PN et al：Absorption, metabolism and excretion of a single oral dose of（14）C-repaglinide during repaglinide multiple dosing. Eur J Clin Pharmacol **55**：521, 1999

15) 難波光義ほか：GLP-1受容体作動薬リキシセナチドをどう使うか，難波光義ほか（編），メディカルサイエンス社，東京，p22-24，2016

16) Chen J et al：Quantitative PCR tissueexpression profiling of the human SGLT2 gene and related familymembers：Diabetes Ther **1**：57-92, 2010

17) Neal B et al；CANVAS Program Collaborative Group：Canagliflozin and cardiovascular and renal events in type 2 diabetes. N Engl J Med **377**：644-657, 2017

18) Zinman B et al；EMPA-REG OUTCOME Investigators：Empagliflozin, cardiovascular outcomes, and mortality in type 2 diabetes. N Engl J Med **373**：2117-2128, 2015

19) Wiviott SD et al；DECLARE-TIMI 58 Investigators：Dapagliflozin and cardiovascular outcomes in type 2 diabetes. N Engl J Med **380**：347-357, 2019

20) McMurray JJV et al；DAPA-HF Trial Committees and Investigators：Dapagliflozin in patients with heart failure and reduced ejection fraction. N Engl J Med **381**：1995-2008, 2019

21) 川崎恵美ほか：臨床使用における懸濁インスリン製剤の懸濁性に関する検討―保管環境と混和法の及ぼす影響―．糖尿病 **55**：753-760, 2012

22) Asakura T et al：A Comparison of the handling and accuracy of syringe and vial versus prefilled insulin pen（FlexPen）. Diabetes Technology & Therapeutics **11**：657-661, 2009

23) 朝倉俊成ほか：使用インスリン・カートリッジと注射器の誤った組み合わせにより適正なインスリン自己注射ができずに血糖コントロールが悪化した症例．薬事新報 **2205**：299-302, 2002

24) 日本くすりと糖尿病学会（編）：糖尿病の薬学管理必携．じほう，p191-199, 2017

17 片頭痛治療薬

- 片頭痛発作の薬物治療の中心的役割を果たすのがトリプタン系薬である.
- 発作が比較的軽いときには鎮痛薬である非ステロイド抗炎症薬（NSAIDs）やアセトアミノフェンが用いられる.
- 従来から用いられてきたエルゴタミン製剤は，トリプタン不応例などへの使用に限られてきている.
- 発作が十分抑えられないときには，ロメリジン，バルプロ酸，プロプラノロールなどの予防療法薬も用いられる.

表1 片頭痛治療薬（保険適用あり）の全体像

	分類	一般名（先発品の商品名）	おもな特徴	作用機序
急性期治療薬	トリプタン系薬	スマトリプタン（イミグラン）	・急性期治療（比較的重症例）の中心的薬剤	・血管収縮作用
		ゾルミトリプタン（ゾーミッグ）	・剤形が多彩（普通錠，口腔内速溶錠，皮下注射用，自己注射用キット，点鼻剤）	・セロトニン 5-HT$_{1B/1D}$ 受容体刺激作用
		エレトリプタン（レルパックス）		
		リザトリプタン（マクサルト）		
		ナラトリプタン（アマージ）	・高薬価	
	エルゴタミン製剤	エルゴタミン・無水カフェイン・イソプロピルアンチピリン（クリアミン）	・軽症例やトリプタン系薬不応例に用いられる ・臨床使用経験が長い（40年以上） ・悪心・嘔吐の副作用が顕著 ・妊婦には禁忌 ・安価	・血管収縮作用 ・交感神経 α 受容体刺激作用 ・子宮収縮作用
	そのほか	カフェイン（カフェイン）	・ほかの急性期治療薬の眠気や倦怠感などの副作用軽減のために併用される	・中枢神経刺激作用
		無水カフェイン（無水カフェイン）		
		安息香酸ナトリウムカフェイン（アンナカ）		
		ジメトチアジン（ミグリステン）	・他剤が奏効しない場合の選択肢 ・フェノチアジン系薬	・抗セロトニン作用 ・抗ヒスタミン作用
		呉茱萸湯	・漢方	
予防療法薬	Ca 拮抗薬	ロメリジン（ミグシス）	・発作時に服用しても効果はない ・安全性は高い	・脳血管選択的血管収縮抑制作用 ・Ca 拮抗作用
	そのほか	プロプラノロール（インデラル）	・発作時に服用しても効果はない ・漸増漸減が必要	・交感神経 β 受容体遮断作用 ・膜安定化作用
		バルプロ酸ナトリウム（デパケン）	・発作時に服用しても効果はない ・肝機能に注意	・抗てんかん作用 ・GABA 神経伝達促進作用

I 同効薬の違いについて知ろう！

1 片頭痛治療薬の基本的な選びかた

適切な薬物療法により，片頭痛発作の頻度を減らしたり，発作を軽くしたりすることによって患者の機能を回復し，生活の質（quality of life：QOL）を高めることができます．患者の片頭痛の頻度，強さ，随伴症状，合併する疾患の有無，日常生活への支障度，妊娠の有無，経済性など種々の因子を考慮して，個々の患者に適した薬剤が選択されます．

急性期（片頭痛発作時）の治療目標は，頭痛を確実に速やかに消失させ，患者の機能を

回復させることです．患者の多くは社会活動の中心を担う年代なので，適切な治療薬を用いて痛みから速やかに解放され，社会活動に復帰できるようになることが望まれます．特に発作時に用いる薬剤は，**効果発現が速く確実であること**，**手技が簡単であること**，**手軽に携帯できる**ことなどの要件を満たす必要があります．

急性期治療薬をどのように使い分けるかについては，"step care（段階的治療）"と"stratified care（層別化治療）"の方法があります．段階的治療は，まず安全性が高く安価な薬剤を投与し，効果がみられなかった場合にトリプタン系薬などのより高価な特異的治療に進んでいきます．一方，層別化治療は，重症度に応じて治療薬を選択する方法です．無作為化比較試験では層別化治療の有効性が示されており[1]，『慢性頭痛の診療ガイドライン 2013』[2]は日常生活への支障度に応じた層別化治療を推奨しています．

急性期治療薬の使用にあたって患者に注意を促すべきなのは，いずれの薬剤でも**3ヵ月を超える使用により薬物乱用頭痛をきたす可能性がある**ことです．頓用薬の1ヵ月あたりの使用頻度は10日を超えないよう，服薬指導が重要です．

2 片頭痛治療薬のガイドラインによる選びかた

『慢性頭痛の診療ガイドライン 2013』[2]では，片頭痛の薬物療法は，①発作時の急性期治療と，②日常的な予防療法に分けられています．急性期治療は特異的治療と非特異的治療に分けられ，片頭痛に特異的な治療薬にはトリプタン系薬とエルゴタミン製剤が，非特異的治療薬にはNSAIDsなどの鎮痛薬や制吐薬などが含まれます．

❶ 発作時の急性期治療

重症度に応じて，**軽〜中等度にはアスピリンなどのNSAIDsやアセトアミノフェン，中〜重度にはトリプタン系薬が推奨**されます．軽〜中等度でもNSAIDsにより効果が得られないときはトリプタン系薬が用いられます．エルゴタミン製剤はトリプタミン系薬で効果が得られない場合の選択肢になりますが，妊婦・授乳婦には禁忌です．治療が必要な**妊婦・授乳婦の発作にはアセトアミノフェンの頓用**が勧められます．

また，片頭痛発作重積や治療抵抗性片頭痛発作などの重症片頭痛に対して，鎮静薬や副腎皮質ステロイド，利尿薬などが使用される場合があります．

❷ 日常的な予防療法

一方，急性期治療のみでは片頭痛による生活の支障を十分軽減できない（片頭痛発作が月に2回以上ある）場合，予防療法が必要になります．保険適用される**予防療法薬**には，**カルシウム（Ca）拮抗薬ロメリジン**，**β遮断薬プロプラノロール**，**抗てんかん薬バルプ**

コラム　片頭痛とは

片頭痛は，国際頭痛分類第3版（ICHD-3，2018年）では緊張型頭痛や群発頭痛とともに一次性頭痛に分類されます．頭痛発作を繰り返す疾患で，通常片側性，拍動性の頭痛発作が1回あたり4〜72時間程持続します．発作の前兆があるタイプとないタイプがあります．日常動作で頭痛が増悪し，随伴症状として悪心・嘔吐や光過敏，音過敏などを伴います．日本における有病率は8.4％と非常に高く，20代から40代の女性に多いという疫学的特徴があります．多くの患者は発作時の強烈な痛みに恐怖感を抱いていることから，過量服用しがちなことが懸念されます．発作時には痛むところを冷やし，静かな暗い場所で休むことや，入浴は控えることなどの生活指導が勧められます．

口酸，漢方薬の呉茱萸湯がありますが，これらを片頭痛以外の併存疾患や身体的状況など
を考え合わせて選択することが勧められます．**少量からゆっくり増量し 2 〜 3 ヵ月程度
の期間をかけて効果を判定し**，効果が得られないときには他の予防療法薬に変更します．

そのほか，文献的には多くの急性期治療薬や予防療法薬が報告されていますが，十分な
科学的根拠はないものがほとんどです．

II 同種薬の違いについて知ろう！

A トリプタン系薬の違いがわかる！

表2 トリプタン系薬の特徴

一般名	規格	経口剤形	GE の有無	頓用 1 回量	1 日制限量	投与間隔	おもな特徴
スマトリプタン	50 mg	錠 内用液 （GE のみ）	○	1 錠*	4 錠	2 時間以上	・世界で最初のトリプタン系薬 ・使用経験・剤形豊富 ・脂溶性が低い
	3 mg	注 キット皮下注	×	3 mg	6 mg	1 時間以上	
	20 mg	点鼻液	×	20 mg	40 mg	2 時間以上	
ゾルミトリプタン	2.5 mg	錠 OD 錠	○	1 錠*	4 錠	2 時間以上	・脂溶性で中枢移行がよい ・高力価
エレトリプタン	20 mg	錠	○	1 錠*	2 錠	2 時間以上	・脂溶性で中枢移行がよい
リザトリプタン	10 mg	錠 OD 錠	○	1 錠	2 錠	2 時間以上	・脂溶性で中枢移行がよい
ナラトリプタン	2.5 mg	錠	×	1 錠	2 錠 （肝・腎障害者 1 錠）	4 時間以上	・半減期が長く，効果が 24 時間持続 ・脂溶性で中枢移行がよい ・高力価

＊ 1 錠で効果不十分の場合，次回 2 錠服用可

現在，スマトリプタン，ゾルミトリプタン，エレトリプタン，リザトリプタン，ナラト
リプタンの 5 種類が発売されています．これらのトリプタン系薬は，重症例にも効果が高
いことがわかっています．

 じつは費用対効果が高い！？　トリプタン系薬

経済性の面では，トリプタン系薬（錠剤）の先発医薬品は，従来の片頭痛治療薬と比べて薬価が高く，
1 日薬価にしておよそ 20 倍の開きがあります．しかし，医療経済学的にはトリプタン系薬による片頭痛
治療は費用対効果に優れていることがわかっています [A,B]．トリプタン系薬使用時は後発医薬品（先発医
薬品の約 1/3 程度の薬価）を上手に活用するとよいでしょう．

文献

A) Evans KW et al : Economic evaluation of oral sumatriptan compared with oral caffeine/ergotamine
for migraine. Pharmacoeconomics **12** : 565-577, 1997
B) 清水俊彦ほか：片頭痛治療におけるスマトリプタン錠の医療経済学的検討．診断と治療 **38** : 787-799, 2001

トリプタン系薬はまた，副作用が軽いことが報告されています[3)].

服薬指導の会話例 効果的な服用法

患者

> 痛くなったら早めに服用するよういわれたけど，タイミングがわかりません．
> いつ飲んだらよいでしょうか．

薬剤師

> これはトリプタン系薬と呼ばれるお薬で，頭痛が起きたら早めに，軽度のうちに服用すると効果的です．光がキラキラして見えるなどの前兆期のあとに，歩行や階段の昇り降り時に痛みを感じたら服用するタイミングです．あとで頭痛が起こると困るからと不安で早めに服用したり，逆につらくなるまで我慢したあとに服用すると十分な効果が得られません．

　トリプタン系薬は，発作が生じたらできる限り早く使用します．予兆期・前兆期における使用の有効性に関しては，明確な結論は得られていません．

　臨床効果は患者により異なるので，1つのトリプタン系薬が無効な場合，ほかのトリプタン系薬への切り替えが試みられますが，その場合は24時間以上あけて服用します．

コラム

セロトニンと片頭痛の関係：トリプタン系薬が片頭痛治療に用いられるのはなぜ？

　片頭痛の病態の詳細はいまだ明らかになっていないのですが，脳血管内のセロトニン（5-HT）が光，音，匂いなどの刺激により一時的に増加して血管が収縮，その正常化に伴い血管が過度に拡張し，血管透過性が亢進して血管壁に浮腫・炎症が生じることで痛みが発生すると考えられています．これには三叉神経を中心とした神経血管や脳幹部の異常，神経ペプチドが重要な役割を果たしており，5-HT 受容体サブタイプのうち脳動脈に多く分布する 5-HT_{1B} 受容体および 5-HT_{1D} 受容体，血管拡張性物質である calcitonin gene-related peptide（CGRP）が密接に関与している可能性が高いことが示されています[A)]．

　臨床応用されているトリプタン系薬は，5-HT_{1B} 受容体および 5-HT_{1D} 受容体の選択的アゴニストであり，これらの受容体を介して頭痛発作時に過度に拡張した頭蓋内外の血管を収縮させます．また，トリプタン系薬は三叉神経に作用し，神経終末からの CGRP の放出を抑制することにより，片頭痛発作の寛解に寄与しているものと考えられます．片頭痛発作の予防を目的として，欧米では抗 CGRP 抗体のガルカネズマブ製剤が発売されており[B)]，日本でも 2021 年 4 月にエムガルディ皮下注が薬価収載されました．

文献

A）Welch KM：Contemporary concepts of migraine pathogenesis. Neurology **61**（Suppl 4）：S2-8, 2003
B）柴田　護：片頭痛の標準的治療と新規治療．神経治療 **36**：146-150, 2019

Key Point

- スマトリプタンの脂溶性・中枢移行性は他の 4 剤に比較すると低い.
- ナラトリプタンは他に比べ作用時間が長いので，発作時間が長い患者の再発予防に適する.
- 基本，重篤な肝障害には禁忌だが，ゾルミトリプタンだけは慎重投与．ナラトリプタンは重篤な腎障害にも禁忌.
- 代謝酵素の違いにより，スマトリプタン，ゾルミトリプタン，リザトリプタンと MAO 阻害薬，CYP3A4：エレトリプタンと HIV プロテアーゼ阻害薬は併用禁忌.
- リザトリプタンは予防療法薬プロプラノロールと併用禁忌.

　5 剤のうち最初に開発されたスマトリプタンは脂溶性と中枢移行性が低く，その後開発された 4 剤（ゾルミトリプタン，エレトリプタン，リザトリプタン，ナラトリプタン）ではその点が改善されました.

1 作用時間の違い

　各薬剤の 1 回の用量（1 錠中の成分量）は 2.5 ～ 50 mg と，最大 20 倍の幅があります（表 3）.

　作用時間にも違いがあり，通常，トリプタン系薬の半減期（$t_{1/2}$）は約 2 ～ 3 時間と短

表 3　トリプタン系薬の薬物動態と禁忌

	一般名	スマトリプタン	ゾルミトリプタン	エレトリプタン	リザトリプタン	ナラトリプタン
薬物動態（健常人）	投与量（空腹時単回）	50 mg	2.5 mg	20 mg	10 mg	2.5 mg
	$t_{1/2}$（時）	2.2	3.0	3.2	1.6	5.1
	T_{max}（時）	1.8	3.0	1.0	1.0	2.7
	消失過程	肝代謝	肝代謝	肝代謝	肝代謝	肝代謝・腎排泄
	尿中排泄率	未変化体2%, 代謝体40%, [24時間値]	60%（代謝体）（糞便中30%；未変化体）	44.5%（未変化体6%）（糞便中45.0%）	82.4%（未変化体14%）[5日値]	50%（未変化体）[24時間値]
	おもな代謝酵素	MAO-A	CYP1A2*1, MAO-A*2	CYP3A4	MAO-A	CYP1A2, 2C9, 2D6, 2E1, 3A4
	おもな阻害酵素				CYP2D6	
	活性代謝物		N-脱メチル体		N-脱メチル体	
	バイオアベイラビリティ	14%	40%（初回通過効果）	36.4%	45%（初回通過効果）	70%（5mg単回）
禁忌	虚血性心疾患, 脳血管障害, 末梢血管障害, 未コントロール高血圧	●	●	●	●	●
	重度の肝機能障害	●		●	●	●
	重度の腎機能障害 血液透析					●
	エルゴタミン製剤, 他のトリプタン系薬	●	●	●	●	●
	MAO阻害薬	●	●		●	
	プロプラノロール				●	
	HIVプロテアーゼ阻害薬			●		

＊1：活性代謝物への代謝，　＊2：不活性代謝物への代謝
●：該当あり

く，作用時間も 4 〜 6 時間と短いので予防投与には適しません．一方，**ナラトリプタンは血中濃度半減期が 5.1 時間と長いこと**が特徴で，作用が 12 〜 24 時間持続します．よって，ナラトリプタンは発作時間の長い患者に適しているといえます．半減期の長い薬は頭痛の再発率が低い傾向があり，再発予防にも適しているでしょう．なお，最高血中濃度到達時間（T_{max}）と半減期が短いスマトリプタンとリザトリプタンは速効性があり，短時間のみ作用します．

2 禁忌の違い

トリプタン系薬はおもに肝臓で代謝されるため，肝機能障害がある場合には血中濃度が上昇するおそれがあり，重度の肝機能障害には禁忌です．一方，**ナラトリプタンの体内からの消失は肝代謝と腎排泄の両方に依存しています**．そのため，肝機能障害時だけでなく腎機能障害時にも作用の遷延が懸念されますので，**重度の肝機能障害および腎機能障害患者には禁忌**になっています．

スマトリプタン，ゾルミトリプタン，リザトリプタンの代謝には MAO-A が関与しているため，モノアミン酸化酵素（MAO）阻害薬の併用は禁忌です．

また，リザトリプタンは後述する予防治療薬としてプロプラノロールを用いることはできません．それは，両薬剤とも MAO-A で代謝されるので，リザトリプタンの代謝が遅延し作用が増強することから併用禁忌とされるためです．

エレトリプタンはおもに CYP3A4 で代謝されます．HIV プロテアーゼ阻害薬によりその代謝が阻害されるため，両者の併用は禁忌になっています．

違いの着眼点 2 　剤形の違いに着目しよう！

Key Point

- 経口薬（普通錠，口腔内速溶錠，内用液），外用薬（点鼻液），注射薬（皮下注用，皮下注用キット）がある．
- 内服がむずかしい場合には，点鼻液や注射薬のあるスマトリプタンが選択肢となる．
- 点鼻液や水なしで飲める口腔内速溶錠は，外出先でも使用できる．
- 皮下注用キットの自己注射は即効性が期待できるが，高価であり手技の習得が必要．

トリプタン系薬は，さまざまな剤形が開発されており，経口薬は普通錠と口腔内速溶錠，内用液があります（表 2）．ほかに，外用薬は点鼻液，注射薬は皮下注用と皮下注用キットがあります（表 4）．これらのなかから発作の状況や患者の好みなどに最も合うも

コラム　トリプタン系薬の副作用

トリプタン系薬は，5-HT$_{1B}$受容体および 5-HT$_{1D}$受容体の選択的アゴニストであり，その受容体の体内分布から末梢血管にはほとんど作用しないため，血圧や心拍への影響は少ないことが推察されますが，重大な副作用として虚血性心疾患様症状が記載されており，血管収縮の影響が懸念される脳血管障害のほか，虚血性心疾患，末梢血管障害，コントロールされていない高血圧などに，5 剤とも禁忌となっています．

表4　スマトリプタン製剤の剤形別比較

商品名	おもなメリット・デメリット	販売開始	再審査結果	容量	適応症		用法・用量	副作用発現頻度	高頻度副作用(1%以上)	T_max [分](投与量；単回投与時)
					片頭痛	群発頭痛				
イミグラン注3	即効性医療施設でのみ使用	2000年4月	2009年12月	1アンプル中3.0 mg/1 mL	●	●	1回3 mg皮下投与．1日6 mgまで投与間隔1時間以上	承認時：14.9%(21/141)使用成績調査：7.0%(150/2,133)	悪心，嘔吐，痛み，熱感	約10(3 mg)
イミグラン錠50	簡便服用に水が必要	2001年8月	2012年12月	1錠中50 mg	●		1回1錠経口投与．1日4錠まで投与間隔2時間以上	承認時：31.6%(48/152)使用成績調査：12.6%(360/2,869)	動悸，悪心，眠気，めまい，感覚障害，痛み，倦怠感	約100(50 mg)
イミグラン点鼻液20	発作時水がなくても使用できる	2003年6月	2012年12月	1容器中20 mg/0.1 mL	●		1回20 mg鼻腔内投与．1日40 mgまで投与間隔2時間以上	承認時：21.5%(105/489)使用成績調査：5.5%(116/2,126)	刺激感，灼熱感，苦み	約80(20 mg)
イミグランキット皮下注3 mg	即効性在宅で使用できる手技の習得が必要	2008年2月		1シリンジ中3.0 mg/0.5 mL	●	●	1回3 mg皮下投与．1日6 mgまで投与間隔1時間以上	承認時：16.7%(11/66)	悪心，嘔吐，痛み，熱感	約10(3 mg)

●：適応あり

のを選択できます．

1 第一選択は経口薬！　水なしで服用できる製剤も

　経口薬は手軽であり，第一選択です．普通錠は服用から効果発現まで30分ほど要します．ゾルミトリプタンとリザトリプタンは，水なしで服用できる口腔内崩壊（速溶）錠も発売されていて，外出先でも発作がみられたらすぐに使用できるため，利便性に優れています．

2 内服がむずかしいなら，スマトリプタンの点鼻薬か注射薬

　スマトリプタンには，表4に示すように，注射薬（皮下注用および皮下注用キット），外用薬（点鼻液），経口薬（錠剤），があり，それぞれ効果発現までおよそ10分，15分，30分です．後発品には内用液もあります．点鼻液は比較的速やかに効果が発現し，携帯できるメリットもありますが，ときに不快な味覚，苦みを訴える例があります．点鼻液，皮下注射剤は，悪心・嘔吐があっても投与することができます．皮下注射剤は最も即効性があり効果も確実ですので，急激に強い頭痛が現れる場合などに適しているでしょう．これらは，どうしても内服がむずかしい場合に選択できます．キット皮下注3 mgは，シリンジ内に1回分の薬液が充填されたキット製剤であり，医療施設以外で患者が自己注射できます（在宅自己注射指導管理料の算定対象）．在宅でも頭痛発現後の速やかな治療が可能です．ただし，自己注射には，患者自身が「頭痛が片頭痛の発作」と判断できること，手技に関して十分理解して実施できることが必要です．また，前兆を伴う場合には，前兆期に自己注射しても効果が得られません．事前に教育入院や外来で十分に指導を行い，患者が自宅で薬剤を適正に使用できることを確認しておく必要があります．自己注射は，き

表5　トリプタン系薬の副作用

一般名	発現頻度	高頻度	アナフィラキシー様症状	虚血性心疾患様症状	薬剤の使用過多による頭痛	てんかん様発作	WPW症候群における頻脈	中毒性表皮壊死症	血管浮腫	呼吸困難	失神
			重大な副作用								
スマトリプタン	承認時：31.6%（48/152）使用成績調査：12.6%（360/2,869）	身体の痛み,悪心,嘔吐,動悸,倦怠感,眠気	●	●	●	●					
ゾルミトリプタン	普通錠・国内第二相試験：26.5%（45/170）普通錠・RM錠使用成績調査：5.5%（149/2,710）	悪心,知覚減退,傾眠,片頭痛の悪化	●	●	●	●					
エレトリプタン	承認時（国内外）：28.4%（672/2,365）使用成績調査：7.1%（76/1,072）	傾眠,悪心,口内乾燥,疲労,浮動性めまい	●	●	●						
リザトリプタン	承認時：18.6%（51/274）使用成績調査：4.2%（71/1,681）	傾眠,倦怠感,めまい	●	●	●			●	●	●	●
ナラトリプタン	承認時：14.6%（31/213）	悪心,嘔吐,痛み	●	●	●						

わめて重い発作により注射薬しか奏効せず皮下注射を受けるために医療機関に救急搬送されるような例や，日常生活に多大な支障をきたしている場合，あるいは随伴症状である嘔吐のために経口薬でのコントロールがむずかしい場合などにのみ検討します．

　なお，経口薬の効果が十分ではない場合には，服薬のタイミングを逸していることも考えられますので，自己注射に変更する前に，経口薬の早期服薬を再度指導します．さらに注射薬では，薬物血中濃度の上昇が急であり，経口薬や点鼻液でみられなかった副作用が現れる可能性があります．また，高額なため，そのコストと痛みによるQOLの低下などの損失との兼ね合いの評価検討が個々の患者において必要です．

違いの着眼点3　副作用の違いに着目しよう！

Key Point

- 第2世代のゾルミトリプタン，エレトリプタン，リザトリプタン，ナラトリプタンは中枢移行性がよいため，めまいや眠気などの中枢性の副作用に注意する．
- 授乳する場合スマトリプタンは服用12時間後から，他の4剤は24時間後から．

　第2世代の薬剤は中枢移行がよいですが，その反面，めまいや眠気などの中枢性の副作用がみられることがあります．

　表5に示したようにトリプタン系薬の副作用は比較的軽微ですが，スマトリプタンを含めトリプタン系薬使用中は自動車の運転などは避けるよう指導します．

　授乳中の使用については，スマトリプタンが最もヒトでのデータが蓄積しています．脂溶性が一番低く，乳汁への移行も少ないので，服用12時間後からの授乳が推奨されます．他の4剤については24時間後からとされています．妊婦に対するトリプタン系薬の安全

性は確立していません．妊娠初期におけるトリプタン系薬の使用は，催奇形の危険性を大幅に増加させなかったとの報告があります．

B 他の急性期治療薬の違いがわかる！

	商品名	組成（1錠中）[mg]	用法・用量	
			成人通常量	制限量
エルゴタミン製剤	クリアミン配合錠 A1.0	エルゴタミン 1，無水カフェイン 50，イソプロピルアンチピリン 300	1回1錠 1日2～3回. 頓用** 1～2錠	1週間10錠まで
	クリアミン配合錠 S0.5	エルゴタミン 0.5，無水カフェイン 25，イソプロピルアンチピリン 150	1回2錠 1日2～3回. 頓用** 2～4錠	1週間20錠まで
フェノチアジン系薬	ミグリステン錠 20	ジメトチアジンとして 20	1回1錠 1日3回	1日6錠まで
漢方薬	呉茱萸湯エキス顆粒	タイソウ，ニンジン，ゴシュユ，ショウキョウ	1日 7.5g 2～3分 食前または食間	―

表6 片頭痛の急性期治療薬（トリプタン系薬以外の特異的治療薬）*

＊おもな特徴は表1参照
＊＊頭痛発作の前兆がある場合

エルゴタミン製剤には歴史がある

経口エルゴタミン製剤は，過去40年以上にわたって片頭痛急性期の特異的治療薬として使用されてきましたが，副作用として悪心・嘔吐が問題でした．トリプタン系薬の登場以来，比較試験ではいずれのトリプタン系薬に比べても有効性が劣り，特異的治療薬としての役割は限られてきています．しかし，発作開始直後の使用では効果がみられる例があり，トリプタン系薬に比べて安価なことから，現在でも一部の患者に使用されています．トリプタン系薬で頭痛の再燃が多い患者に用いられます．

NSAIDsとの比較では，ナプロキセン（ナイキサン），ジクロフェナクナトリウム（ボルタレン），ケトプロフェン，アスピリンには劣り，副作用は同等もしくは嘔吐が多く認められました[A]．強い痛みに使用して奏効しない場合，レスキュー薬として24時間以内にトリプタン系薬を使うことはできません．このことも，エルゴタミン製剤の使用を限定する要因になっています．

クリアミンは酒石酸エルゴタミンとイソプロピルアンチピリン，無水カフェインの合剤です．末梢血管障害や狭心症，コントロール不十分な高血圧の患者などには禁忌です．また，子宮収縮作用，血管収縮作用があり早産の危険性があるため，妊娠中は禁忌です．

エルゴタミンはおもに CYP3A4 で代謝されるので，本酵素の阻害作用をもつ HIV プロテアーゼ阻害薬，マクロライド系抗菌薬，アゾール系抗真菌薬などとは併用禁忌です．併存疾患とその治療薬に注意するようにします．

文献

A）日本神経学会・日本頭痛学会（監）：慢性頭痛の診療ガイドライン 2013，医学書院，東京，2013

違いの着眼点 1 片頭痛に非特異的な治療薬の違いに着目しよう！

Key Point

- 頭痛で保険適用のある NSAIDs は，アスピリン・ダイアルミネート，メフェナム酸などに限られる．
- 妊娠中・授乳中にはアセトアミノフェンを用いる．

1 NSAIDs の保険適用に注意する

　　NSAIDs は安全性も高く安価なので，軽度〜中等度の場合の第一選択薬です．ただし，すべての NSAIDs が使えるわけではありません．日本で「頭痛」に保険適用されるのは，アスピリン・ダイアルミネート（バファリン），メフェナム酸，SG 顆粒などに限られます（表 7）．

薬剤名（商品名）	組　成	GE の有無	用法・用量	おもな特徴
アセトアミノフェン（カロナール）	錠 200 mg，300 mg，500 mg 原末 細粒 20%，50%	○	1 回 300 〜 500 mg 1 日 900 〜 1,500 mg	・比較的安全・安価 ・警告：重篤な肝障害
アスピリン・ダイアルミネート（バファリン配合錠 A330）	1 錠中アスピリン 330 mg，ダイアルミネート（ジヒドロキシアルミニウムアミノアセテート 50 mg および炭酸マグネシウム 100 mg）150 mg	○	1 回 2 錠 1 日 2 回	・消化性潰瘍，重篤な血液障害や肝障害に禁忌 ・サリチル酸系
SG 配合顆粒	1 g 中イソプロピルアンチピリン 150 mg，アセトアミノフェン 250 mg，アリルイソプロピルアセチル尿素 60 mg，無水カフェイン 50 mg	×	1 回 1 g 1 日 3 〜 4 回 頓用 1 回 1 〜 2 g 間隔 4 時間以上 1 日 4 g まで	・警告：重篤な肝障害（アセトアミノフェン） ・ピリン系（イソプロピルアンチピリン）
キョーリン AP2 配合顆粒	1 g 中シメトリド 0.8 g，無水カフェイン 0.02 g	×	1 回 0.5 g 1 日 3 〜 4 回	・ユニークな化学構造（シメトリド） ・副作用発現頻度が明確となる調査を実施していない
メフェナム酸（ポンタール）	カプセル 250 mg 散 50% 細粒 98.5%	○	1 回 500 mg その後 6 時間毎 1 回 250 mg	・他剤無効のとき

表 7　頭痛に保険適用される鎮痛薬

　　発作が起きたらできるだけ早く服用します．制吐薬との併用で効果が高まります．

　　アスピリンでは多くの臨床試験が行われています（用量 900 〜 1,000 mg）．カフェインなどを含まない薬剤のほうが薬物乱用を起こしにくいとの報告もなされています．アスピリンとスマトリプタン 50 mg とは同等，エルゴタミン 1 mg ＋カフェイン 100 mg との比較ではアスピリン＋メトクロプラミド 10 mg が優れていたとの報告があります．

　　イブプロフェン 200 〜 400 mg では，服用 2 時間後の頭痛改善率は 40 〜 70% でした．

　　NSAIDs 共通の副作用として消化器症状がありますが，その軽減のため，今後は COX-2 阻害薬も片頭痛治療薬として期待されます．

② アセトアミノフェンの安全性に着目する

　アセトアミノフェンは，安全性が高く安価であり，外来通院を必要としない軽度〜中等度の片頭痛発作に勧められます．

　アセトアミノフェンは，メフェナム酸との比較では有意差がみられませんでしたが，ジクロフェナクナトリウム，イブプロフェン，ケトプロフェンとの比較では，いずれの薬剤よりも効果は劣っていました．

　妊婦・授乳婦では，発作が重度で治療が必要な場合には，発作頓挫薬として**アセトアミノフェンが勧められます**．

　1998年には，それまで経験的に使用されてきたアセトアミノフェン，アスピリン，カフェイン配合剤（AAC処方）が，プラセボより有意に優れていることが無作為化比較試

 薬物乱用頭痛

　NSAIDsの市販薬の使用は，片頭痛の軽症例や初期例には有効ですが，乱用により慢性連日性頭痛（chronic daily headache：CDH）に結びつくため注意が必要です．慢性連日性頭痛とは，1日4時間以上の頭痛が月に15日以上（1年に180日以上）出現する場合をいいますが，慢性連日性頭痛患者の80%は鎮痛薬（処方薬あるいは市販薬）を乱用しているといいます[A]．

　数種類の薬剤を同時に用いると薬物乱用頭痛につながりやすいので，まず1種類の市販薬を用いるようにします．また，月10日以上鎮痛薬を服用している患者に対しては，乱用にならないよう指導し，受診を促すべきです[B]．

　一般に片頭痛患者は，自分で判断して服用している市販薬が効きにくくなった場合や，重い頭痛の場合に医療機関を受診することから，受診したときにはNSAIDs単独では効果が得られなくなってしまうことが多いのです．

文献

A) Sheftell F et al：Direct-to-consumer advertising of OTC agents under current ftc regulations：concerns and comment. Headache **41**：534-536, 2001
B) 日本神経学会・日本頭痛学会（監）：慢性頭痛の診療ガイドライン2013, 医学書院，東京，2013

 保険適用のない急性期治療薬

　プロクロルペラジン，クロルプロマジン，デキサメタゾン静注，マグネシウム静注，リドカイン経鼻などの使用が考えられますが，十分な科学的根拠はなく，保険適用もありません．

　以前から，多くの薬剤が片頭痛に対する効果を期待され，経験的に用いられてきました．作用機序が明らかでないものもありますが，新たに効果が示されることにより，病態解明につながる可能性も期待されます．

　プロクロルペラジン（ノバミン）は片頭痛に対する効果が証明されています．クロルプロマジン静注（日本ではコントミン筋注のみ）に関しても，有用性が認められています．

　副腎皮質ステロイドのデキサメタゾン静注やマグネシウム静注，リドカイン経鼻に関しては報告が少なく，現時点では勧められず，またいずれも保険適用外のため，急性期治療の第一選択とはいえません[A]．

文献

A) 日本神経学会・日本頭痛学会（監）：慢性頭痛の診療ガイドライン2013, 医学書院，東京，2013

験で示されています[3]. また，この AAC 処方は月経関連片頭痛での効果も報告されています.

C 補助的治療薬の違いがわかる！

違いの着眼点 1 併用薬としての効果に着目しよう！

Key Point

• カフェインは鎮痛薬の併用薬として有用だが，単独での有効性は乏しい.
• 制吐薬は片頭痛の随伴症状の悪心・嘔吐を軽減できる.

1 カフェイン単独では効果がない

　　古くから，カフェインやカフェイン含有飲料が片頭痛発作時に利用されてきました.
　　医療用には，カフェイン，無水カフェイン（0.1 ～ 0.3 g），安息香酸ナトリウムカフェイン（0.1 ～ 0.6 g）に片頭痛の適応があります（**表 1**）. 眠気，疲労感，集中力低下などの片頭痛の随伴症状の改善や，鎮痛薬，エルゴタミン製剤などの片頭痛治療薬の副作用軽減，効果増強の目的で，配合剤として用いられています. 単独で片頭痛発作の急性期治療に有効とのエビデンスは乏しい状況です.

2 制吐薬を併用するメリットとは？

　　片頭痛急性期には悪心・嘔吐や消化管吸収遅延などが頭痛の随伴症状としてみられ，患者の QOL を悪化させる要因となります. これらの症状は，急性期治療薬の服用や吸収の障害にもなります.
　　悪心・嘔吐には，メトクロプラミド（プリンペラン）静注や，プロクロルペラジン（ノバミン）筋注が有効です. メトクロプラミド筋注は，頭痛の改善効果はありませんが，悪心を改善します. ドンペリドン（ナウゼリン）は，発作前兆期 30 mg 内服により，発作を抑制する効果が報告されています. 筋注では，メトクロプラミド 10 mg とプロクロルペラジン 10 mg ではプロクロルペラジンのほうが有効でしたが，制吐薬単独では痛みに対する有効性が不十分という結果でした[2].
　　トリプタン系薬のみでは効果不十分な片頭痛患者において，メトクロプラミドの併用は有用でした. さらに，制吐薬とエルゴタミン製剤，アセトアミノフェンなどの併用でも有用性が示されています.
　　以上より，制吐薬単独では有効性に限りがありますが，錠，シロップ，静注，筋注，坐剤など剤形の選択肢が多く，副作用も少ないことから積極的に併用すべきでしょう.

D　予防療法薬の違いがわかる！

表8　予防療法薬の特徴

一般名	剤形	GE の有無	用法・用量	1 日制限量 (mg)	おもな特徴
ロメリジン	錠	×	1 回 5 mg 1 日 2 回 朝夕または 朝就寝前	20	・Ca 拮抗薬 ・妊婦に禁忌 ・頭蓋内出血・脳梗塞急性期に禁忌
バルプロ酸	錠 徐放錠 細粒 徐放顆粒 シロップ	○	1 日 400 ～ 800 mg 分 2 ～ 3 （徐放製剤は分 1-2）	1,000	・抗てんかん薬 ・妊婦に禁忌 ・重篤な肝障害, 尿素サイクル異常症には禁忌 ・カルバペネム系抗生物質は併用禁忌
プロプラノロール	錠*	○	1 日 20 ～ 30 mg から開始 分 2 ～ 3	60	・交感神経 β 受容体遮断作用 ・妊婦に使用可 ・気管支喘息, 糖尿病, 心疾患, 低血圧症, 長期間絶食状態, 末梢循環障害, 褐色細胞腫などの患者には適さない ・リザトリプタンと併用禁忌

＊注射薬には片頭痛の適用なし

違いの着眼点 1　片頭痛以外に併存する疾患などにも着目しよう！

Key Point

- てんかんが併存する患者には, バルプロ酸を選択する.
- 高血圧や頻脈性不整脈などが併存する患者には, プロプラノロールが適する.
- プロプラノロールは気管支喘息, 糖尿病, 心疾患などの患者には適さない.
- 妊婦に予防療法が必要なときには, プロプラノロールを用いる.

1 保険適用と有効性による違い

　　現在, 保険適用される予防療法薬には, 抗てんかん薬のバルプロ酸, β遮断薬のプロプラノロール, Ca 拮抗薬のロメリジンがあります（表8）.

　　片頭痛発作が月に 2 回以上ある場合, 急性期治療のみでは日常生活に支障がある場合などには予防療法が検討されます. 急性期治療薬の過剰使用がある場合, 急性期治療薬が禁忌や副作用のために使用できない場合などにも予防療法が必要です. さらに, 片麻痺性片頭痛や片頭痛性脳梗塞など, 重大な神経障害を起こすおそれのある特殊な片頭痛の場合も予防療法の対象になります.

　　片頭痛の予防療法は, 片頭痛急性期治療薬の使用, 医療機関の受診回数, 頭部 CT, MRI などの検査頻度を減少させ, 医療経済の観点からも有用です[4].

　　ロメリジンは 1999 年に発売され, 日本でのみ使用されています. 長年, 予防薬として唯一保険適用があったので, 国内での使用経験が豊富です. 月に 2 回以上発作がある患者において, 1 日 10 mg 内服により 8 週間後に 64% の患者で片頭痛発作の頻度・強度を軽減しました[5]. 副作用も比較的軽微で禁忌薬もありませんが, 妊婦には禁忌となっています.

トピラマート（トピナ）やアミトリプチリン（トリプタノール），ベラパミル（ワソラン）でも有効性が示されていますが，片頭痛の予防薬としての保険適用はありません．

2 併存する他の疾患による違い

予防療法薬は，その患者が片頭痛以外に有する疾患などを考慮して選択します．脳卒中，心筋梗塞，Raynaud 現象，てんかん，情緒障害および不安性疾患などは，片頭痛患者では一般的にみられます．このような場合，①可能ならば併存する他の疾患と片頭痛のどちらも治療できる薬剤を選択する（たとえば，てんかんが併存する例には，発作予防薬としてバルプロ酸を用います），②片頭痛のために使用する治療薬は，併存疾患に禁忌でないものを選択する，③併存する他の疾患に使用する治療薬は片頭痛を悪化させないものを選択する，④すべての薬物相互作用にも注意する，などが重要であるとされます[6]．たとえば，てんかんが併存する例には，発作予防薬としてバルプロ酸を用います．また，高血圧や頻脈性不整脈などが併存する患者にはプロプラノロールが適しますし，逆にプロプラノロールの投与を避けるべき気管支喘息，糖尿病，心疾患などの患者の片頭痛予防には，プロプラノロール以外の予防療法薬が選択されます．

3 妊娠中に選べる予防療法薬

妊娠中には片頭痛発作の頻度が減少するため，予防療法薬が必要となる患者は少ないのです．妊婦には投与しないことが望ましいですが，予防療法薬が必要なときには，経験的に β 遮断薬のプロプラノロールが用いられます[7]．抗てんかん薬のバルプロ酸や前述の Ca 拮抗薬ロメリジンは妊婦に禁忌です．

服薬指導の会話例 薬物乱用性頭痛

薬剤師：頭痛日記拝見しました．このところ痛みはあまりみられないようですが，度々市販のお薬を飲まれていますね．

患者：またあの痛みが襲ってくるのかと思うと怖くて……．予防にと，つい飲んでしまうんです．

薬剤師：痛みが怖くて服用されたのですね．痛み止めを飲み過ぎると，副作用だけでなく薬物乱用性頭痛を引き起こすことがあります．発作が頻繁に起こるようなら，ご相談ください．予防のための市販薬の服用は控えてみてください．

患者：そうなんですか．その薬物乱用性頭痛について，考えてみます．

[村井ユリ子]

治療効果はどう評価する？

　片頭痛治療薬の有効性および有用性の評価項目は，発作回数，頭痛の重症度，頭痛持続時間の軽減の程度，生活機能の向上，生活への支障の軽減程度などです．評価するには，頭痛日数や頭痛時間，治療薬の使用量，QOLスケール，片頭痛重症度スケールなどを用いて数値化・見える化します．これらの指標を含めて，患者に頭痛日記をつけてもらうことは，疾患の経過と薬物療法の効果を評価するうえで非常に有効であり，薬剤選択や処方変更の根拠になります．服薬指導にも十分活用しましょう．

■文 献

1）Lipton RB et al : Stratified care vs step care strategies for migraine: the Disability in Strategies of Care（DISC）Study: A randomized trial. JAMA **284** : 2599-2605, 2000

2）日本神経学会・日本頭痛学会（監）：慢性頭痛の診療ガイドライン 2013，医学書院，東京，2013

3）Cochrane review, Sumatriptan〈http://www.cochrane.org/reviews/en/ab002915.html〉

4）Lipton RB et al : Efficacy and safety of acetaminophen, aspirin, and caffeine in alleviating migraine headache pain : three double-blind, randomized, placebo-controlled trials. Arch Neurol **55** : 210-217, 1998

5）Silberstein SD et al : Migraine preventive medication reduces resource utilization. Headache **43** : 171-178, 2003

6）後藤文男ほか：KB-2796（塩酸ロメリジン）の片頭痛に対する臨床評価─後期第Ⅱ相臨床試験．臨評価 **23** : 13-37, 1995

7）Silberstein SD : Practice parameter: evidence-based guidelines for migraine headache（an evidence-based review）: report of the Quality Standards Subcommittee of the American Academy of Neurology. Neurology **55** : 754-762, 2000

8）Aube M : Migraine in pregnancy. Neurology **53** : S26-28, 1999

18 抗てんかん薬

- 発作型やてんかん診断をもとに治療薬を選択する.
- 新規発症てんかんは, 通常単剤で開始する.
- てんかんの発作型ごとに, 推奨される治療薬と慎重に投与すべき治療薬がある.
- 新世代薬は, 作用機序, 適応症, 他剤併用の必要性など, 異なる点が多数ある.

I 同効薬の違いについて知ろう！

分類	おもな一般名（先発品の商品名）	特徴と作用機序
バルビツール酸（BB）系薬	フェノバルビタール（フェノバール）, プリミドン（プリミドン）, フェノバルビタールナトリウム（ワコビタール, ルピアール）	・GABA$_A$受容体のバルビツール酸結合部位に作用. プリミドンは体内で代謝され, 一部フェノバルビタールに変化. ワコビタール, ルピアールは坐剤.
ヒダントイン系薬	フェニトイン（アレビアチン, ヒダントール）	・Na$^+$チャネルを抑制. 非線形性の薬物動態を示す.
サクシミド系薬	エトスクシミド（エピレオプチマル, ザロンチン）	・Ca^{2+}チャネルを抑制.
ベンゾジアゼピン（BZD）系薬	クロナゼパム（リボトリール, ランドセン）, ジアゼパム（ダイアップ）, クロバザム（マイスタン）	・GABA$_A$受容体のベンゾジアゼピン結合部位に作用. ダイアップは坐剤.
イミノスチルベン系薬	カルバマゼピン（テグレトール）	・Na$^+$チャネルを抑制. 部分発作の第一選択薬.
分子脂肪酸系薬	バルプロ酸ナトリウム（デパケン, デパケンR, セレニカR）	・Na$^+$チャネルを抑制, GABA分解酵素阻害. 全般発作の第一選択薬.
ベンズイソキサゾール系薬	ゾニサミド（エクセグラン）	・Na$^+$チャネル, Ca^{2+}チャネルを抑制.
新世代薬	ガバペンチン（ガバペン）, トピラマート（トピナ）, ペランパネル（フィコンパ）, ラコサミド（ビムパット）, ラモトリギン（ラミクタール）, レベチラセタム（イーケプラ）	・薬物相互作用が比較的少ない.

表1　抗てんかん薬の全体像

1 抗てんかん薬の基本的な選びかた

❶ 発作型およびてんかん診断をもとに選択する

　てんかんの発作型（部分てんかん, 全般てんかん）により, 第一選択薬, 第二選択薬が異なります. 全般てんかんのなかでも, 強直間代発作, 欠神発作, ミオクロニー発作により異なります. また, 発作型により, 慎重に投与すべき抗てんかん薬もあるため, 注意が必要です.

❷ 患者の個別条件を考慮して選択する

　精神症状のリスク, 内科疾患の合併（腎機能障害, 肝機能障害など）, 年齢や性別（高齢, 妊娠可能年齢女性）を考慮して抗てんかん薬を選択します. 妊娠を望む女性や妊婦には, **できるだけ単剤で, 催奇形性リスクの低い薬**を選択します. 授乳婦への抗てんかん薬の投与については, 添付文書で授乳を避けることとされています. 実際には, 抗てんかん薬服用時にも授乳は原則として可能であるものの, 抗てんかん薬が母体血中から種々の割合で

乳汁にも移行することに留意する必要があります.

2 抗てんかん薬のガイドラインによる選びかた

『てんかん診療ガイドライン2018』[1] では,初回の非誘発性発作の場合,一部の場合を除いて薬物治療を開始せず,2回目の発作が出現した場合に抗てんかん薬による加療開始が推奨されています.てんかんの診断や発作型をもとに,患者の個別条件を勘案して抗てんかん薬を選択します(表2).

❶ 部分てんかん

第一選択薬として,カルバマゼピン,ラモトリギン,レベチラセタム,次いでゾニサミド,トピラマートが推奨されます.第二選択薬としてフェニトイン,バルプロ酸,クロバザム,クロナゼパム,フェノバルビタール,ガバペンチン,ラコサミド,ペランパネルが推奨されます.

❷ 強直間代発作(全般てんかん)

バルプロ酸が第一選択薬として推奨されます.ただし,妊娠可能年齢女性には,催奇形性があるため,バルプロ酸以外の薬剤を考慮します.第二選択薬として,ラモトリギン,レベチラセタム,トピラマート,ゾニサミド,クロバザム,フェノバルビタール,フェニトイン,ペランパネルが推奨されます.フェニトインは,強直間代発作の増悪があるため,慎重に投与すべき薬剤です.

❸ 欠神発作(全般てんかん)

バルプロ酸,エトスクシミド,次いでラモトリギンが推奨されます.

❹ ミオクロニー発作(全般てんかん)

バルプロ酸,クロナゼパム,レベチラセタム,トピラマートが推奨されます.カルバマゼピンやガバペンチンは,ミオクロニー発作を増悪させるため,慎重に投与すべきです.また,フェニトインは,進行性ミオクローヌスてんかん症候群(PME)で服用すると小脳失調の顕著な悪化をきたすため,使用を避けることが望ましいとされています.

新規発症てんかんでの薬物治療は,通常単剤で開始し,発作が抑制されるまで漸増しま

表2 新規発症てんかんの選択薬と慎重投与すべき薬剤

発作型	第一選択薬	第二選択薬	慎重投与すべき薬剤*
部分発作	カルバマゼピン,ラモトリギン,レベチラセタム,ゾニサミド,トピラマート	フェニトイン,バルプロ酸,クロバザム,クロナゼパム,フェノバルビタール,ガバペンチン,ペランパネル,ラコサミド	
強直間代発作間代発作	バルプロ酸(妊娠可能年齢女性は除く)	ラモトリギン,レベチラセタム,トピラマート,ゾニサミド,クロバザム,フェノバルビタール,フェニトイン,ペランパネル	フェニトイン
欠伸発作	バルプロ酸,エトスクシミド	ラモトリギン	カルバマゼピン,ガバペンチン,フェニトイン
ミオクロニー発作	バルプロ酸,クロナゼパム	レベチラセタム,トピラマート,ピラセタム,フェノバルビタール,クロバザム	カルバマゼピン,ガバペンチン,フェニトイン
強直発作脱力発作	バルプロ酸	ラモトリギン,レベチラセタム,トピラマート	カルバマゼピン,ガバペンチン

慎重投与すべき薬は,該当箇所の発作を増悪させるおそれがあるため,使用を避けることが望ましい薬です.
[日本神経学会(監):てんかん診療ガイドライン2018,医学書院,東京,p31,2018より許諾を得て転載]

す[1]．最初の薬剤が無効と判断されたら，他の第一選択薬もしくは第二選択薬を考慮します．日本における一部の新世代薬は，他剤で効果不十分の患者に対する併用療法のみで適応を有します．

II 同種薬の違いについて知ろう！

A バルビツール酸（BB）系薬の違いがわかる！

表3 バルビツール酸系薬の特徴

一般名	剤形	GE の有無	特徴
フェノバルビタール	錠，末，散，エリキシル	×	定常状態に達するまでの日数も半減期も長い． CYP3A4 を誘導． 併用禁忌：ボリコナゾール，タダラフィル（肺高血圧症を適応とする場合），アスナプレビル，ダクラタスビル，バニプレビル，マシテンタン，エルバスビル，グラゾプレビル，チカグレロル，アルテメテル・ルメファントリン（リアメット），ダルナビル・コビシスタット（プレジコビックス），リルピビリン，リルピビリン・テノホビル ジソプロキシル・エムトリシタビン（コムプレラ），リルピビリン・テノホビル アラフェナミド・エムトリシタビン（オデフシィ），エルビテグラビル・コビシスタット・エムトリシタビン・テノホビル アラフェナミド（ゲンボイヤ），エルビテグラビル・コビシスタット・エムトリシタビン・テノホビル ジソプロキシル（スタリビルド），ソホスブビル・ベルパタスビル（エプクルーサ），ドルテグラビル・リルピビリン（ジャルカ）．エリキシルのみ，ジスルフィラム，シアナミド，プロカルバジン．
プリミドン	錠，細粒	×	体内で代謝され，一部がフェノバルビタールに変化．本剤にも抗てんかん作用あり．
フェノバルビタールナトリウム	坐剤	×	小児に対して経口投与が困難な場合に適応あり． 併用禁忌：フェノバルビタール参照．妊婦．

違いの着眼点 1　活性体か活性代謝物かに着目しよう！

Key Point

● プリミドンは，体内で代謝され，一部がフェノバルビタールに変化する．

フェノバルビタールは，そのままてんかんに対して効果を発揮するのに対し，プリミドンは，一部体内で酸化を受けて，フェノバルビタールとフェニルエチルマロンアミドに変化して効果を発揮します．プリミドンの効果は，これら代謝物の作用も寄与していると考えられています．

プリミドン 600 mg を単回投与した場合に，プリミドンの最高血中濃度到達時間（T_{max}）は 12 ± 0 時間，最高血中濃度（C_{max}）は 8.99 ± 1.18 μg/mL，半減期（$t_{1/2}$）は 19.4 ± 2.2 時間，代謝物のフェノバルビタールの T_{max} は 52 ± 11 時間，C_{max} は 0.30 ± 0.05 μg/mL，$t_{1/2}$ は 125 ± 20 時間と報告されています．一方，フェノバルビタール 120 mg を単回投与した場合に，T_{max} は 1.4 ± 0.5 時間，C_{max} は 5.0 ± 0.5 μg/mL，$t_{1/2}$ は 119.0 ± 18.6 時間と報告されています．プリミドンと代謝物のフェノバルビタールは，薬物動態が異な

るため，プリミドン投与時に血中濃度測定を行う際には，代謝物のフェノバルビタールの血中濃度についても考慮する必要があります．なお，血中濃度測定の有用性については，ガイドラインでは，プリミドンが「ある程度有用」，フェノバルビタールが「有用」とされており，**必要に応じて，血中薬物濃度測定を行います**[1]．

違いの着眼点2　適応症や剤形の違いに着目しよう！

Key Point

- フェノバルビタールは，てんかんの痙攣発作だけでなく不眠症などにも使われる.
- フェノバルビタールナトリウムには坐剤があり，小児に用いられる.
- ガイドラインでは，フェノバルビタールが推奨されている項目が多い.

1 適応症が異なる

プリミドンは**てんかんの痙攣発作**（強直間代発作，焦点発作，精神運動発作，小型運動発作）などに使用されます．

一方，フェノバルビタールはてんかんの痙攣発作に加え，**不眠症や不安，緊張状態の鎮静**などにも用いられます．

2 剤形による使い分け

プリミドンは細粒と錠があり，フェノバルビタールは末，散，錠，エリキシル，さらにフェニトインとの配合剤があります．さまざまな剤形があり，嚥下の状態など患者によって使い分けることができます．フェノバルビタールナトリウムには坐剤があり，小児のてんかんの痙攣発作などに用いられます．

違いの着眼点3　注意すべき病態や併用薬に着目しよう！

Key Point

- フェノバルビタールには，CYP3A4 誘導作用があるが，プリミドン本体は CYP による代謝を受けない.

1 精神症状のリスク

フェノバルビタールやプリミドンは，**うつ病性障害では使用を避ける**よう，ガイドラインで推奨されています．プリミドンは，**急性精神病を惹起する**ことがあります．フェノバルビタールによる，うつ状態や精神機能低下も報告されています[1,2]．

2 併用禁忌薬が異なる

フェノバルビタールは，**チトクロム（CYP3A4）などの誘導作用**や P-糖蛋白の誘導作用があることが知られています．これら分子種が薬物動態に関与することが知られている薬剤については，血中濃度が低下するおそれがあるため，フェノバルビタールと併用禁忌

です．また，フェノバルビタールエリキシルはアルコールを含むため，**アルコール反応を起こすおそれのある薬剤とも併用禁忌**です．一方，プリミドンは CYP による代謝を受けないことが示唆されており，添付文書上，併用禁忌となる薬剤はありません．

服薬指導の会話例 アドヒアランス向上にむけた服薬指導

患者

> 仕事が不規則で，薬を職場に持っていくのを忘れてしまうことがあります．
> 特に職場での飲み忘れが多くなっています．

薬剤師

> 特にてんかんの薬は，正しく服用して薬の効果を安定（有効血中濃度域の維持）させなければいけません．自己判断で服薬を中止すると，発作が起こりやすくなることもあります．
> また，忘れたからとまとめて飲んだりすると，副作用にもつながります．
> 職場用に薬を分けておいてはいかがでしょうか．生活リズムに合った服用法を維持するために，もう少し詳しく聞かせてもらえませんか．

 バルビツール酸系薬の化学構造と脳移行性・作用時間

バルビツール酸

ペントバルビタール

フェノバルビタール

> **図 バルビツール酸，ペントバルビタール，フェノバルビタールの構造式**

　バルビツール酸系薬は，バルビツール酸の 5 位に 2 個アルキル基が導入された構造をもちます．側鎖が長く，脂溶性が高いという特徴があります．そのため，血液脳関門を通過して速やかに脳内に移行します．また，構造とその種類により，作用の強さが異なります．短時間作用型の睡眠薬として使われるペントバルビタールは，比較的早い段階で側鎖が酸化され，排泄されます．一方，フェノバルビタールは，側鎖のエチル基が立体障害のため酸化を受けにくく，ベンゼン環も安定で酸化を受けにくいです．そのため，長時間にわたり効果が持続します．また，フェノバルビタールは，このように長時間作用する特徴をもつため，長時間型の睡眠薬としても用いられます[A]．

文献

A) 堀口よし江：3. 含窒素複素環化合物 B アシル尿素類　パートナー医薬品化学，改訂第 3 版，佐野武弘（編），南江堂，東京，p96-103，2017

　抗てんかん薬は，一般的に，有効血中濃度域が比較的狭い薬剤です．**自己判断で服薬を中止すると，発作が誘発されることがあります（反跳現象）**．フェノバルビタールは，特に反跳現象が起こりやすいことが知られています．一方で，飲み忘れた分を次の服用時にまとめて服用してしまうと，血中濃度が上昇し，副作用発現のリスクが上がります．用法用量通りに正しく服用するのが原則ですので，服薬を忘れたことに気付いた際にすぐに薬を服用できるよう，薬を持ち歩くよう指導しましょう．それでも服薬を忘れてしまった場合は，2回分をまとめて服用することのないよう，注意を促します．

B　ベンゾジアゼピン（BZD）系薬の違いがわかる！

表4　ベンゾジアゼピン系薬の特徴

一般名	剤形	GE の有無	特徴
クロナゼパム	錠，細粒	×	適応：小型（運動）発作，精神運動発作，自律神経発作 重大な副作用：依存性，呼吸抑制，睡眠中の多呼吸発作，刺激興奮，錯乱，肝機能障害，黄疸 妊婦：治療上の有益性が危険性を上回ると判断される場合にのみ投与（添付文書）．B3（オーストラリア ADEC 基準）． 授乳婦：授乳を避ける．L3（おおむね適合）[文献3]．
クロバザム	錠，細粒	×	他の抗てんかん薬と併用する． 適応：他の抗てんかん薬で十分な効果が認められないてんかんの下記発作型における抗てんかん薬との併用．部分発作（単純部分発作，複雑部分発作，二次性全般化強直間代発作），全般発作（強直間代発作，強直発作，非定型欠神発作，ミオクロニー発作，脱力発作） CYP2C19，3A4 で代謝． 重大な副作用：依存性，呼吸抑制，中毒性表皮壊死融解症，皮膚粘膜眼症候群 妊婦：治療上の有益性が危険性を上回ると判断される場合にのみ投与．C（オーストラリア ADEC 基準）． 授乳婦：授乳を避ける．L3（おおむね適合）[文献3]．
ジアゼパム	坐剤	×	小児に対して経口投与が困難な場合に適応あり． 適応：小児の熱性痙攣およびてんかんの痙攣発作の改善 重大な副作用：依存性，刺激興奮，錯乱，呼吸抑制

違いの着眼点 1　適応症や剤形の違いに着目しよう！

Key Point

- クロナゼパムは，単剤でも使えるが，クロバザムは，他の抗てんかん薬との併用が必要である．
- クロナゼパムは，てんかん発作治療だけでなく，自律神経発作などにも用いられる．
- ジアゼパムには坐剤があり，小児に用いられる．

1 適応症が異なる

　クロナゼパムは，小型（運動）発作［ミオクロニー発作，失立（無動）発作，点頭てんかん（幼児痙縮発作，BNS 痙攣など）］，精神運動発作，自律神経発作に適応があります．一方，クロバザムは，他の抗てんかん薬で十分な効果が認められない場合，抗てんかん薬

との併用で，部分発作（単純部分発作，複雑部分発作，二次性全般化強直間代発作），全般発作（強直間代発作，強直発作，非定型欠神発作，ミオクロニー発作，脱力発作）に適応があります．このように，クロナゼパムは，単剤でも用いることができますが，**クロバザムは，他の抗てんかん薬と併用する必要があります**．

② 剤形・用法による使い分け

クロナゼパムとクロバザムは，いずれも剤形に錠と細粒があります．また，クロナゼパムは，乳児，幼児，小児にも投与できますが（低出生体重児，新生児を除きます），クロバザムは，小児には投与できるものの，新生児や乳児への投与については安全性が確立していません．

ジアゼパムには坐剤があり，小児の熱性痙攣およびてんかんの痙攣発作に用いられます．低出生体重児や新生児には禁忌となっています．

違いの着眼点 2 　薬物動態や副作用の違いに着目しよう！

Key Point

- クロバザムは，CYP3A4 代謝薬や阻害薬との併用で血中濃度が上昇する．
- 依存性，呼吸抑制のほか，クロバザムには皮膚の副作用もある．

① 相互作用の違い

クロバザムは，CYP3A4 で代謝されます．そのため，**CYP3A4 で代謝される薬剤**（リファンピシンなど）や CYP3A4 阻害薬（リトナビル，副腎皮質ホルモン製剤，マクロライド系抗生物質など）との併用で血中濃度が上昇することがあります．また，クロバザムの活性代謝物（N-脱メチル体）は CYP2C19 で代謝されるため，CYP2C19 で代謝される薬剤との併用にも注意が必要です．一方，クロナゼパムの代謝に関わる特異的なチトクロム P450 は特定されていません．

クロナゼパムもクロバザムも，**他の抗てんかん薬との併用**でも血中濃度の変動が報告されています．クロナゼパムについては，フェノバルビタール，カルバマゼピン，フェニトイン，ラモトリギンなどとの併用でクロナゼパムの血中濃度の低下，クロバザムについては，バルプロ酸，フェノバルビタール，カルバマゼピン，フェニトインなどとの併用でクロバザムの血中濃度の低下，クロバザムとの併用でバルプロ酸，フェノバルビタール，カルバマゼピン，フェニトインなどの血中濃度の上昇の可能性があります[1]．

② 副作用の違い

ベンゾジアゼピン系薬の副作用としては，抗てんかん薬で一般的な，眠気やふらつき，依存性などが共通して報告されています．重大な副作用としては，クロナゼパムが，依存性，呼吸抑制，睡眠中の多呼吸発作，刺激興奮，錯乱など，肝機能障害，黄疸，クロバザムが，依存性，呼吸抑制，中毒性表皮壊死融解症，皮膚粘膜眼症候群であり，クロバザムで皮膚への副作用があげられているのが特徴的です．

C　新世代薬の違いがわかる！

表5　新世代薬の特徴

一般名	剤形	GEの有無	特徴			
			適応	他剤併用	肝代謝と腎排泄の割合（%）[文献1]	そのほか
ガバペンチン	錠，シロップ	×	部分発作	要	0：100	ほとんど代謝されず，薬物相互作用がほとんどない．ミオクロニー発作や欠神発作を悪化させることがある．
トピラマート	錠，細粒	○	部分発作	要	＜25：75	難治性部分発作に有効．
ペランパネル	錠	×	部分発作 強直間代発作	―要	70：30	重度の肝機能障害のある患者に禁忌．作用機序が特徴的．半減期が長い．
ラコサミド	錠，ドライシロップ	×	部分発作		30：40	重度の肝機能障害のある患者に禁忌．
ラモトリギン	錠	○	部分発作，強直間代発作，定型欠神発作 Lennox-Gastaut症候群における全般発作	―要	90：10	幅広い抗てんかんスペクトラムを有する．副作用に重篤な皮膚障害．
レベチラセタム	錠，ドライシロップ	×	部分発作 強直間代発作	―要	＜3：70	薬物相互作用がほとんどない．作用機序が特徴的．

コラム　妊娠の可能性がある女性への投与

　妊娠の可能性のある女性には，てんかんの重症度や環境要因，併存障害の有無などに応じた生活能力を総合的に判断し，妊娠・出産が現実的かどうか，家族や医師も交えて検討する必要があります．催奇形性のある抗てんかん薬もありますので，妊娠に気付いてからではなく，妊娠前の段階から発作のリスクと服薬のリスクのバランスに基づき，あらかじめ最適な処方にしておくことが重要です．ガイドラインに記されている妊娠・出産時における抗てんかん薬の一般的な留意点については，

①単剤投与が原則，

②投与量は必要最低限にする，

③できるだけ催奇形性の少ない抗てんかん薬を選択する，

④妊娠期間中の抗てんかん薬の血中濃度の変動に注意することなどがあげられています．催奇形性については，バルプロ酸が比較的高く，フェニトイン，フェノバルビタール，トピラマートなどがやや高く，レベチラセタムやラモトリギンは比較的低いとされています．薬の影響を過度に心配している患者には，十分な説明をしながらも，希望をもってもらえるように配慮しましょう[A, B]．妊婦（胎児）への危険度の基準としては，米国FDA基準（A, B, C, D, X）やオーストラリアADEC基準（A, B1, B2, B3, C, D, X）があります．この2つの基準の定義は異なります．

文献

A）日本神経学会（監）：てんかん診療ガイドライン2018，医学書院，東京，2018
B）加藤昌明：抗てんかん薬．薬物治療コンサルテーション　妊娠と授乳，改訂第2版，伊藤真也ほか（編），南山堂，東京，p459-474，2014

Key Point

- 薬ごとにさまざまな機序で抗てんかん作用を示す.

　　ここで扱う「新世代薬」は，薬によりさまざまな機序によって抗てんかん作用を示します.

　　ガバペンチンは，電位依存性のカルシウムチャネルに結合し，前シナプスでカルシウムの流入を抑制し，興奮性神経伝達物質の流入を抑制します. また，脳内 GABA 量を増加させます. トピラマートは，電位依存性ナトリウムチャネルの抑制，電位依存性 L 型カルシウムチャネルの抑制，AMPA（α-Amino-3-hydroxy-5-methylisoxazole-4-propionic acid）/ カイニン酸型グルタミン酸受容体機能の抑制，$GABA_A$ 受容体機能の増強，炭酸脱水酵素の阻害など，さまざまな作用が推定されています. ペランパネルは，AMPA型グルタミン酸受容体に選択的で非競合的に拮抗します. ラコサミドは，電位依存性ナトリウムチャネルの緩徐な不活性化を選択的に促進します. ラモトリギンは，電位依存性ナトリウムチャネルを抑制します. レベチラセタムも，さまざまな機序が考えられていますが，主として，神経終末のシナプス小胞タンパク 2A（SV2A）と結合します. 各抗てんかん薬は，以上の作用により，てんかん発作を抑制すると考えられています.

Key Point

- 薬や適応症により，他の抗てんかん薬の併用の必要性が異なる.

1 適応症の違い

　　いずれの新世代薬も，部分発作に有効とされています. ただし，他の抗てんかん薬で十分な効果が認められない場合に抗てんかん薬との併用により使用するものもあります. 部分発作に加えて，ペランパネルとレベチラセタムは強直間代発作に，ラモトリギンは強直間代発作，定型欠神発作，Lennox-Gastaut 症候群における全般発作にも適応があります.

2 他剤併用の必要性の有無の違い

　　近年，新世代薬に他の抗てんかん薬との併用の必要がなくなったものが増えてきました. 部分発作に対しては，ペランパネル，ラコサミド，ラモトリギン，レベチラセタムは，単剤で用いることができます. ラモトリギンは，部分発作以外に，強直間代発作や定型欠神発作に使用する場合にも，単剤で用いることができます.

　　一方，ペランパネルやレベチラセタムを強直間代発作に，ラモトリギンを Lennox-Gastaut 症候群における全般発作に用いる場合は，他の抗てんかん薬で十分な効果が認められない場合に，抗てんかん薬との併用が必要です. ガバペンチン，トピラマートは，部分発作の使用においても，他の抗てんかん薬で，効果が認められない場合に，他の抗てんかん薬と併用します.

違いの着眼点3 代謝・排泄経路，相互作用に着目しよう！

Key Point

- 薬により，肝で代謝されるものと腎から排泄されるものがある．
- 相互作用は，比較的少ない．

1 代謝・排泄経路の違い

これまでの抗てんかん薬の多くは肝代謝型ですが，新世代薬は，薬により肝代謝されるものと腎排泄されるもの，その両方が関わるものがあります．

ガバペンチンは，未変化体の尿中排泄率がほぼ100%であり，ほとんど代謝は受けません．トピラマートは，腎排泄が主ですが，代謝にCYP3A4などが関与します．ペランパネルは，肝代謝が主で，CYP3A4などが関与しています．一部，腎からも排泄されます．ラコサミドは，腎排泄，一部肝代謝も関与します．肝代謝には，おもにCYP3A4，CYP2C9，CYP2C19が関与します．ラモトリギンは，おもにグルクロン酸転移酵素（おもにUGT1A4）により代謝され，代謝物はおもに腎から排泄されます．レベチラセタムは，腎排泄で，肝チトクロムP450系代謝酵素では代謝されません．

肝代謝がおもなものは肝障害時に，腎排泄がおもなものは腎障害時に，減量を考慮する必要があります．ペランパネルとラコサミドは，**重度の肝機能障害時には禁忌**です．

2 相互作用の違い

新世代薬は，カルバマゼピン，フェニトイン，フェノバルビタールなどの既存薬と比べて，全体的に相互作用は少なく，併用禁忌となる薬はありません．

代謝にCYPが関与するトピラマート，ペランパネル，ラコサミドは，それぞれの分子種で代謝される薬やその分子種を誘導したり阻害したりする薬との併用に注意が必要です．CYP3A4が主として代謝に関わるトピラマートとペランパネルは，CYP3A4を誘導する薬（フェニトイン，カルバマゼピンなど）と併用すると血中濃度が低下し，CYP3A4を阻害する薬（イトラコナゾールなど）と併用すると血中濃度が上昇する可能性があります．トピラマートとペランパネルは，上記の機序や機序不明も含め，いくつかの薬が併用注意とされています．ラコサミドは，重大な副作用としてPR間隔の延長があるため，PR間隔の延長を起こすおそれのある薬との併用に注意が必要です．

ラモトリギンは，代謝にグルクロン酸転移酵素が関わるため，グルクロン酸抱合が競合する薬（バルプロ酸ナトリウム）やグルクロン酸抱合を促進する薬（フェニトイン，カルバマゼピン，フェノバルビタール，アタザナビルおよびリトナビルなど）などと併用注意です．ラモトリギンは，グルクロン酸抱合が競合する薬と併用することで半減期が延長することが報告されており，グルクロン酸抱合を促進する薬との併用で血中濃度が低下する可能性があります．

おもに腎から排泄される薬であるガバペンチンやレベチラセタムは，相互作用がほとんど報告されていません．ガバペンチンは，制酸薬（水酸化アルミニウム，水酸化マグネシウム）との併用で血中濃度が低下すること，オピオイド系鎮痛薬（モルヒネ）との併用で血中濃度が上昇することから，これらの薬とは併用注意です．機序は不明です．レベチラ

セタムは，添付文書で相互作用として報告されている薬やサプリメントなどはありません．これらは，他の抗てんかん薬との相互作用がなく，多剤併用がしやすい薬剤です．

[池村　舞，橋田　亨]

■文 献

1)　日本神経学会（監）：てんかん診療ガイドライン 2018，医学書院，東京，2018
2)　松浦雅人ほか：成人てんかんの精神医学的合併症に関する診断・治療ガイドライン．てんかん研 **24**：74-77, 2006
3)　Hale TW：Hale's Medications and Mothers' Milk 2019. Springer Publishing Company, New York, 2018

パーキンソン病治療薬

- 早期の治療では，発症年齢，合併症などを勘案し，L−ドパまたはドパミンアゴニストから開始する．
- 認知機能障害がなく，運動症状が軽度の場合には，MAO−B阻害薬から開始する．
- 進行期の治療では，L−ドパやドパミンアゴニストを中心に症状に合わせて他のパーキンソン病治療薬を併用する．
- MAO−B阻害薬，COMT阻害薬，ゾニサミド，イストラデフィリンはwearing offを改善する．
- アマンタジンはジスキネジアの改善に，抗コリン薬は振戦に，ドロキシドパは歩行障害や起立性低血圧の改善に有効である．

I　同効薬の違いについて知ろう！

表1　パーキンソン病治療薬の全体像

分類			おもな一般名（先発品の商品名）	特徴と作用機序
レボドパ含有製剤	単剤		レボドパ（ドパストン，ドパゾール）	・脳内でドパミンに代謝され作用を示す
	ドパ脱炭酸酵素阻害薬（DCI）配合剤		レボドパ・カルビドパ（ネオドパストン，メネシット），空腸投与用レボドパ・カルビドパ（デュオドーパ）レボドパ・ベンセラジド（マドパー，イーシー・ドパール，ネオドパゾール）	・運動症状に対して最も強力な作用をもつ ・作用時間が短く，長期使用により運動合併症が出現する ・おもにレボドパ（L−ドパ）の脳内移行を高める末梢性DCI配合剤が用いられる ・デュオドーパはL−ドパ・カルビドパをゲル状化した経腸投与製剤
ドパミンアゴニスト	麦角系		ブロモクリプチン（パーロデル），ペルゴリド（ペルマックス）カベルゴリン（カバサール）	・黒質線条体のドパミンD2受容体を直接刺激する ・L−ドパより作用強度は劣るが，作用時間が長く運動合併症のリスクは低い
	非麦角系		タリペキソール（ドミン）プラミペキソール（ビ・シフロール，ミラペックスLA），ロピニロール（レキップ，レキップCR，ハルロピテープ），ロチゴチン（ニュープロパッチ），アポモルヒネ（アポカイン）	・プラミペキソールは腎機能別投与量調節法があり，徐放錠は重度の腎機能障害患者に投与禁忌 ・アポモルヒネは唯一の注射剤（専用電動注入器で自己注射可）で，重度の肝機能障害患者（Child-Pugh分類C）に投与禁忌
MAO−B阻害薬			セレギリン（エフピー），ラサギリン（アジレクト），サフィナミド（エクフィナ）	・中枢でドパミンを代謝するモノアミン酸化酵素B（MAO-B）を阻害し，線条体シナプス間隙のドパミン濃度を上昇させる ・併用禁忌薬がある ・ラサギリンは中等度以上の肝機能障害患者（Child-Pugh分類BまたはC）に投与禁忌 ・サフィナミドは重度の肝機能障害患者（Child-Pugh分類C）に投与禁忌
COMT阻害薬			エンタカポン（コムタン），オピカポン（オンジェンティス）	・末梢でL−ドパを代謝するカテコール−O−メチル基転移酵素（COMT）を阻害し，L−ドパの脳内移行量を増加させる
	L−ドパ・DCI配合剤		レボドパ・カルビドパ・エンタカポン（スタレボ）	・wearing offを改善
L−ドパ賦活薬			ゾニサミド（トレリーフ）	・抗てんかん薬 ・作用機序は不明，ドパミン成合成促進やMAO−B阻害作用などが考えられている ・ジスキネジアを悪化させずにwearing offを改善 ・振戦に有効
アデノシンA2A受容体拮抗薬			イストラデフィリン（ノウリアスト）	・ドパミンやアセチルコリン系に対して作用しない非ドパミン系製剤 ・アデノシンを抑制することでwearing offを改善 ・重度の肝機能障害患者に投与禁忌

（次頁に続く）

表1続き

ドパミン遊離促進薬	アマンタジン（シンメトレル）	・抗インフルエンザ薬 ・線条体の神経終末からドパミン遊離を促進する ・ジスキネジアを改善 ・重度の腎機能障害患者に投与禁忌
抗コリン薬	トリヘキシフェニジル（アーテン）， ビペリデン（アキネトン）， プロメタジン（ヒベルナ，ピレチア）， ピロヘプチン（トリモール）， マザチコール（ペントナ）	・線条体で相対的優位となったアセチルコリン神経の働きを抑制する ・振戦，流涎に有効 ・高齢者では認知機能障害や精神症状を起こしやすい
ノルアドレナリン補充薬	ドロキシドパ（ドプス）	・体内でノルアドレナリンに代謝され作用を示す ・オン時のすくみ足に有効，昇圧作用あり

1 パーキンソン治療薬の基本的な選びかた

　パーキンソン病は，中脳における黒質－線条体のドパミンが不足している病態であり，薬物療法の中心は脳内のドパミン補充です．

❶ 早期パーキンソン病の治療

　運動症状に対して最も作用が強力であるL-ドパから治療を開始します．長期にL-ドパを使用すると運動合併症が出現するため，比較的若年で薬物治療が長期にわたる場合は，ドパミンアゴニストもしくはMAO-B阻害薬で治療を開始します．

　ドパミンアゴニストのなかでは，麦角系ドパミンアゴニストは心臓弁膜症をきたすことがあるため，原則として非麦角系ドパミンアゴニストを選択します．非麦角系ドパミンアゴニストによる日中の傾眠や突発的な睡眠に懸念がある場合や運動症状が軽度な場合には，MAO-B阻害薬を選択します．

❷ 進行期パーキンソン病の治療

　L-ドパの半減期の短さが大きな要因となる運動合併症には，L-ドパやドパミンアゴニストを中心に他のパーキンソン病治療薬を追加で併用します．

　MAO-B阻害薬，COMT阻害薬，ゾニサミド，イストラデフィリンはwearing offを改善します．アマンタジンはジスキネジアの改善に，抗コリン薬は振戦に，ドロキシドパは歩行障害や起立性低血圧の改善に有効です．

2 パーキンソン治療薬のガイドラインによる選びかた

　現在，パーキンソン病の進行を抑制する根本的な治療法はなく，対症療法が中心です．対症療法には，薬物療法や手術療法，リハビリテーションなどの非薬物療法など選択肢は多く，それらを組み合わせることで症状の改善やQOLの向上が期待できます．

　『パーキンソン病診療ガイドライン2018』[1]では，パーキンソン病と診断され，治療が必要である場合，特に，運動障害により生活に支障をきたす場合や，認知機能障害や精神症状がある場合にはL-ドパでの治療開始が推奨されています．一方，65歳未満の発症など将来的に運動合併症の発現リスクが高いと推定されるときには，ドパミンアゴニストもしくはMAO-B阻害薬での治療開始が推奨されています（図1）．運動合併症が問題となる進行期では，患者の社会的あるいは日常生活上の背景を考慮してL-ドパの投与方法，投与タイミングの調節や他のパーキンソン病治療薬を多剤併用し，安定した持続的なドパミン刺激を目指します．

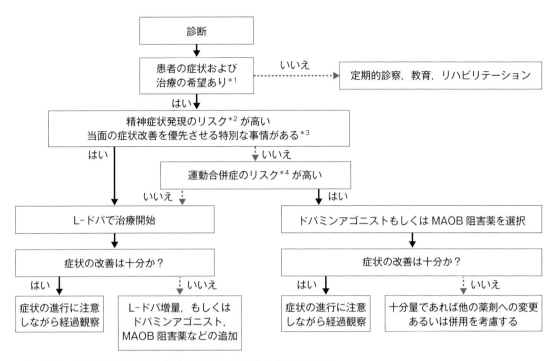

* ＊1　背景，仕事，患者の希望などを考慮してよく話し合う必要がある
* ＊2　認知症の合併など
* ＊3　症状が重い（例えばホーン-ヤール Hoehn-Yahr 重症度分類で 3 度以上），転倒リスクが高い，患者にとって症状改善の必要度が高い，など
* ＊4　65 歳未満の発症など

図 1　早期パーキンソン病治療のアルゴリズム

（「パーキンソン病診療ガイドライン」作成委員会：パーキンソン病診療ガイドライン 2018，p107 より許諾を得て転載）

 wearing off

　パーキンソン病と診断され治療開始後，約 5 年で運動合併症を併発することが問題となります．代表的な運動合併症である wearing off は，L-ドパを 1 日 3 回投与しても次の服用前に効果が切れること（オフ）をいいます．早期では，L-ドパ 1 日 2～3 回の服用で濃度は制御されて一定に保たれ，常にオン状態となります（図）（持続時ドパミン受容体刺激）．しかし，進行期になると脳内ドパミン濃度の制御が行われなくなり，血中 L-ドパ濃度に依存して脳内ドパミンが変動するようになること（間歇的ドパミン受容体刺激）が要因といわれています．『パーキンソン病診療ガイドライン 2018』では，まず L-ドパを 1 日 4～5 回投与，またはドパミンアゴニストを追加，増量，変更し，次にエンタカポン，セレギリン，イストラデフィリン，ゾニサミドの併用，さらに効果不十分の場合は，L-ドパのさらなる頻回投与およびドパミンアゴニスト増量，変更（アポモルヒネも選択可）が示されています．

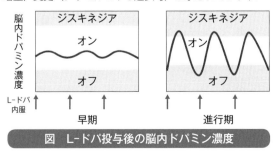

図　L-ドパ投与後の脳内ドパミン濃度

Ⅱ 同種薬の違いについて知ろう！

A L–ドパ含有製剤の違いがわかる！

表2 L–ドパ含有製剤の特徴

分類	一般名 （配合剤の配合比）	商品名	剤形	GEの 有無	適応症	特徴
L–ドパ単剤	レボドパ	ドパストン ドパゾール	錠，硬カ プセル 錠	×	パーキンソン病・パーキンソン症候群	・効果発現が早い ・空腹時のほうが吸収が早い
L–ドパ・ドパ脱炭酸酵素阻害薬(DCI)配合剤	レボドパ・カルビドパ（10：1）	ネオドパストン メネシット	錠	○		・単剤の約1/5量で同等の効果が得られる ・消化器系や循環器系などの末梢性副作用を軽減できる ・ベンセラジド配合剤は，骨軟化症，25歳以下に慎重投与
	レボドパ・ベンセラジド（4：1）	マドパー イー シー ド パール ネオドパゾール	錠	×		
	空腸投与用レボドパ・カルビドパ（4：1）	デュオドーパ	配合経腸 用液	×	L–ドパ含有製剤を含む既存の薬物療法で十分な効果が得られないパーキンソン病の症状の日内変動（wearing off現象）の改善	・胃瘻から専用ポンプで持続的に空腸へ投与 ・経口薬に比しL–ドパの血中濃度の変動が小さい

違いの着眼点 効果と副作用の違いに着目しよう！

Key Point

- ドパ脱炭酸酵素阻害薬配合剤の効果は単剤の約1/5量で同等とされており，配合されているドパ脱炭酸酵素阻害薬の違いによる効果の差はない．
- 空腸投与用レボドパ・カルビドパ（デュオドーパ）は，経口薬に比してL–ドパの血中濃度のばらつきを小さくすることができる．
- 配合剤は，単剤と比べて消化器系・循環器系の副作用が少ない．

　　ドパミンの前駆物質であるL–ドパは，パーキンソン病の症状改善に最も有効です．ドパミンをそのまま投与しても血液脳関門を通過しないため，脳内に移行してからドパミンに代謝されるL–ドパで補充します．L–ドパ含有製剤には，L–ドパ単剤とL–ドパ・ドパ脱炭酸酵素阻害薬（dopa-decarboxylase inhibitor：DCI）配合剤があり，ドパ脱炭酸酵素阻害薬にはカルビドパやベンセラジドが用いられています．

1 配合剤は副作用軽減

　　経口投与されたL–ドパは，小腸から吸収され末梢でドパ脱炭酸酵素により大部分がドパミンへ代謝されてしまうため，脳へ入り薬効を示すL–ドパは1％以下となります．末梢で生成されたドパミンが，悪心・嘔吐などの消化器系副作用や不整脈などの循環器系副

作用の要因となります．一方，L-ドパ・ドパ脱炭酸酵素阻害薬配合剤は，ドパ脱炭酸酵素阻害薬により末梢でのドパミン生成が抑制されるためL-ドパの脳内移行量が増加でき作用が増強されるとともに，**末梢での副作用を軽減できます**．臨床上，ドパ脱炭酸酵素阻害薬配合剤のL-ドパ含有量は単剤の約1/5量で同等の効果があるとされています．配合されているドパ脱炭酸酵素阻害薬は2種類ありますが，臨床効果に差はないといわれています．現在L-ドパの投与は，ほとんどがドパ脱炭酸酵素阻害薬配合剤です．

　経腸用剤はL-ドパ・カルビドパをゲル状化した製剤で，胃瘻を経て空腸内に投与用チューブを留置し専用ポンプで持続的に投与します．この治療法は**L-ドパ持続経腸療法**とよばれています．他のパーキンソン病治療薬では十分なコントロールが得られない進行期の患者に使用します．近位小腸へ直接かつ途切れることなく投与することで，経口投与に比べてL-ドパ・カルビドパの血中濃度の変動を小さくし，脳内のドパミン受容体を持続的に刺激することができます．そのため，運動症状の日内変動が改善でき，オフ時間を短縮できます．

B　ドパミンアゴニストの違いがわかる！

表3　ドパミンアゴニストの特徴

分類	一般名	剤形	GEの有無	特徴		
				ドパミン受容体への親和性	その他の適応症	特徴
麦角系	ブロモクリプチン	錠	○	D_2	①②	・CYP3A4の阻害作用あり
	ペルゴリド	錠	○（顆粒）	D_1, D_2		・ドパミンアゴニストのなかで唯一，L-ドパ製剤との併用が必須
	カベルゴリン	錠	○	D_1, D_2	②	・半減期が長く1日1回投与
非麦角系	タリペキソール	錠	×	D_2		・消化器系副作用が少ない
	プラミペキソール	速放錠	○（OD錠）	D_2（特にD_3に親和性）	③	・腎機能に応じて投与法を調節 ・徐放錠は重度の腎機能障害患者に禁忌 ・徐放錠は1日1回投与
		徐放錠	○			
	ロピニロール	速放錠	○	D_2（特にD_3に親和性）		・徐放錠，貼付剤は1日1回投与 ・貼付剤は，貼付後48～72時間で定常状態となる
		徐放錠				
		貼付剤	×			
	ロチゴチン	貼付剤	×	D_1, D_2（$D_{1\sim5}$すべてに親和性）	③	・貼付剤1日1回投与 ・24時間安定した血中濃度
	アポモルヒネ	皮下注	×	D_1, D_2（特にD_4に親和性）		・進行期患者のオフ症状へのレスキュー療法に使用（皮下注後20分で効果発現し，120分後には消失） ・重度の肝機能障害患者（Child-Pugh分類C）に禁忌

①：末梢肥大症，下垂体性巨人症，②：乳汁漏出症，産褥性乳汁分泌抑制，高プロラクチン血性排卵障害，高プロラクチン血清下垂体線腫（外科的処置を必要としない場合に限る），③：中等度から高度の特発性レストレスレッグス症候群

違いの着眼点 1 構造骨格の違いに注目しよう！

Key Point

- 麦角系アゴニストは心臓弁膜症などの副作用リスクがあるため，原則として非麦角系アゴニストを選択する．
- 非麦角系アゴニストが無効な場合や忍容性に問題がある場合に，麦角系アゴニストを使用する．

　ドパミンアゴニストは化学構造式の違いから，麦角アルカロイド誘導体である麦角系と非麦角系に分類されます．

　構造骨格の違いから発現する副作用が異なり，麦角系ドパミンアゴニストは心臓弁膜症の副作用リスクの問題があるため，原則として非麦角系ドパミンアゴニストを選択します．一方，非麦角系ドパミンアゴニストは突発性睡眠の副作用があり，自動車の運転や機械の操作，高所作業等危険を伴う作業に従事する場合は，麦角系ドパミンアゴニストを使用します．麦角系ドパミンアゴニストを使用する場合は，副作用を避けるため定期的な心エコー検査を行い，できるだけ低用量を維持量とします．

化学構造をみてみよう

　麦角アルカロイドは，小麦・ライ麦に寄生する麦角菌の菌核に含まれており，アドレナリンα受容体，セロトニン受容体，ドパミン受容体に部分作用および拮抗作用しその薬理作用は多岐にわたります．麦角アルカロイドは天然麦角アルカロイドのリゼルグ酸のインドールを含む四環性骨格を共通骨格とし，半合成された数種類の化合物が臨床で使用されています．

ドパミン

リゼルグ酸

麦角系アゴニスト	非麦角系アゴニスト
ペルゴリド　　カベルゴリン	プラミペキソール　　ロピニロール

1 受容体親和性の違い

Key Point
- 非麦角系のほうが麦角系よりも D_2 様受容体への親和性が高く，運動症状への効果が高い．
- D_3 受容体への親和性が特に高いプラミペキソールは，抗不安効果（うつの緩和）が知られている．

　ドパミン受容体には，$D_1 \sim D_5$ までの5種類のサブタイプがあります．これらのサブタイプは，アデニル酸シクラーゼを活性する D_1 様受容体（D_1, D_5）と，アデニル酸シクラーゼを抑制する D_2 様受容体（D_2, D_3, D_4）の2種類に分類されます．D_2 受容体は運動症状に関わることが明らかになっており，ドパミンアゴニストは，おもに D_2 受容体に作用して運動症状を改善します．すべてのドパミンアゴニストは，D_1 様受容体よりも D_2 様受容体に対して高い親和性を示しています．また，麦角系ドパミンアゴニストよりも非麦角系ドパミンアゴニスト（タリペキソール，プラミペキソール，ロピニロール）のほうが D_2 様受容体に対する選択性が高いです．

　D_3 受容体とパーキンソン病の関係は明らかにされていませんが，D_3 受容体は精神機能への影響に関わっており，D_3 の刺激はうつの緩和や幻覚の発現に関与すると考えられています．D_3 受容体への親和性が高いプラミペキソールは，パーキンソン病患者におけるうつに対する有効性が報告されています．

　ロピニロールは構造や D_2/D_3 受容体の親和性の比がドパミンに類似しており，ジスキネジアや幻覚が少ないといわれています．

2 副作用や注意すべき事項の違い

表4　ドパミンアゴニストの注意すべき副作用

分類	注意すべき副作用				
	悪性症候群	突発的睡眠	幻覚・妄想	心臓弁膜症 胸膜線維症	悪心・嘔吐
麦角系	○	少	○	○	多
非麦角系	○	多	○	きわめてまれ	少

Key Point
- 麦角系は消化器症状が問題となるが，非麦角系では少ない．
- 非麦角系は，麦角系でみられる心臓弁膜症などは少ないが，日中の過度の眠気や突発睡眠が起こりやすい．

　ドパミンアゴニストは，化学構造式の違いにより発現する副作用なども大きく異なります．非麦角系では麦角系でよくみられる吐き気などの消化器症状が改善されています．

　麦角系ドパミンアゴニストの代表的な副作用は，心臓弁膜症や肺線維症，心・血管系の収縮作用による心血管障害があり，心臓弁膜病変がある患者に投与禁忌です．これらから，麦角系製剤はドパミンアゴニストの第一選択薬としては使用しません．使用する前に弁膜症の有無を確認し，開始3〜6ヵ月後の維持量に達した時点を目安とし，定期的（6〜12ヵ月ごと）に心エコー検査を行う必要があります．麦角系ドパミンアゴニストによる心臓弁膜症発現の機序は不明ですが，セロトニン $5\text{-}HT_{2B}$ 受容体を介して線維細胞が

活性化し，弁膜症に至ると考えられています．

　非麦角系ドパミンアゴニストは，心血管系の副作用発現頻度は低いものの突発的睡眠や傾眠などの睡眠障害の発現が多く，タリペキソールを除く非麦角系ドパミンアゴニストでは，服用中は自動車の運転，機械の操作，高所作業など危険を伴う作業に従事させないよう注意するよう，添付文書に警告が出されています．

違いの着眼点2　パーキンソン病以外の適応症をもつ薬剤に着目しよう！

Key Point

- プラミペキソールとロチゴチンは，レストレスレッグス症候群（むずむず脚症候群）にも適応がある．

　ドパミンアゴニストは，パーキンソン病の早期治療にも進行期治療にも使用されますが，アポモルヒネは進行期治療のオフ症状の改善のみが適応症であり，L-ドパ含有製剤の頻回投与および他のパーキンソン病治療薬の増量を行っても十分に効果が得られない場合のレスキュー療法に使用します．

　パーキンソン病以外の作用では，麦角系のブロモクリプチンとカベルゴリンは，線条体以外の下垂体前葉のD_2受容体に作用して，プロラクチン分泌を抑制することから，乳汁漏出症，産褥性乳汁分泌抑制，高プロラクチン血性排卵障害，高プロラクチン血性下垂体線腫に適応があります．非麦角系のプラミペキソールの速放性製剤とロチゴチンの2.25mg，4.5mg製剤は，中等度〜高度の特発性レストレスレッグス症候群の適応があります．

違いの着眼点3　剤形の違いに注目しよう！

Key Point

- 運動合併症の軽減には，安定した血中濃度が得られる徐放性製剤や貼付剤を選択する．
- ロチゴチンやロピニロールには貼付剤があり，嚥下機能が低下した患者などにメリットがある．
- アポモルヒネは唯一の皮下注射剤．自己注射可能で，オフ症状の改善にレスキュー療法で用いる．

　ドパミンアゴニストには多様な剤形の製剤があり，症状やアドヒアランスなど患者の状態に合わせて剤形を選択できます．

　プラミペキソールとロピニロールには速放性製剤と徐放性製剤があります．1日1回服用の徐放性製剤は，服用回数を軽減できアドヒアランス向上が期待できます．いずれの徐放性製剤も，速報性製剤と比較した臨床試験では，効果は同等で安全性に差はないと報告されています．

　ロチゴチンは経皮吸収型製剤（貼付剤）であり，ロピニロールは錠剤に加えて貼付剤もあります．貼付剤は嚥下障害などの服用困難な患者にも使用可能です．一方で皮膚反応の強い患者には使用できない欠点があります．

　パーキンソン病では薬物血中濃度の変化に伴い臨床症状が変動します．そのため，長時

間にわたり安定した血中濃度が得られる徐放性製剤および貼付剤は**運動合併症の軽減に有用**です．特にロチゴチン貼付剤は，他の製剤では血中濃度が低下して生じやすい早朝ジストニアに有効です．

　オフ症状の改善にレスキュー療法で用いられるアポモルヒネは，唯一の皮下注射剤です．経口投与では初回通過効果が大きいため皮下注として開発されました．注射後約20分でオフ症状を速やかに改善し，投与後約120分でその効果は消失します．

違いの着眼点 4　薬物動態に注目しよう！

Key Point

- カベルゴリンの半減期は，ドパミンアゴニストのなかでも最も長く，1日1回の服用ですむ．
- プラミペキソールは，腎機能障害患者や高齢者では投与量を減量する．

　カベルゴリンの消失半減期は43時間と最も長く，徐放製剤ではありませんが投与は1日1回です．プラミペキソールは代謝を受けずに腎排泄されるため，未変化体尿中排泄率は約80％と最も高く，腎機能障害患者や高齢者では投与量を減量する必要があります．特に徐放性製剤は，透析患者を含む高度な腎機能障害患者には投与禁忌です．一方，同じ非麦角系でもロピニロール，ロチゴチン，アポモルヒネの未変化体尿中排泄率は低く，ほとんどが肝代謝されて活性のない代謝物として尿中排泄されるので，高齢者や腎機能障害がある場合でも血中濃度上昇に伴う精神症状を心配することはありません．

　また，ブロモクリプチンは，CYP3A4で代謝されると同時に他薬のCYP3A4による代謝を阻害するため，薬物相互作用に注意が必要です．アポモルヒネは，重度の肝機能不全患者に投与禁忌です．

表5　ドパミンアゴニストの薬物動態

分類	一般名		バイオアベイラビリティ (F) (%)	T_max (時)	t_{1/2} (時)	未変化体尿中排泄率 (%)	代謝酵素 (CYP)	おもな代謝・排泄経路
麦角系	ブロモクリプチン		7#	2.7	2.9	−	CYP3A4	肝代謝
	ペルゴリド		−	1～3#	15～42#	−	−	肝代謝
	カベルゴリン		−	1.9	43	約1	CYP3A4, CYP2D6, CYP2C18	肝代謝
非麦角系	タリペキソール		83.9#	2.3	5.1	31.3	関与低い	肝代謝・腎排泄
	プラミペキソール	速放錠	90～93#	1.4～2.3	6.4～7.7	72.6～74.9	関与なし	腎排泄
		徐放錠		10.0#	9.4#	82.0～87.7		
	ロピニロール	速放錠	＞50	1.6	約5	3.3～9.7	CYP1A2	肝代謝
		徐放錠	＞88#*1	9.0～9.9#	4.6～5.1#	−		
		貼付剤	−	16.0～24.0	19.0～20.3	3.4～3.6		
	ロチゴチン	貼付剤	36.9#	16.0	5.3	検出なし（静脈内投与時）	CYP2C19, CYP1A2	肝代謝
	アポモルヒネ	皮下注	約100#	0.3	0.7～1.0	検出なし	CYP2B6, CYP2C8, CYP3A4/5	肝代謝

#：外国人データ，−：データなし
＊1：速放性製剤に対する相対的バイオアベイラビリティから算出

C　MAO-B 阻害薬の違いがわかる！

表6　MAO-B 阻害薬の特徴

薬剤の一般名		セレギリン	ラサギリン	サフィナミド
	剤形	OD 錠	錠	錠
	GE の有無	○	×	×
特徴	MAO-B 阻害機構	非可逆的	非可逆的	可逆的
	覚醒剤原料	○	×	×
	適応症 パーキンソン病	L-ドパ含有製剤併用：Yahr 重症度ステージ I 〜 IV，L-ドパ含有製剤非併用：Yahr 重症度ステージ I 〜 III	○	L-ドパ含有製剤で治療中の wearing off 現象の改善
	L-ドパ含有製剤の併用	単独 / 併用 可	単独 / 併用 可	必須
	用法	分 2（朝食後および昼食後）	分 1	分 1（食事の影響を受けない）
	薬物動態 バイオアベイラビリティ（F）（%）	約 10	約 35	95
	T_{max}（時）	0.2	0.5	3.5
	$t_{1/2}$（時）	0.5	1.8	24.16
	未変化体尿中排泄率（%）	−	検出なし	4.5 〜 4.9
	代謝酵素（CYP）	CYP2D6，CYP3A4	CYP1A2	CYP3A4
	おもな代謝・排泄経路	肝代謝	肝代謝	肝代謝

−：データなし

違いの着眼点 1　作用と適応症の違いに着目しよう！

Key Point

- サフィナミドの適応は「進行期の wearing off」に限定されており，また L-ドパ含有製剤と併用しなくてはならない．
- セレギリンのみ覚醒剤原料に該当する．

　MAO-B 阻害薬はドパミンやセロトニンを分解する酵素である MAO-B を阻害することでドパミン濃度を上昇させますが，サフィナミドはこの作用に加えて非ドパミン作動性作用（グルタミン酸放出抑制作用）を併せもつとされています．グルタミン酸はパーキンソン病のほか Alzheimer 病などの病態に関わるといわれています．

　セレギリンとラサギリンは，**早期に対しては単独で使用し**，**進行期に対してはL-ドパ含有製剤と併用**します．一方，サフィナミドは，進行期の wearing off の改善が適応症であり，L-ドパ含有製剤との併用が必須です．

　なお，セレギリンは，アンフェタミン骨格をもち覚醒剤原料に指定されているため取り扱い・管理に注意が必要です．一方，ラサギリンとサフィナミドはセレギリンと異なりアンフェタミン骨格をもたないので，覚醒剤原料の規制対象にはなりません．さらに，アンフェタミン骨格による不眠や心臓障害，神経障害のリスクも少ないといえます．

違いの着眼点2　用法・用量の違いに着目しよう！

Key Point

- サフィナミドの半減期はMAO-B阻害薬のなかで最も長く，1日1回投与でよい．
- サフィナミドは食事の影響を受けないため，食事時間に左右されず服用できる．
- ラサギリンは半減期が短いのに1日1回の投与である．

　　セレギリンとラサギリンはMAO-Bを非可逆的に阻害するため，効果が持続します．セレギリンは用量が多くなるとMAO-Bに対する選択性が失われ，**致死的なカテコラミン作用の増強**が現れる可能性があり，**1日10mgを超えない**よう規定されています．不安・不眠の副作用が生じやすいため，夕方の服用は避けます．ラサギリンは半減期が短いですが，効果が持続するため投与は1日1回です．

　　一方で，サフィナミドのMAO-B阻害作用は可逆的ですが，半減期が長いので投与は1日1回です．食事の影響を受けないため，食事時間に左右されずに服用が可能です．

 コラム　MAO-B阻害薬の切り替えと休薬期間

　　MAO-B阻害薬服用中の患者が抗うつ薬やトラマドールなどの投与を必要とする場合には，MAO-B阻害薬を中止してから少なくとも14日間の間隔をあけてから抗うつ薬などを開始します．また，抗うつ薬などを服用中の患者がMAO-B阻害薬を開始する場合には，抗うつ薬などを中止後，一定期間の間隔をおいてからMAO-B阻害薬を開始します．なお，薬によってMAO-B阻害薬開始までの間隔は異なります（表）．

表　MAO-B阻害薬との切替え時に休薬が必要な薬剤と休薬期間

MAO-B阻害薬→ 右記薬剤へ切り替え	薬剤名など		左記薬剤→ MAO-B阻害薬へ切り替え
14日以上	他のMAO-B阻害薬		14日以上
	トラマドール，タペンタドール		2～3日以上
	三環系抗うつ薬		2～3日以上
	四環系抗うつ薬		2～3日以上
	選択的セロトニン再取り込み阻害薬	フルボキサミン	7日以上
		パロキセチン	14日以上
		セルトラリン	14日以上
		エスシタロプラム	14日以上
	セロトニン再取り込み阻害・セロトニン受容体調節薬	ボルチオキセチン	14日以上
	セロトニン・ノルアドレナリン再取り込み阻害薬	デュロキセチン	5日以上
		ミルナシプラン	2～3日以上
		ベンラファキシン	7日以上
	選択的ノルアドレナリン再取り込み阻害薬	アトモキセチン	14日以上
	ノルアドレナリン・セロトニン作動性抗うつ薬	ミルタザピン	14日以上
	リスデキサンフェタミンンメシル		添付文書に記載なし
	メチルフェニデート		添付文書に記載なし

違いの着眼点3　禁忌に着目しよう！

Key Point

- ラサギリンとサフィナミドは，どちらも肝障害には注意する．ラサギリンは中等度以上，サフィナミドは重度の肝機能障害患者に禁忌．

　　MAO-B 阻害薬は，多くの抗うつ薬と併用禁忌です．併用により脳内のモノアミン濃度が増加しセロトニン症候群を引き起こす可能性があるためです．

　　セレギリンは統合失調症や中枢興奮薬の依存に，ラサギリンは中等度以上の肝機能障害患者に，サフィナミドは重度の肝機能障害患者と妊婦に禁忌です．

D　そのほかのパーキンソン病治療薬の違いがわかる！

表7　その他のパーキンソン治療薬の一覧表

分類		COMT 阻害薬	L-ドパ賦活薬	アデノシン A_{2A}受容体拮抗薬	ドパミン遊離促進薬	抗コリン薬	ノルアドレナリン補充薬
一般名		エンタカポン	ゾニサミド	イストラデフィリン	アマンタジン	トリヘキシフェニジル	ドロキシドパ
剤形		錠	錠，OD 錠	錠	錠，細粒	錠，散	OD 錠，細粒
GE の有無		○	×	×	○	○	○（カプセル）
L-ドパ含有製剤の併用		必須（L-ドパ・DCI 配合剤に限定）	必須	必須	単独/併用可	単独/併用可	単独/併用可
特徴　薬物動態	バイオアベイラビリティ（F）（%）	36.7	―	―	86	―	―
	T_{max}（時）	1.3	4.0（普通錠）	2.0	3.3	1.2	2.5
	t_{1/2}（時）	0.9	94.0（普通錠）	57.1	12.3	17.6	1.9
	未変化体尿中排泄率（%）	0.1 ～ 0.2	28.9 ～ 47.8	検出なし	80	56	15
	代謝酵素（CYP）	関与なし（グルクロン酸抱合）	CYP3A4	CYP1A1,CYP3A4,CYP3A5	関与なし		
	おもな代謝・排泄経路	肝代謝	肝代謝・腎排泄	肝代謝	腎排泄	肝代謝・腎排泄	肝代謝

―：データなし

　　進行期の治療において，COMT 阻害薬，ゾニサミドおよびアデノシン A_{2A} 受容体拮抗薬であるイストラデフィリンは wearing off の症状を軽減します．ゾニサミドはジスキネジアの増悪が少なく振戦にも有効です．

　　アマンタジンはジスキネジアを抑制する効果があります．脳梗塞後遺症の適応もあるため，血管性パーキンソニズムで投与されることも多いです．

　　高齢者への投与は幻覚，妄想などの精神症状を発現しやすく，低用量から開始し用量と投与間隔に留意します．

　　抗コリン薬は早期の振戦を含めた全般的症状の改善に有効です．薬剤性パーキンソニズムの第一選択薬となっています．抗コリン薬は高齢者へ投与すると認知機能障害を生じやすいことから，高齢者へは可能な限り投与は控えるのが望ましいです．

ノルアドレナリン補充薬であるドロキシドパは，進行期にみられるオン時のすくみ足の改善に有効です．

処方相談の会話例 剤形変更

医師

> テープ剤（ニュープロパッチ）でかぶれてしまったようです．内服薬（レキップCR）への切り替えを検討していますが変更方法を教えてください．

薬剤師

> ニュープロパッチ9mgはロピニロール4mgに相当します．また，ニュープロパッチの$t_{1/2}$は5〜6時間，レキップCRのT_{max}が7時間（日本人データ）なので，ニュープロパッチを剝がすと同時に内服を開始するのがよいと考えます．

[松岡陽子，平山武司]

■文 献
1) 日本神経学会（監）：パーキンソン病診療ガイドライン2018，医学書院，東京，2018
2) 武田篤ほか：実践！パーキンソン病治療薬をどう使いこなすか？南江堂，東京，2018
3) 柏原健一：つまずかないための抗パーキンソン病薬の使い方．月刊薬事 **61**：19-89，2019
4) 田中千賀子ほか：NEW薬理学，改訂第7版，南江堂，東京，2020

抗認知症薬

- 『認知症疾患診療ガイドライン 2017』ではコリンエステラーゼ阻害薬が第一選択薬である.
- わが国で発売されている薬剤に適応のある認知症は，Alzheimer 型認知症，Lewy 小体型認知症のみである.
- Alzheimer 認知症ではコリンエステラーゼ阻害薬は軽症から，メマンチンは中等度以降から適応がある.
- メマンチンは興奮症状などがある場合に適しており，コリンエステラーゼ阻害薬とも併用できる.
- コリンエステラーゼ阻害薬は消化器症状，メマンチンはめまいなどの副作用発現防止のため少量から開始し，漸増する.
- 肝機能低下時にはコリンエステラーゼ阻害薬，腎機能低下時にはメマンチンの副作用と投与量に留意する.

I 同効薬の違いについて知ろう！

表 1 抗認知症薬の全体像

分類	一般名 (先発品の商品名)	特徴	作用機序
コリンエステラーゼ（ChE）阻害薬	ドネペジル （アリセプト）	・重症度に関係なく投与が可能 ・Lewy 小体型認知症への適応取得（2014 年 9 月） ・複数の剤形がある ・半減期が長く，1 日 1 回の投与 ・消化器症状の副作用が高頻度に発現 ・肝代謝型薬物（CYP3A4，2D6） ・透析患者への投与可能	・アセチルコリンを分解するアセチルコリンエステラーゼを選択的，可逆的に阻害し，Alzheimer 型認知症で低下している脳内のアセチルコリンを増加させ，脳内コリン作動性神経を賦活化する
	ガランタミン （レミニール）	・軽度および中等度の認知症に投与が可能 ・複数の剤形がある ・半減期が短く 1 日 2 回の投与 ・消化器症状の副作用が高頻度に発現 ・肝代謝型薬物（CYP3A4，2D6）	・アセチルコリンを分解するアセチルコリンエステラーゼを競合的，可逆的に阻害し，脳内のアセチルコリンを増加させるとともに，ニコチン性アセチルコリン受容体の構造変化を誘導して受容体機能を調整する作用（アロステリック増強作用）を有している
	リバスチグミン （イクセロン，リバスタッチ）	・軽度および中等度の認知症に投与が可能 ・唯一の貼付剤 ・半減期は短いが貼付剤のため血中濃度が安定し 1 日 1 回投与 ・肝代謝型薬物（CYP による代謝はわずか） ・他の ChE 阻害薬に比較し，消化器症状の副作用発現が少ない ・貼付部位の皮膚障害の副作用がある	・アセチルコリンエステラーゼとブチリルコリンエステラーゼの両方を競合的，偽可逆的に阻害する ・アセチルコリンを分解するブチリルコリンエステラーゼの阻害作用を有することはアセチルコリン活性を増加させるのに効果的
NMDA受容体阻害薬	メマンチン （メマリー）	・中等度および高度の認知症に投与が可能 ・ChE 阻害薬との併用可 ・半減期が長く 1 日 1 回投与 ・剤型は錠剤のみ ・腎排泄型薬物 ・高頻度に発現する副作用としてめまいがある	・認知機能障害に関係している ・NMDA 受容体拮抗作用により，過剰なグルタミン酸による NMDA 受容体の活性化を抑制することにより，神経細胞保護作用および記憶・学習機能障害抑制作用を有する

1 抗認知症薬の基本的な選びかた

❶ 認知症の原因により適応となる薬剤が異なる

認知症や認知症様症状をきたす疾患は数多く，Alzheimer 型認知症，Lewy 小体型認知症，前頭側頭葉変性症，進行性核上性麻痺，大脳皮質基底核変性症，嗜銀顆粒性認知症，神経原線維変化型老年期認知症，血管性認知症などがあります．わが国では，Alzheimer 型認知症はコリンエステラーゼ阻害薬や NMDA 受容体拮抗薬が，Lewy 小体型認知症はコリンエステラーゼ阻害薬が適応となります（表2）．そのほかの認知症について適応のある抗認知症薬はありません．

❷ 重症度により適応となる薬剤が異なる

Alzheimer 型認知症に適応のある薬剤はその重症度によっても適応となる薬剤が異なります．認知症症状の重症度を評価したうえで，薬剤を選択しましょう．

わが国で発売されている抗認知症薬は病態そのものの治療薬ではなく，認知症症状の進行抑制です．時間の経過とともに認知症症状の悪化は防げません．そのため，抗認知症薬の効果を評価するとともに重症度を評価し，適切な薬剤を選択します．

コリンエステラーゼ阻害薬同士は併用によりコリン作動性の副作用症状の発現，重症化の可能性があるため併用しないこととされていますが，コリンエステラーゼ阻害薬とNMDA 受容体拮抗薬の併用は可能です．中等症または重症で単剤での投与で効果不十分な場合に併用治療を行います．

❸ 副作用は発現していないか

抗認知症薬は薬剤により発現しやすい副作用が異なります．副作用発現の有無を介護者からの聴取も含めて確認し，継続的な服薬が妨げられないように抗認知症薬を選択する必要があります．もし副作用が発現した場合には該当する薬剤の減量・中止が原則となります[1]．

❹ 効果不十分な場合は他の抗認知症薬へ変更

Alzheimer 型認知症で効果がないか不十分，副作用で継続できなくなった場合には，他の抗認知症薬へ変更します．

表2　認知症疾患診療ガイドライン2017における認知症の推奨治療

認知症の分類	治療方法
Alzheimer 型認知症	・コリンエステラーゼ阻害薬 ・NMDA 受容体拮抗薬（メマンチン）
Lewy 小体型認知症	・コリンエステラーゼ阻害薬（ドネペジル）
前頭側頭葉変性症	・コリンエステラーゼ阻害薬の有用性については見解不一致 ・NMDA 受容体拮抗薬（メマンチン）は有用性なし
進行性核上性麻痺	・リバスチグミンが有用との報告あるが，明確でない
大脳皮質基底核変性症	・効果が明確に証明されている薬剤はない
嗜銀顆粒性認知症	・特異的な治療法はない ・Alzheimer 型認知症に準じた治療 ・コリンエステラーゼ阻害薬の効果は Alzheimer 型認知症ほど期待できない
神経原線維変化型老年期認知症	・臨床現場ではコリンエステラーゼ阻害薬を投与 ・有効性が証明された治療法はない
血管性認知症	・適応外ではあるが，コリンエステラーゼ阻害薬や NMDA 受容体拮抗薬の投与が勧められる

［日本神経学会（監）：認知症疾患診療ガイドライン2017，医学書院，東京，2017 より作成］

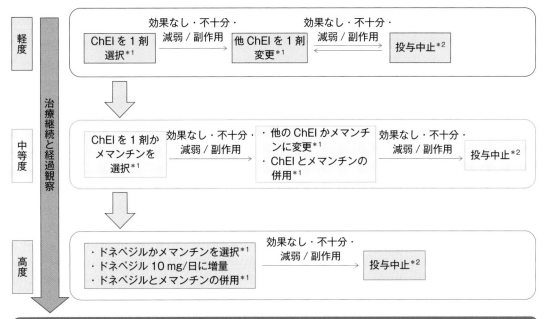

図 1　Alzheimer 型認知症の治療薬剤選択のアルゴリズム

＊1 薬剤の特徴と使用歴を考慮して選択
＊2 薬剤中止により急速に認知機能低下進行例があり，投与中止の判断は慎重に
ChEI：コリンエステラーゼ阻害薬（ドネペジル，ガランタミン，リバスチグミン）
［日本神経学会（監）：認知症診療ガイドライン 2017，医学書院，東京，p227，2017 より作成］

② 抗認知症薬のガイドラインによる選びかた

　『認知症疾患診療ガイドライン 2017』[1) で]は，認知症の治療は認知機能の改善と生活の質（quality of life：QOL）向上を目的として，薬物治療法と非薬物治療法を組み合わせて行うこととしています．認知症の症状のうち，認知機能障害に対する治療として推奨されている治療アルゴリズムを**図 1** に示します．前述の通り，Alzheimer 型認知症，Lewy 小体型認知症については適応のある薬剤がありますが，そのほかの認知症について適応のある抗認知症薬はありません．

　また，妄想，幻覚，攻撃性や易怒性といった**認知症の行動・心理症状**（behavioral and psychological symptoms of dementia：BPSD）**に対する治療**としては，その原因となりうる身体疾患の有無や環境が適切か否かを検討し，**非薬物療法を薬物療法より優先的に適用**します．非薬物療法で効果不十分な場合は，リスペリドン，オランザピン，クエチアピンの投与を検討します [1)]．

Ⅱ　**同種薬の違いについて知ろう！**

A　**コリンエステラーゼ阻害薬の違いがわかる！**

表3　コリンエステラーゼ阻害薬の特徴

一般名			ドネペジル	ガランタミン	リバスチグミン
剤形	錠		○	○	―
	口腔内崩壊錠		○	○	―
	細粒		○	―	―
	ドライシロップ		○	―	―
	内用液		―	○	―
	内用ゼリー		○	―	―
	貼付剤		―	―	○
GE の有無			○	○	○
適応	Alzheimer 型認知症	軽度	○	○	○
		中等度	○	○	○
		重度	○		
	Lewy 小体型認知症		○		
用法			1日1回	1日2回	24 時間ごとに貼替え
$t_{1/2}$（時）			89.3	9.4	2.12
T_{max}（時）			3.00	1.0	16.00
代謝			肝代謝型 CYP3A4 CYP2D6（一部）	肝代謝型 CYP2D6 CYP3A4	肝代謝型 CYP による代謝寄与わずか

違いの着眼点 1　適応重症度の違いに着目しよう！

Key Point

- ドネペジルは軽症からすべての重症度で使える.
- ガランタミン，リバスチグミンは高度認知症には適応なし.

　　コリンエステラーゼ阻害薬は適応となる認知症の重症度が異なります.

　　ドネペジルは軽度・中等度・高度認知症，すべての重症度に適応があります．ただし，適応用量が異なり，軽度・中等度の場合は維持量 5 mg，高度の場合は維持量 10 mg となります．ガランタミン，リバスチグミンは軽度と中等度にのみ適応があります.

　　なお，コリンエステラーゼ阻害薬を複数同時に併用することは，コリン作動性の副作用症状の発現，重症化の可能性があるため認められていません.

患者
（家族）

夫は認知症の薬を飲んでいるのに，認知症症状が急激に悪化したようで困っています．夜中に独り言を話したり，ここがどこだかわからなかったりすることがあります．そういえば，胃薬を飲むようになってからかしら．

薬剤師

先月開始になった胃薬（ファモチジン）の影響が考えられます．特に腎機能の低下した高齢者には，副作用が強くなり注意が必要です．主治医に安全性の高い薬（プロトンポンプ阻害薬）への変更について相談してみますね．

違いの着眼点 2 剤形の違いに着目しよう！

Key Point

- 患者が服用しやすい剤形および介護者が服用させやすい剤形を選択する．
- ドネペジル，ガランタミンは錠剤以外の経口薬がある．
- 内服がむずかしい場合には貼付剤のリバスチグミン．

　現在発売されているコリンエステラーゼ阻害薬3剤はいずれも有効性が示されていますが，効果に明らかな差は認められていません[2-4]．『認知症疾患診療ガイドライン2017』における治療のアルゴリズムでも，各薬剤の特徴を考慮して選択することが推奨されているため，患者本人が服用しやすい剤形，介護者が服用させやすい剤形を選択することも有用です（表3）．

　認知症患者は高齢者が多く，嚥下機能の低下から錠剤の服用がむずかしい場合や，認知機能の低下から服薬に協力できない場合も少なくありません．服薬を継続するためにも患者に適した剤型の選択が必要となります．

　ドネペジルにはさまざまな剤形があります．内用ゼリー剤は水分誤嚥がある患者に有用

薬剤性せん妄について

　せん妄とは，急性一過性に出現する軽度の意識障害で見当識障害，記憶食害，注意力低下，幻覚，妄想，精神運動興奮などが同時に出現する病態です．せん妄は，高齢，認知症，脳血管障害既往など脳機能の脆弱性がみられる患者に起こりやすく，身体状態の悪化や薬剤など，さまざまな因子が複合的に関与して発症します．治療は第2世代抗精神病薬を使用しますが，原則，発症の原因となる因子を特定し，修正することで対応します．せん妄を起こしやすい薬剤は抗コリン作用を有する薬剤，抗うつ薬，ベンゾジアゼピン系薬剤，抗パーキンソン薬，ヒスタミンH_1受容体拮抗薬，ヒスタミンH_2受容体拮抗薬，副腎皮質ステロイド，オピオイドなどです．これらの薬剤がせん妄発症の原因となっている場合は，可能なら減量，中止とし，場合によっては同様の効果のある，せん妄発現のリスクが低い薬剤に置換することを検討します．

文献

A）石井貴男：精神　せん妄．日臨 **77**（増刊4）：419-424, 2019

です．適度な硬さと粘性があるので水と一緒に服用しなくてもよく，誤嚥の危険性や喉に詰まらせる危険が低い剤形です [5]．**ガランタミンには液剤（分包品）がある**ので，固形物を服用したがらない場合にも有用です [5]．**リバスチグミンはコリンエステラーゼ阻害薬のうち，唯一の貼付剤**です．嚥下機能が低下している場合や服薬拒否がみられる場合など，内服での治療がむずかしい患者に適しています．また，介護者などが視覚的に貼付の有無，投与量などを確認することができるため，アドヒアランスを保てます．また，副作用である皮膚障害防止のためのスキンケアを含め，スキンシップが促進されることも特徴となります．ただし，貼付部位を毎日変更したり，スキンケアをする必要があるため，独居の患者には適さないでしょう．

認知機能障害はどう評価するのか？

　認知症の認知症障害を評価する有用な評価尺度として，国際的に最も広く用いられている Mini-Mental State Examination（MMSE），日本で広く用いられている改訂版長谷川式簡易知能評価スケール（Hasegawa's Dementia Scale-Revised：HDS-R）があります．

　MMSE は総得点 30 点で，見当識，記銘力，注意・計算，言語機能，口頭命令動作，図形模写など複数の認知機能を評価し，一般に 23 点以下を認知症の疑いとします．HDS-R は総得点 30 点で，20 点以下の場合，認知症の疑いとします．MMSE と HDS-R はいくつかの検査項目を共有しており，互いの相関は非常に高いものです．これらのスケールは認知症診断時や診断確定後，認知症の進行度，重症度，治療薬の効果を評価するためにも使用されます．

文献

A）日本神経学会（監）：認知症疾患診療ガイドライン 2017，医学書院，東京，2017

認知症の重症度はどう決める？

認知症重症度評価の目安は以下のようになります．

軽度：頻回の置き忘れ，大切なもののしまい忘れ，電化製品が使えないなど，「おもに記憶障害による生活や社会活動の障害」

中等度：状況に合わせた服装や挨拶ができないことがある，身の周りで起こっていることへの関心低下など，「認知機能障害による基本的な生活や社会活動の障害」

高度：洋服のボタンが止められない，風呂に入るのを嫌がる，日課をほとんどしなくなるなど，「認知機能障害による基本的な生活活動の著しい障害」

文献

A）中村　祐：認知症の治療―薬物療法．臨と研 **95**：265-271，2018

Key Point

- ドネペジルは半減期が長く，ガランタミン，リバスタッチは半減期が短い.
- ドネペジル，ガランタミンは CYP3A4，CYP 2D6 による相互作用に注意.
- リバスチグミンは相互作用の影響が少ない.

1 作用時間の違い

　ドネペジルは半減期が長い（89.3 時間）ことから，1 日の服用回数は 1 回となります．そのため，介護者の服薬介助の負担が少ない薬剤です．さらに，服薬を中断したとしても，短期間であれば効果が低減しにくいため，独居の患者にもよい適応となります．一方で，副作用が発現した場合，服用を中止しても血中濃度がすぐには低下しないため，症状が継続してしまう点は留意する必要があります.

　ガランタミンは半減期が短い（9.4 時間）ため，1 日 2 回の服用が必要となります．そのため，服薬管理がむずかしい患者には向かないでしょう．また，服薬介助も煩雑となります．一方で，水分摂取が不足する傾向にある高齢者では，薬剤服用の度に水分摂取を促す好機となります．さらに，副作用が発現した時には，中止後，すぐに血中濃度が低下するため，症状継続を懸念する必要がないという利点もあります.

　リバスチグミンは半減期が短い（2.12 時間）ですが，貼付剤のため，1 日（24 時間）ごとの貼り替えで安定した血中濃度を維持できます．しかし，副作用が発現した場合は貼付剤を剝がすことで速やかに血中濃度が低下するため，症状継続を懸念する必要がありません.

　いずれの抗認知症薬も食事による血中濃度推移への影響が少ないため，患者のライフスタイルにあわせた服用時間の調節が可能となります．ただし，ガランタミンは副作用軽減のため，食後投与が望ましいとされています.

2 代謝による違い

　コリンエステラーゼ阻害薬はいずれも**肝代謝型**です．ドネペジルはおもに CYP3A4，一部 CYP2D6 で，ガランタミンは CYP2D6 および CYP3A4 で代謝されるため，これら代謝酵素に起因する薬物相互作用が報告されています．一方，リバスチグミンはおもにエステラーゼにより加水分解された後，硫酸抱合を受けます．CYP による代謝はわずかであるため，代謝酵素に起因する薬物相互作用はありません．そのため，併用薬剤が多い患者に処方しやすいでしょう.

　コリンエステラーゼ阻害薬はいずれも肝代謝型のため，腎機能低下時，投与量の減少は不要です．しかし，ガランタミンは腎機能低下に伴い，半減期の延長や AUC の増大などが認められているため，副作用発現の有無を確認しながら，慎重に投与する必要があります.

　いずれの薬剤も添付文書に透析中の患者に対する使用に関して，明確に示されていません．ガランタミンは透析患者における薬物動態が明らかではないため，使用を避けるべきとの報告[6]がある一方，発売製薬企業は透析患者への使用は可能としています．ドネペジル，ガランタミンは透析患者でも使用可能ですが，通常より慎重に副作用発現の有無を観察する必要があります[6].

コラム NMDA 受容体拮抗薬メマンチンについて

　日本で発売されている NMDA 受容体阻害薬はメマンチンのみです．Alzheimer 型認知症の中等度および高度に適応があり，半減期が長いため，投与は 1 日 1 回となります．おもな副作用はめまい，傾眠，便秘，体重減少，頭痛です．めまい，傾眠は特に，投与開始初期に認められることがあり，転倒の原因にもなるため，十分注意が必要です．これらの症状が気になる場合には就寝前の服用が勧められますが，症状が強い場合には休薬や減量となります[A]．メマンチンは腎排泄型薬物であり，腎機能低下の程度に応じて，半減期の延長や Area under the curve（AUC：薬物濃度時間曲線下面積）の増大が認められています．そのため，高度の腎機能障害（クレアチニンクリアランス値：30 mL/ 分未満）のある患者への維持量は通常の半量である 1 日 10 mg です．また，透析患者への使用は原則，避けるべきでしょう[B]．

文献

A）山村恵子ほか：アドヒアランス向上を目指した副作用説明のポイント．薬局 **63**：93-99, 2017

B）堀川直史：向精神薬の至適投与．腎と透析 **74**：415-420, 2013

服薬指導の会話例 薬物相互作用の発見

患者
（家族）

皮膚科で爪白癬の治療（イトラコナゾール）を始めてから食欲がなくなっています．薬の副作用でしょうか？

薬剤師

イトラコナゾールは，現在，服用中であるガランタミンの代謝酵素（CYP3A4）を阻害するため，併用することでガランタミンの血中濃度が高まり，副作用を発現している可能性があります．ただし，しばらくすれば慣れてくることもあります．食事摂取量や吐き気について，1 週間後にお電話で確認させてください．

違いの着眼点 4 副作用に着目しよう！

Key Point

- リバスチグミンは消化器症状が比較的少ない．
- リバスチグミンは貼付部位の皮膚症状に注意．

　コリンエステラーゼ阻害薬のおもな副作用は悪心，嘔吐，食欲不振などの消化器症状です．発現頻度はドネペジルとガランタミンでは差はないと報告がされています[7]．リバスチグミンは貼付剤のため 1 日を通して血中濃度の変動幅が狭く消化器症状が比較的少ない[8]ので，消化器症状が発現しやすい患者に有用でしょう．消化器症状は薬物血中濃度の上昇時に発現することが多く，投与開始時や増量時に頻度が増加したり症状が悪化します．症状が強い場合にはコリンエステラーゼ阻害薬をいったん減量してから再増量するか，プロトンポンプ阻害薬やプロトンポンプ阻害薬類薬の併用が有効です[5]．

　リバスチグミンは，貼付部位の紅斑，搔痒感などの皮膚症状に関する副作用が発現します．そのため，貼付部位は毎回変更すること，貼付部位の糊をきれいに拭き取ること，保湿剤により皮膚刺激を避けることが継続使用するうえで重要となります[5]．ジェネリック

コラム メマンチンはアマンタジンと構造が類似している

　メマンチンはアダマンタン骨格をもち，図のようにパーキンソン病治療薬のアマンタジンと類似した構造です．メマンチン，アマンタジンはともに NMDA 受容体拮抗作用があり，併用により作用が増強されるおそれがあるため，併用注意となっています．

　アマンタジンはドパミンの放出促進作用，再取り込み抑制作用，合成促進作用が認められています．そのため，精神神経系の副作用が報告されており，「精神疾患のある患者」では幻覚，妄想，錯乱などの症状が増悪する可能性があるため，慎重投与となっています．一方，メマンチンは慎重投与となっていません．メマンチンが開発されたドイツではドパミン放出作用を示すことからパーキンソン病の適応を取得し，市販されていました．このことから，薬理学的にはアマンタジンと同様に精神疾患のある患者，特に統合失調症の患者への投与は向かないと予測することができます．

NH₂ ・HCl ・HCl

アダマンタン骨格　　　　メマンチン　　　　アマンタジン

図　メマンチンとアマンタジンの構造式

には大きさを 3 倍にして副作用を軽減した製品があります．皮膚症状が悪化した場合には必要に応じてステロイド外用剤を使います．

　コリンエステラーゼ阻害薬は重大な副作用として失神，徐脈，心ブロック，QT 延長があります．そのため，心房細動や重度の徐脈の合併がある場合，コリンエステラーゼ阻害薬の使用を原則的には避ける必要があります．

[飛田夕紀，平山武司]

■文 献

1)　日本神経学会：認知症疾患診療ガイドライン 2017．東京，2017
2)　Birks J : Cholinesterase inhibitors for Alzheimer's disease. Cochrane Database Syst Rev **1** : 2006
3)　Hansen RA et al : Efficacy and safety of donepezil, galantamine, and rivastigmine for the treatment of Alzheimer's disease : a systematic review and meta-analysis. Clin Interv Aging **3** : 211-225, 2008
4)　Raina P et al : Effectiveness of cholinesterase inhibitors and memantine for treating dementia : evidence review for a clinical practice guideline. Ann Intern Med **148** : 379-397, 2008
5)　中村　祐：認知症の治療と介護　―薬物療法．臨と研 **95** : 265-271, 2018
6)　堀川直史：向精神薬の至適投与．腎と透析 **74** : 415-420, 2013
7)　Wilcock G et al : A long-term comparison of galantamine and donepezil in the treatment of Alzheimer's disease. Drugs Aging **20** : 777-789, 2003
8)　馬場宏之ほか：副作用軽減を目的とした AD 治療薬の投与プラン．薬局 **63** : 87-91, 2012

Chapter 21 喘息治療薬

- 長期管理薬（コントローラー）と発作治療薬（レリーバー）に大別される．
- 長期管理薬の第一選択薬は，吸入ステロイド薬（ICS）である．
- 発作治療薬の第一選択薬は，吸入短時間型 β_2 刺激薬（SABA）である．
- 薬剤は患者の呼吸状態と手技を確認し，良好なアドヒアランスを持続できるように選択する．

I 同効薬の違いについて知ろう！

分類			おもな一般名（先発品の商品名）	特徴と作用機序	治療ステップ
吸入薬	吸入ステロイド薬（ICS）		ベクロメタゾンプロピオン酸エステル（キュバール），フルチカゾンプロピオン酸エステル（フルタイド），フルチカゾンフランカルボン酸エステル（アニュイティ），ブデソニド（パルミコート），シクレソニド（オルベスコ），モメタゾンフランカルボン酸エステル（アズマネックス）	・グルココルチコイド受容体に結合して抗炎症効果を発揮する ・コントローラーとして第一選択薬	1 低用量 2 低〜中 3 中〜高 4 高用量
	吸入 β_2 刺激薬	長（LABA）	サルメテロールキシナホ酸塩（セレベント）	・気道平滑筋の β_2 受容体に作用して気管支平滑筋を弛緩することで気管支が拡張 ・レリーバーとして SABA が第一選択薬	2 〜 4
		短（SABA）第3世代	プロカテロール塩酸塩水和物（メプチン），フェノテロール臭化水素酸塩（ベロテック）		
		第2世代	サルブタモール硫酸塩（メルタノール，ベネトリン）		
		第1世代	トリメトキノール塩酸塩水和物（イノリン），dl-イソプレナリン塩酸塩（アスプール）		
	配合剤（LABA + ICS）		サルメテロールキシナホ酸塩・フルチカゾンプロピオン酸エステル（アドエア），ブデソニド・ホルモテロールフマル酸塩水和物（シムビコート），フルチカゾンプロピオン酸エステル・ホルモテロールフマル酸塩水和物（フルティフォーム），ビランテロール・フルチカゾンフランカルボン酸エステル（レルベア），インダカテロール塩酸塩・モメタゾンフランカルボン酸エステル（アテキュラ）	・ステロイド薬とLABAを配合した吸入薬 ・配合剤のほうが単剤を併用するよりも効果が高い	2 〜 4
	配合剤（LABA + LAMA + ICS）		ビランテロールトリフェニル酢酸塩・ウメクリジニウム臭化物・フルチカゾンフランカルボン酸エステル（テリルジー），インダカテロール酢酸塩・グリコピロニウム臭化物・モメタゾンフランカルボン酸エステル（エナジア）	・ステロイド薬，LABAおよびLAMAを配合した吸入薬 ・配合剤のほうが単剤を併用するよりも効果が高い	3 〜 4
	吸入抗コリン薬	長（LAMA）	チオトロピウム臭化物水和物（スピリーバレスピマット）	・ムスカリン受容体を阻害し気管支拡張作用を示す	2 〜 4
		短（SAMA）	イプラトロピウム臭化物水和物（アトロベント）		
経口薬・ほか	β_2 刺激薬		サルブタモール硫酸塩（ベネトリン），テルブタリン硫酸塩（ブリカニール），ツロブテロール塩酸塩（ベラチン，ホクナリン），フェノテロール臭化水素酸塩（ベロテック），プロカテロール塩酸塩水和物（メプチン），クレンブテロール塩酸塩（スピロペント），トリメトキノール塩酸塩水和物（イノリン），ツロブテロール（ホクナリンテープ）	・気道平滑筋の β_2 受容体に作用して気管支平滑筋を弛緩することで気管支が拡張	2 〜 4
	キサンチン誘導体		テオフィリン（スロービット，テオドール，テオロング，ユニフィル），アミノフィリン（ネオフィリン），プロキシフィリン（モノフィリン）	・気管支拡張作用，粘液線毛輸送能の促進作用，抗炎症作用	1 〜 4
	抗アレルギー薬		プランルカスト水和物（オノン） モンテルカストナトリウム（シングレア，キプレス）	ロイコトリエン受容体拮抗薬（LTRA）	1 〜 4
			クロモグリク酸ナトリウム（インタール吸入液），トラニラスト（リザベン），ペミロラストナトリウム（アレギサール，ペミラストン），イブジラスト（ケタス）	メディエーター遊離抑制薬	
			セラトロダスト（ブロニカ），オザグレル塩酸塩水和物（ドメナン）	抗トロンボキサン A_2 薬	
			スプラタストトシル酸塩（アイピーディ）	Th2 サイトカイン阻害薬	
			アゼラスチン塩酸塩（アゼプチン），オキサトミド（セルテクト），ケトチフェンフマル酸塩（ザジテン），エピナスチン塩酸塩（アレジオン），メキタジン（ゼスラン，ニポラジン）	第2世代抗ヒスタミン薬	
	ステロイド薬		ヒドロコルチゾン（コートリル），コルチゾン酢酸エステル（コートン），プレドニゾロン（プレドニン，プレドニゾロン），メチルプレドニゾロン（メドロール），トリアムシノロン（レダコート），デキサメタゾン（デカドロン），ベタメタゾン（リンデロン）		

表 1　喘息治療薬の全体像

（次頁に続く）

表1続き

皮下注	モノクローナル抗体	オマリズマブ（ゾレア）， メポリズマブ（ヌーカラ）， ベンラリズマブ（ファセンラ）， デュピルマブ（デュピクセント）	抗IgE抗体 抗IL-5抗体 抗IL-5R α抗体 IL-4とIL-13受容体拮抗	4

IL：インターロイキン

1 喘息治療薬の基本的な選びかた

喘息治療薬は，長期の服用によって発作を予防する**長期管理薬（コントローラー）**と，予期せず生じてしまった発作を抑える**発作治療薬（レリーバー）**の2種類に大別されます．

❶ 長期管理薬

長期管理薬は，継続的に使用することでコントロール良好を目指す薬剤であり，発作治療薬は発作治療のために短期的に使用して，長期管理に導く薬剤です．

長期管理薬には，抗炎症作用をもつもの，長時間作用性の気管支拡張作用をもつもの，両者の作用をもつものがあり，代表的な薬剤に**吸入ステロイド薬**（inhaled corticosteroid：ICS），**長時間作用性β_2刺激薬**（long-acting β-agonists：LABA），**ロイコトリエン受容体拮抗薬**（leukotriene receptor antagonist：LTRA）などがあります．

(1) 成人患者の長期管理

重症度に関わらず治療の中心は吸入ステロイド薬（ICS）で，重症度が上がるほど用量が増えます．デバイスによって特徴が異なるため，患者の呼吸状態や手技を確認し，最適な薬剤を選択する必要があります．

(2) 小児患者の長期管理

発作が月1回以上から長期管理薬を使います．吸入ステロイド薬（ICS）が治療の中心であり，そのほかにロイコトリエン受容体拮抗薬などを用います．

❷ 発作治療薬

発作治療薬の**第一選択薬**として，成人，小児ともに**短時間作用型β_2刺激薬**（short-acting β-agonists：SABA）を用います．

そのほかに全身ステロイド薬（内服および静注），テオフィリン薬（アミノフィリン点滴静注），短時間作用性吸入抗コリン薬（short-acting muscarinic antagonist：SAMA）などがあります．

2 喘息治療薬のガイドラインによる選びかた

❶ 成人喘息治療の基本

日本アレルギー学会より発行されている『喘息予防・管理ガイドライン2018』[1]では，成人喘息未治療患者の長期管理治療は，その症状の重症度分類から4つの治療ステップに分けます（表2）．

軽い症状がごくまれ（月1回未満を目安）にしか生じない患者に限り，原則として長期管理薬は用いず，症状のあるときに発作治療薬としてSABAを用います．症状が月1回以上に患者に対して，治療ステップにより長期管理薬の使用が必要となってきます．

ステップ1から4まで**基本として用いられるのがICS**で，重症度に応じて用量を変えます．ステップ1では低用量ICSを用いますが，ICSが使用できない場合に，LTRAまたはテオフィリン徐放製剤を用います．

表 2　成人未治療患者の症状と治療ステップ

<table>
<tr><td colspan="3">重症度分類</td><td>軽症間欠型相当</td><td>軽症持続型相当</td><td>中等症持続型相当</td><td>重症持続型相当</td></tr>
<tr><td rowspan="6">症状</td><td colspan="2">頻度</td><td>週1回未満</td><td>週1回以上だが毎日ではない</td><td>毎日</td><td>毎日</td></tr>
<tr><td colspan="2">強度</td><td>症状は軽度で短い</td><td>月1回以上日常生活や睡眠が妨げられる</td><td>週1回以上日常生活や睡眠が妨げられる
吸入 SABA がほぼ毎日必要</td><td>日常生活が制限
治療下でもしばしば増悪</td></tr>
<tr><td colspan="2">夜間症状</td><td>月2回未満</td><td>月2回以上</td><td>週1回以上</td><td>しばしば</td></tr>
<tr><td rowspan="2">PEF
FEV$_1$</td><td>%FEV$_1$,
%PEF</td><td>80%以上</td><td>80%以上</td><td>60%以上80%未満</td><td>60%未満</td></tr>
<tr><td>変動</td><td>20%未満</td><td>20〜30%</td><td>30%を超える</td><td>30%を超える</td></tr>
<tr><td colspan="2">治療ステップ</td><td>ステップ1</td><td>ステップ2</td><td>ステップ3</td><td>ステップ4</td></tr>
<tr><td rowspan="3">治療</td><td rowspan="2">長期管理薬</td><td>基本治療</td><td>ICS（低用量）

上記使用できない場合，以下のいずれかを用いる
・LTRA
・テオフィリン徐放製剤</td><td>ICS（低〜中用量）

上記で不十分な場合に以下のいずれか1剤を併用
・LABA
　（配合剤使用可）
・LAMA*6
・LTRA
・テオフィリン徐放製剤</td><td>ICS（中〜高用量）

上記に下記のいずれか1剤，あるいは複数を併用
・LABA
　（配合剤使用可）
・LAMA*6
・LTRA
・テオフィリン徐放製剤
・抗IL-4Rα抗体</td><td>ICS（高用量）
上記に下記の複数を併用
・LABA
　（配合剤使用可）
・LAMA*6
・LTRA
・テオフィリン徐放製剤
・抗IL-4Rα抗体
・抗IgE抗体*2,7
・抗IL-5抗体*7,8
・抗IL-5Rα抗体*7
・経口ステロイド剤*3,7</td></tr>
<tr><td>追加治療</td><td colspan="4">LTRA 以外の抗アレルギー薬*1</td></tr>
<tr><td colspan="2">発作治療薬*4</td><td>SABA</td><td>SABA*5</td><td>SABA*5</td><td>SABA</td></tr>
</table>

ICS：吸入ステロイド薬，LABA：長時間作用性β$_2$刺激薬，LAMA：長時間作用性抗コリン薬，LTRA：ロイコトリエン受容体拮抗薬，SABA：短時間作用性β$_2$刺激薬，抗IL-5Rα抗体：抗IL-5受容体α鎖抗体

＊1：抗アレルギー薬は，メディエーター遊離抑制薬，ヒスタミンH$_1$受容体拮抗薬，トロンボキサンA$_2$阻害薬，Th2サイトカイン阻害薬を指す．

＊2：通年性吸入アレルゲンに対して陽性かつ血清総IgE値が30〜1,500 IU/mL の場合に適用となる．

＊3：経口ステロイド薬は短期間の間欠的投与を原則とする．短期間の間欠投与でもコントロールが得られない場合は必要最小量を維持量とする．

＊4：軽度発作までの対応を示し，それ以上の発作については急性増悪の対処を参照する．

＊5：ブデソニド/ホルモテロール配合剤で長期管理を行っている場合は同剤を発作治療にも用いることができる．長期管理と発作治療を合わせて1日8吸入までとするが，一時的に1日合計12吸入まで増量可能である．ただし，1日8吸入を超える場合は速やかに医療機関を受診するよう患者に説明する．

＊6：チオトロピウム臭化物水和物のソフトミスト製剤

＊7：LABA，LTRA などを ICS に加えてもコントロール不良の場合に用いる．

＊8：成人および18歳以上の小児に適応がある．

［日本アレルギー学会（監）：アレルギー総合ガイドライン2019, p72 を基に作成］

ピークフロー

　ピークフロー（peak expiratory flow：PEF）は十分息を吸い込んで一気に吐き出したときの最大の息の速さ（最大呼気流速度）を指し，一般に気流閉塞の程度を示しています．喘息発作が起きた時はピークフローが普段に比べ低下します．ピークフローメーターを用いることで，喘息患者が自己管理を行うことができます．個人差や使用する機器により差があるので，自己最良値を基準としてモニタリングを行います．

　毎日，朝の服薬前と夜に各3回測定して一番高い値を記録し，日（週）内変動率を求めます．

　日内変動率（%）＝（最高値−最低値）÷最高値×100

　日内変動率が20%以上の場合や，自己最良値の80%未満である場合にコントロール不十分と判断され，また，治療ステップ変更の指標となります．

　　ステップ 2 から ICS に追加して，LABA または**長時間作用型抗コリン薬**（long-acting muscarinic antagonist：LAMA）**を併用します**．これらは単独で用いず，ICS と併用することが必要とされています．ステップ 3 では，ICS の増量，併用薬の追加で調整します．

❷ 小児喘息治療の基本

　　日本小児アレルギー学会より発行されている『小児気管支喘息治療・管理ガイドライン 2017《2019 年改訂版》』[2)] によると，成人同様に 4 段階の治療ステップが存在し，5 歳以下と 6 ～ 15 歳の 2 つの年齢層に分けて薬物療法プランが示されています．

　　症状が間欠型（年に数回，軽症時）の場合は治療ステップ 1 として，長期管理薬は使用せず，症状出現時に SABA を短期間用いるか，追加治療としてロイコトリエン受容体拮抗薬（LTRA），クロモグリク酸ナトリウム（DSTG）を用います．ステップ 2 より基本治療として低用量 ICS，LTRA，DSTG のいずれかを用います．重症度が上がるにつれて ICS の用量が増量され，5 歳以上ではステップ 3 よりサルメテロール・フルチカゾン配合剤の使用が認められています．

　　季節的な症状悪化などの場合は，短期追加治療として貼付剤もしくは経口薬の LABA を使用します（数日から 2 週間以内）．

　　発作治療薬としては SABA を用います．

コラム　長期管理薬（コントローラー）と発作治療薬（レリーバー）

　喘息の治療薬は長期管理薬（コントローラー）と発作治療薬（レリーバー）に大別されます．

　慢性喘息の薬物治療とは，長期管理薬の使用が最小限となるよう治療管理することを目標にするとはいえ，その基本薬剤は最も効果的な抗炎症薬である吸入ステロイド薬（ICS）です．吸入ステロイド薬は局所で作用し，体内で急速に分解するため，全身的な副作用は内服薬に比べ低く，喘息治療の第一選択薬に位置付けられています．そのほか，LABA（吸入薬，経口薬，貼付薬），LAMA，抗アレルギー薬，徐放性テオフィリン薬があります．ICS のほかに 2 ～ 3 剤の長期管理薬を併用しても発作を起こす場合に用いられる薬剤として，経口ステロイド薬や抗体製剤があります．

表　おもな長期管理薬の効果に関する特徴

	気管支拡張	抗炎症	リモデリング抑制	気道分泌抑制
吸入ステロイド薬	0	5	4	3
長時間作用性 β_2 刺激薬	5	1	0	亢進
ロイコトリエン受容体拮抗薬	2	4	3	2
テオフィリン徐放製剤	4	2	1	0
長時間作用性抗コリン薬（チオトロピウムソフトミスト）	5	1	0	5
抗 IgE 抗体	0	5	2	0
抗 IL-5 抗体	0	5	不明	0
抗 IL-5R α 抗体	0	5	不明	0

各薬剤の治療スペクトラムの強度を 0 ～ 5 で示す．
臨床的なエビデンスが不十分な場合は「不明」とした．
[日本アレルギー学会（監）：喘息予防・管理ガイドライン 2018，p100 より許諾を得て転載]

患者

> メプチン吸入は，咳がすぐに治まったけど，先月からはじまったセレベントは効きが悪いようです．

薬剤師

> こちらのセレベントは，メプチンと同じ作用で気管支を広げるお薬ですが，ゆっくり効果が現れて長時間効果が継続するのが特徴です．発作を予防するのがおもな目的です．発作時には，今までと同じようにメプチンの吸入を行ってください．ただし，使いすぎには注意してください．

Ⅱ 同種薬の違いについて知ろう！

A 吸入ステロイド薬（ICS）の違いがわかる！

表3　喘息に適応のある吸入ステロイド薬（ICS）

一般名	剤形（デバイス）	GE の有無	〈特徴〉				小児への適応	特徴
			平均粒子径（μm）	肺内到達率（%）	吸入に必要な吸入速度（L/分）	効力比*		
ベクロメタゾンプロピオン酸エステル	pMDI（エアゾール）	×	1.1	40	—	1,212（活性代謝物）	○	粒子径が小さい アルコールを含有し刺激感がある 使用前に振らなくてよい
シクレソニド	pMDI（インヘラー）	×	1.1	52	—	1,345（活性代謝物）	○	1日1回でよい 粒子径が小さい アルコールを含有し刺激感がある 使用前に振らなくてよい
フルチカゾンプロピオン酸エステル	pMDI（エアゾール）	×	3.1	26〜29	—	1,775	○	他の pMDI に比べて粒子径が大きい 用時振盪
	DPI（ロタディスク）		5.2	11〜17	60			粒子径が大きい
	DPI（ディスカス）				30			
フルチカゾンフランカルボン酸エステル	DPI（エリプタ）	×	4	—	30	2,989	×	1日1回でよい 吸入操作が簡便
モメタゾンフランカルボン酸エステル	DPI（ツイストヘラー）	×	2.0	40	30	2,244	×	粒子径が小さい 吸入操作が簡便
ブデソニド	DPI（タービュヘイラー）	×	2.6	30	35	935	○	粒子径が小さい 乳糖を含まずむせにくい 操作忘れによる空吸いのリスクがある 妊婦への第一選択薬
	吸入液							ネブライザー用の吸入液

*デキサメタゾンのグルココルチコイド受容体親和性を 100 とした場合の各ステロイド薬の相対的な受容体親和性

　副腎皮質ステロイドは，現在の喘息治療における最も効果的な抗炎症薬です．喘息治療におけるステロイド薬の効果発現機序として重要なものは，①炎症細胞の肺・気道内への浸潤抑制，②血管の透過性抑制，③気道分泌の抑制，④気道過敏性の抑制，⑤サイトカイン産生の抑制，⑥β_2刺激薬の作用増強，⑦アラキドン酸の代謝阻害によるロイコトリエンおよびプロスタグランジンの産生抑制などがあります．

　気管支喘息に適応のあるステロイド薬の剤形には4種類（吸入，経口，注射，坐剤）ありますが，副作用の最も少ないのが吸入剤です．したがって，喘息の長期管理薬としては吸入ステロイド薬（inhaled corticosteroid：ICS）が基本となります．

違いの着眼点 1　吸入デバイスの違いに着目しよう！

Key Point

- 吸入力が十分あるならドライパウダー吸入器（DPI），吸入力が弱ければ定量噴霧式吸入器（pMDI），吸入がむずかしければ吸入液を選ぶ．
- pMDI は DPI より粒子径が小さく，気道の奥まで届く．

1 吸入力の向き不向きと使い勝手の違い

　吸入剤は，吸入様式により**定量噴霧式吸入器**（pressurized metered-dose inhaler：pMDI），**ドライパウダー吸入器**（dry powder inhaler：DPI），および液体を霧状にするネブライザー機器を用いて吸入する**吸入液**の3種類が用いられています．どれも効果には違いはありませんので，患者の使い勝手で選ぶとよいでしょう．

　pMDIは缶に代替フロンガス（HFA）と薬が液剤または懸濁剤の形で封入されており，容器を押すことにより決められた量の薬剤がエアゾール（エアロゾル）状の薬液が定量噴霧されるデバイスです．携帯性・利便性に優れています．患者に服薬指導する際のポイントは，「息とともにゆっくり大きく吸い込み，その後5〜10秒息をこらえる」ことです．缶を押すことにより噴霧されたエアロゾル状の薬液を吸い込むため，噴霧操作と吸入の同調が必要となります．現在発売されているpMDIは従来品に比べてかなり改良され，噴射速度が緩やかになり吸入時に同調しやすく工夫されています．同調がむずかしい高齢者や乳幼児が使う場合や，吸入効果を上げるためには，スペーサーという吸入補助器具を使用します．スペーサーを用いることで，同調させる必要がなく，また，スペーサー内に口腔内に沈着するような大型の粒子を補足することで，口腔カンジダ症などの副作用を減らせます．注意すべき点として，製品には残量が表示されていないため，**薬液がなくなっているのに吸入し続けている患者**もまれではなく，1缶の最大使用吸入回数の説明が必要です．

　DPIは，粉末状の薬剤を自分の吸入力で吸うタイプで，吸入に同調を要するpMDIよりも簡便で，スペーサーも必要ありません．患者に服薬指導する際のポイントは，「できるだけ深く吸い込むこと」です．各メーカーが吸入器に独自のさまざまな工夫をしており，操作が違うため，同じDPI製剤でも処方変更の際は操作説明を必ず行う必要があります．DPIの特徴は吸入速度によって薬剤の到達部位に影響を及ぼすところにあり，吸入力と吸気速度が十分にある患者にはDPIが使いやすいです．逆に，呼吸状態が悪い時にはDPIの効果は不確かなものとなるので注意が必要です．

吸入液は，ネブライザー機器を用いて薬剤を噴霧化して吸入する製剤です．ネブライザー機器が必要になるため携帯性は優れません．しかし，ネブライザーは吸気と手技を同調させる必要がなく，吸入速度に影響されず通常の呼吸で吸入できるため，乳幼児や吸入動作がうまく行えない高齢者には有効です．

② 粒子径と肺内到達率の違い

喘息の気道炎症は，中枢気道から末梢気道までおよぶため，薬剤は炎症部位まで効率よく到達する必要があります．気道への粒子沈着，肺内到達率に影響するのは薬剤の粒子径です．

粒子径が $2.0 \sim 5.0\,\mu\mathrm{m}$ の粒子は中枢気道，$0.8 \sim 3.0\,\mu\mathrm{m}$ の粒子は末梢気道から肺実質へ到達することが報告されています[4]．さらに小さくなると気道に吸着せず，呼気とともに排出されてしまいます．一方，粒子径が $6.0\,\mu\mathrm{m}$ 以上では口腔内や咽頭への沈着が多くなり，ステロイド薬であれば口腔内真菌症や嗄声などの副作用を引き起こします[5]．

一般的に pMDI のほうが DPI よりも粒子径が小さく肺内到達率が高いことが示されています[6]．また，pMDI のほうが嗄声などの副作用も比較的少ないといわれています．

③ 添加物による違い

pMDI には添加物としての噴霧剤（ガス基剤；代替フロン）が入っています．ベクロメタゾンプロピオン酸エステルとシクレソニドは薬剤の可溶化剤として無水エタノールが含まれています．可溶化されているので，吸入前に振盪しなくてもよい利点がありますが，無水エタノールによる咽頭や気道の刺激を嫌う患者が一部います．一方，フルチカゾンプロピオン酸エステルは無水エタノールが添加されていない懸濁剤のため，用時振盪が必要になります．

DPI の添加剤としては乳糖があります．フルチカゾンプロピオン酸エステル，フルチカ

表4　吸入様式（剤形）の特徴

	DPI	pMDI	吸入液
吸気速度	必要	比較的少なくて可能	通常の呼吸で可能
吸気と噴霧の同調	不要 スペーサーも不要	必要 （スペーサーを用いる場合は同調は不要）	不要
携行性	良好	良好 （スペーサーを用いる場合は劣る）	ネブライザー機器が必要のため劣る
保管	湿気に注意	容易	容易
残量確認	容易	困難なことが多い	不要
添加物*	乳糖：むせることがある	アルコール：アルコール臭・刺激を感じることがある	―
粒子径 薬剤の沈着部位	粒子径が比較的大きいため，気道・中枢部分に沈着しやすい	粒子径が小さく，比較的末梢に沈着する 息止めが必要	粒子径が小さく，比較的末梢に沈着する
そのほか	口腔内の沈着が高く副作用の発生頻度が高い 上体を起こした姿勢の保持が必要であるため，水平保持できない患者ではむずかしい	―	吸気のタイミングを合わせる必要がなく，吸入速度も必要としないため小児・高齢者に向いている 用量を細かく設定できるため，乳幼児も可能

＊：添加物はデバイスによって異なる

ゾンフランカルボン酸エステル，モメタゾンフランカルボン酸エステルには含まれています
が，ブデソニドには含まれていません．乳糖が含まれていることで，吸入時に甘みを感
じ，吸入感覚が得られる利点がありますが，咽頭の違和感や咳が惹起されることがあると
いう欠点もあります[7]．

違いの着眼点2 用法の違いに着目しよう！

Key Point

- シクレソニドとフルチカゾンフランカルボン酸エステルは1日1回でよい．

　基本的に1日2回朝夕に吸入する製剤がほとんどですが，**シクレソニドとフルチカゾン
フランカルボン酸エステルは1日1回**です．

　シクレソニドは吸入投与後，肺内で加水分解を受けて活性代謝物に変換されるプロド
ラッグであり，肺内の滞留性が高く，作用持続に関与しているとされています．また，フ
ルチカゾンフランカルボン酸エステルは，グルココルチコイド受容体親和性が高く，作用
時間が持続します．アドヒアランスに問題のある患者に対しては，用法により薬剤を選択
することもできます．

 吸入ステロイド薬の副作用とは？

　ステロイド薬は副作用が多い薬剤でもあります．吸入によって，全身性副作用が抑えられますが，投
与量が多くなると，全身性副作用にも注意を払う必要があります

　局所性副作用には，口腔内カンジダ症，嗄声，むせ，刺激感などがあります．ステロイド吸入薬を吸
入後，薬剤が口腔内に付着している場合，嗄声や口腔カンジダを発症することがあり，これを防止する
ために，吸入直後にうがいすることが必要です．寝たきりの患者や乳幼児など，うがいができない場合
には，飲み物などにより口をゆすいで飲み込むことで，口腔内の薬剤を除去することも可能です．また，
粒子径が大きい製剤は口腔内に付着しやすいため，pMDI製剤へ変更することで，改善できる場合があ
ります．

　一方，吸入する用量が最大量になると全身性の副作用が起こる可能性がでてきます．全身性副作用と
しては視床下部‐下垂体‐副腎系機能抑制，骨密度低下，白内障・緑内障などがあり，注意が必要です．
小児の場合は成長抑制が起こる可能性があります[A, B]．

文献

A）日本呼吸器学会難治性喘息診断と治療の手引き2019作成委員会：難治性喘息診断と治療の手引き2019，メ
　　ディカルレビュー社，東京，2019
B）Zhang L et al：Inhaled corticosteroids in children with persistent asthma：effects on growth. Evid
　　Based Child Health **9**：208-215, 2014

B　吸入 β_2 刺激薬の違いがわかる！

表5　喘息に適応のある吸入 β_2 刺激薬

分類		一般名	剤形（デバイス）	GEの有無	〈特徴〉			
					特徴	肺内到達率	作用発現時間	作用持続時間
LABA		サルメテロールキシナホ酸塩	DPI（ロタディスク, ディスカス）	×	コントローラー使用のみ乳糖を含む	11～17%	30分	12時間
SABA	第3世代	フェノテロール臭化水素酸塩	pMDI（エロゾル）	×	レリーバー使用のみアルコール含有	—	5分	8時間
		プロカテロール塩酸塩水和物	DPI（スイングヘラー）	×	レリーバー使用のみ乳糖を含む	—	—	6～8時間
			pMDI（エアー, キッドエアー）		レリーバー使用のみアルコール含有	80%		
			吸入液			—		
	第2世代	サルブタモール硫酸塩	pMDI	×	レリーバー使用のみ用時振盪	80%	5～10分	4～6時間
			吸入液		—	—		
SABA	第1世代	トリメトキノール塩酸塩水和物	吸入液	×	—	—	—	3～4時間
		dl-イソプレナリン塩酸塩	吸入液	×	頻脈性不整脈を合併する患者には禁忌	—	3～5分	30～40分

[コラム]　吸入指導が薬物療法のカギ！

　吸入薬は正しく吸入されて初めて効果を発揮します．正しく吸入されないと，喘息コントロールの不良や増悪リスク，副作用の増加につながります．

　以下の点に注意して指導することが重要です．

　　①吸気速度は製剤と合っているか

　　②手技：薬剤のセット，吸入前準備が適切に行えているか

　　③持ち方：水平が保たれているか，空気穴を塞いでいないか

　　④残量の確認の仕方

　　⑤薬剤の保管の仕方

　吸気速度の確認には，吸気流速測定器具である「インチェック」や，各製薬会社から提供される確認器具を用いることが有用です．DPIの導入時には，適切な流速かを確認することが重要です．

　ICSと吸入LABAが個々に処方されている場合は，吸入LABAを先に吸入し，気管支を拡張させてからICSを吸入することで，よりICSの肺内到達率を上昇させることができます．

　難治性・重症喘息と推定される患者のうち，約80%が吸入手技やアドヒアランスの不良者であったことが報告されています[A]．適切な吸入指導を継続することが必要です．

文献

A) Hekking PP et al : The prevalence of sever refractory asthma. J Allergy Clin Immunol **135** : 896-902, 2015

違いの着眼点 1 作用時間の違いに着目しよう！

Key Point

• 長時間作用性の LABA は喘息の発作予防に，短時間作用性の SABA は喘息発作時に使う．

β_2 刺激薬は強力な気管支拡張薬で，気道平滑筋の β_2 受容体に作用して気管支平滑筋を弛緩させ，線毛運動による気道分泌液の排泄を促します．β_2 刺激薬には，長期管理薬である吸入長時間作用性 β_2 刺激薬（LABA）と，発作治療薬である吸入短時間作用性 β_2 刺激薬（SABA）があります．

1 発作予防には長時間作用型 β_2 刺激薬（LABA）

長期管理薬としての β_2 刺激薬は，長時間作用性の薬剤のみで，吸入，貼付，あるいは経口的に投与されます．これらを**長期管理薬として用いるときは，ICS との併用が必須**です．

吸入長時間作用型 β_2 刺激薬（LABA）にはサルメテロールキシナホ酸塩とホルモテロールフマル酸塩水和物，インダカテロールマレイン酸塩およびビランテロールトリフェニル酢酸塩がありますが，日本で**単剤吸入薬として気管支喘息の適応をもつのはサルメテロールキシナホ酸塩のみ**です．ホルモテロール，インダカテロールの単剤は気管支喘息の適応はなく，COPD の治療薬として用いられています．LABA，LAMA を含む吸入剤には，適応が慢性閉塞性肺疾患（COPD）のみで喘息には用いることができない薬剤があるため，注意が必要です．

サルメテロールキシナホ酸塩は β_2 受容体の部分アゴニストで，副作用や薬剤過耐性が出現しにくい一方で，即効性にやや劣る（気管支拡張効果が最大限に発現されるまで約 30 分を要します）とされています．呼吸機能を有意に改善するばかりでなく，喘鳴・息切れ・胸苦しさ，咳嗽・morning drip（明け方から起床時にかけての症状悪化）などの喘息症状全般に改善をもたらし，長期的コントロールの維持に有用です．吸入デバイスにはロタディスクとディスカスの 2 種類がありますが，どちらを使用しても臨床効果に大きな差は報告されていません．吸入量や回数を増加させると不整脈や心停止誘発のおそれがあるだけで，効果の向上にはつながらないとされています．

サルメテロールキシナホ酸塩を単独使用した場合，強力な気管支拡張作用の陰で喘息の炎症症状の悪化が見過ごされる可能性があり，結果的に喘息の重症化を招くおそれがあります．米国 FDA は「サルメテロール吸入薬は ICS への追加薬としてのみ用いるべきである」との警告を出しています．このため，単独療法は不適切です．

2 発作時には短時間作用型 β_2 刺激薬（SABA）

短時間作用型 β_2 刺激薬（SABA）は，喘息急性憎悪中の気管支痙攣緩和および運動誘発性気管支収縮を予防するための薬剤で，『喘息予防・管理ガイドライン 2018』[1] では成人，小児ともに発作治療薬（レリーバー）の第一選択薬として推奨されています．

吸入 SABA は吸入後速やかに気管支拡張効果を発現しますが，その持続時間は数時間と短いです．連用していると β_2 受容体のダウンレギュレーションが起こり，過耐性（tachyphilaxis）の原因となります．また，過剰投与で β_1 作用による心筋刺激が出現し，

頻脈，動悸などの副作用が生じる危険があります．一方，患者にとっては効果がすぐに感じられるので，依存に陥りやすく連用してしまいがちになります．しかし，**吸入 SABA の連用・過剰投与は喘息死を増加させてしまう可能性**が指摘されているため，急性発作の変調を感じたら早めに吸入し，一定の吸入回数を超えても症状が残る場合にはただちに医療機関を受診するよう指導する必要があります．

喘息に適応のある吸入 SABA には，サルブタモール硫酸塩，プロカテロール塩酸塩水和物，フェノテロール臭化水素酸塩，トリメトキノール塩酸塩水和物，dl-イソプレナリン塩酸塩があります．

β_2 刺激薬第 2 世代のサルブタモール硫酸塩や第 3 世代のプロカテロール塩酸塩水和物およびフェノテロール臭化水素酸塩は β_2 選択性が高く，処方頻度が高いです．剤形，デバイスによる違いがあるため，患者によって適切な製剤を選択することができます．第 1 世代のトリメトキノール塩酸塩水和物および dl-イソプレナリン塩酸塩は非選択性 β 刺激薬（β_1，β_2 作用）であり，頻脈，動悸などの心臓系の副作用が生じる危険性があります．

C 吸入ステロイド薬（ICS）/ 長時間作用性吸入 β_2 刺激薬（LABA）配合剤の違いがわかる！

表6 喘息に適応のある ICS/LABA 配合剤

商品名	一般名 (ICS)	一般名 (LABA)	剤形 (デバイス)	GE の有無	特徴				小児への適応
					用法	粒子径 (μm)	肺内到達率 (%)	吸入に必要な吸入速度 (L/分)	
フルティフォーム	フルチカゾンプロピオン酸エステル	ホルモテロールフマル酸塩水和物	pMDI (エアゾール)	×	1日2回	2.1〜4.7	—	—	×
アドエア	フルチカゾンプロピオン酸エステル	サルメテロールキシナホ酸塩	pMDI (エアゾール)	×	1日2回	3.1	29		○ (5歳以上)
			DPI (ディスカス)		1日2回	4.4	15〜17	30	
シムビコート	ブデソニド	ホルモテロールフマル酸塩水和物	DPI (タービュヘイラー)	○	1日2回 (発作時追加可)	2.4	32	35	×
レルベア	フルチカゾンフランカルボン酸エステル	ビランテロールトリフェニル酢酸塩	DPI (エリプタ)	×	1日1回	4.0	—	30	×
アスキュラ	モメタゾンフランカルボン酸エステル	インダカテロール	DPI (ブリーズヘラー)	×	1日1回	—	—		×

違いの着眼点 1 用量調節と吸入回数に着目しよう！

Key Point

- シムビコートは発作時に頓服として追加吸入できる．
- レルベアは 1 日 1 回の吸入でよい．

ICS/LABA は長期管理薬として用いられ，日本では 5 種類の配合剤が使用できます．

配合剤の利点は，吸入操作回数が減少することでアドヒアランスがよくなる点と，LABA の単独使用を防ぐことができる点にあり，ICS/LABA は，個々に吸入するより有効性が高いとされています．

シムビコートは気管支拡張作用が早く現れるため，発作治療薬としても使えます．シムビコートで長期管理中に喘息発作が起きた場合，SABA の代わりに同剤を追加吸入することができます（SMART 療法）．しかし，患者主導の治療となるため，定期吸入のアドヒアランス低下や薬剤の過剰使用に注意し，患者への十分な教育が必要となります．

レルベアは 1 日 1 回吸入のため，高いアドヒアランスが期待でき，臨床試験でも他の ICS および ICS/LABA を含む通常の喘息治療に比べて優れた症状改善効果が認められています．

違いの着眼点 2　有効成分の違いに着目しよう！

Key Point

- ステロイドの強さはブデソニドよりフルチカゾンが強い．
- ホルモテロールは用量依存性がある．

含有する有効成分の違いについて，ステロイドに関しては，グルココルチコイド受容体に対する親和性により，フルチカゾンのほうがブデソニドよりも抗炎症効果が高いです（表 3）．

LABA に関しては，サルメテロールの作用発現時間が 30 分であることに比べて，ホルモテロールは 5 分，ビランテロールは 10 分と短い特徴があります．サルメテロールは量を増やしても効果は変わりませんが，ホルモテロールは用量依存性があり，シムビコートは 1 日最大 8 吸入，頓服併用時は 1 日最大 12 吸入まで増量が可能です．ただし，副作用の発現も高くなるため注意が必要です．

D　吸入抗コリン薬の違いがわかる！

表 7　喘息に適応のある吸入抗コリン薬

分類	一般名	剤形（デバイス）	GE の有無	特徴		
				用法	$t_{1/2}$ [*1]（時）	作用持続時間
LAMA	チオトロピウム臭化物水和物	SMI [*2]（レスピマット [*3]）	×	1 日 1 回	34.8	24 時間以上
SAMA	イプラトロピウム臭化物水和物	pMDI（エロゾル）	×	1 日 3～4 回	0.21	―

＊1：ヒトムスカリン受容体サブタイプ（Hm3）から解離する半減時間．
＊2：SMI（Soft mist inhaler）：圧力により薬剤がミスト状になりゆっくりと持続的に噴霧する吸入デバイス
＊3：スピリーバには吸入用カプセルとレスピマットのデバイスがあり，レスピマットにのみ気管支喘息の適応がある．

Key Point

• 長時間作用性の LAMA は喘息の発作予防に，短時間作用性の SAMA は喘息発作時に使う．

　長時間作用性抗コリン薬（LAMA）は，喘息に対する長期管理薬としてはチオトロピウム臭化物水和物のみが使用できます．チオトロピウムは COPD 治療に広く使用されており，DPI（吸入用カプセル）とソフトミストインヘラー SMI（レスピマット）の 2 種類がありますが，喘息に使えるのはレスピマットだけです．ICS などにより症状改善がない場合，あるいは重症度から ICS との併用による治療が必要と判断されたときにのみ使われ，ICS との併用が必須です．吸入後 5 分で最高血中濃度に達し，作用は 24 時間以上持続します．

　一方，短期作用性抗コリン薬であるイプラトロピウム臭化物水和物は，気管支喘息の気道閉塞障害に基づく呼吸困難などの諸症状の緩解に用いることができる pMDI 製剤です．発作治療の第一選択薬は SABA です．短期作用性抗コリン薬は作用発現が吸入 SABA に比べてやや遅いですが，持続時間は長く，心血管系に対する影響が少ない特徴があります．

　チオトロピウム，イプラトロピウムともに，副作用として口渇が最も多いです．また，重篤な心疾患のある患者には慎重投与が必要です．閉塞隅角緑内障，排尿障害のある前立腺肥大症の患者には禁忌です．さらに，吸入時に眼にかからないように注意する必要もあります．

E　β_2 刺激薬（経口剤，貼付剤）の違いがわかる！

表 8　喘息に適応のある β_2 刺激薬（経口，貼付）

分類	一般名	剤形	GE の有無	特徴		
				用法	作用発現時間（時）	作用持続時間（時）
長時間型 β_2 刺激薬	クレンブテロール塩酸塩	錠	○	1 日 2 回	—	11 ～ 15
	プロカテロール塩酸塩水和物	錠，顆粒，シロップ，DS	○（錠，シロップ，DS）	1 日 1 ～ 2 回	0.5	10 ～ 12
中時間型 β_2 刺激薬	ツロブテロール塩酸塩	錠，DS	○	1 日 2 回	0.5	8 ～ 10
	フェノテロール臭化水素塩酸	錠，シロップ	○（シロップ，DS）	1 日 2 回	0.5 ～ 1	7 以上
短時間型 β_2 刺激薬	サルブタモール硫酸塩	錠，シロップ	○（錠）	1 日 3 回	0.25	5 ～ 6
	テルブタリン硫酸塩	錠，シロップ	○（錠，細粒）	1 日 3 回		4 ～ 6
非選択性 β 刺激薬	トリメトキノール塩酸塩水和物	錠，散，シロップ	○	1 日 2 ～ 3 回	—	0.5
β_2 刺激薬貼付剤	ツロブテロール	貼付	○	1 日 1 回	—	24

DS：ドライシロップ

違いの着眼点 1 　副作用頻度の違いに着目しよう！

Key Point

- 経口剤より貼付剤のほうが副作用が少ない.
- 吸入が困難な乳幼児にはツロブテロールのテープ製剤が有用.

β_2 刺激薬は吸入, 経口, 貼付剤があります. いずれの剤形も安全性は高いですが, 経口剤の副作用は吸入薬より注意が必要です. **副作用として振戦・動悸・頻脈**などが認められ, 「経口剤＞貼付剤＞吸入剤」の順で出現し, 訴えに応じて減量・中止が必要です.

追加的な気管支拡張作用が必要な場合にのみ使います. 心血管系への刺激（頻脈）, 不安, 骨格筋振戦が出現しやすいため, 心血管系の基礎疾患, 高血圧, 糖尿病のある患者に

抗体製剤

重症持続性喘息など, 高用量の吸入ステロイド薬および複数の喘息治療薬を併用しても症状が安定しない患者に対して使用することができます. 近年, 抗体製剤の開発が進み, 4製剤が承認されています. すべて皮下注製剤で, 医薬品により 2 ～ 8 週間ごとに投与します.

抗 IgE 抗体製剤のオマリズマブは, IgE に対するヒト化モノクローナル抗体であり, 遊離 IgE 抗体と結合し, マスト細胞からの炎症性メディエーターの放出を抑制し, 抗炎症作用を示します. アトピー型重症喘息に用いられます.

抗 IL-5 抗体製剤のメボリズマブは IL-5 に対するヒト化モノクローナル抗体であり, 好酸球表面に発現する IL-5 受容体への IL-5 結合を阻止し, 好酸球の増殖, 分化, 浸潤, 活性化および生存を抑制することで喘息症状の発現を抑制します. 好酸球性重症喘息に用いられます.

抗 IL-5 受容体 α 鎖抗体製剤のベンラリズマブは, IL-5 に対する作用に加えて, ADCC（交代依存性細胞介在性細胞障害）活性により好酸球を減少させ, メボリズマブとは異なる作用機序を有しています. 好酸球性重症喘息に用いられます.

抗 IL-4, IL-13 受容体抗体であるデュピルマブは, 気管支喘息の病態で重要な役割を果たす IL-4 と IL-13 のシグナル伝達を阻害することで, Type2 炎症反応を広範囲に抑制します. アトピー型, IL-13 優位（好酸球性）重症喘息に用いられます. 4製剤のなかで, 唯一自己注射が可能な製剤です.

3剤配合吸入薬

2020 年 6 月に吸入薬であるモメタゾン（ICS）・インダカテロール（LABA）・グリコピロニウム（LAMA）配合剤（エナジア）が承認されました. また, 2020 年 11 月にフルチカゾン（ICS）・ビランテロール（LABA）・ウメクリジウム（LAMA）配合剤（テリルジー）の適応に喘息が追加され, ICS/LABA/LAMA の 3 剤が配合された喘息治療薬が増えています.

ICS/LABA でコントロール不十分な喘息重症持続型の治療では, LAMA 加えた 3 剤の併用が推奨されています. しかし, 各々別の吸入薬を併用すると服薬アドヒアランスの低下を引き起こし, 喘息コントロールの悪化が問題となっていました. 3 剤配合剤を使用することにより利便性を高め, 喘息の長期管理に役立ちます. 両剤は DPI 製剤で, 1 日 1 回の吸入です. インダカテロールは作用発現時間が 5 分程度と早く, 作用持続時間が 24 時間と長い特徴があります.

は慎重に投与すべきです．特にトリメトキノールは非選択性 β 刺激薬（β_1，β_2 作用）であり，心血管系の副作用には細心の注意が必要となります．テオフィリン併用患者では，心血管系の副作用リスクがさらに増すので注意が必要です．

　副作用は，連用により減少してくることが多いですが，患者の訴えによっては減量・中止が必要です．

　貼付 β_2 刺激薬にツロブテロールテープ製剤があり，経口 β_2 刺激薬の副作用を軽快・消失させる選択肢の 1 つになるかもしれません．貼付後 12 時間で血中濃度が最大となり，有効血中濃度が 24 時間にわたって持続するため，長期管理薬としての使用に適しており，吸入 LABA のサルメテロールキシナホ酸塩と同等の効果を示します．吸入がむずかしい乳幼児には，本テープ剤は有用です．血中濃度の急激な上昇がなく，動悸・頻脈などの副作用は起こりにくいですが，ときに貼付箇所の皮膚のかぶれがみられることがあります．また，各社のテープ製剤で薬剤放出性が異なるので，高齢者やアトピー性皮膚炎などの皮膚透過亢進状態の場合には注意が必要になります．

［廣澤伊織，渡部一宏］

▋文 献

1) 日本アレルギー学会喘息ガイドライン専門部会：喘息予防・管理ガイドライン 2018，協和企画，東京，2018
2) 日本小児アレルギー学会：小児気管支喘息治療・管理ガイドライン 2017《2019 年改訂版》，協和企画，東京，2019
3) 日本呼吸器学会難治性喘息診断と治療の手引き 2019 作成委員会：難治性喘息　診断と治療の手引き 2019，メディカルレビュー社，東京，2019
4) 高久文麿ほか（監）：治療薬マニュアル 2020，医学書院，東京，p695-738，p1017，2020
5) Aerosol consensus statement. Consensus Conference on Aerosol Delivery. Chest **100**：1106-1109, 1991
6) 新実彰男：吸入ステロイド薬の使い分け．アレルギー **65**：757-763, 2016
7) 陣内牧子：喘息・COPD 治療において MDI 製剤が適する症例・DPI 製剤が適する症例．薬局 **64**：48-53, 2013

22 消化性潰瘍治療薬

- 消化性潰瘍の治療は，出血，穿孔，狭窄などの合併症がない場合，通常の潰瘍治療としての薬物治療が適応となる．
- 合併症や非ステロイド抗炎症薬（NSAIDs）の使用がない場合は，*H. pylori* 除菌治療が優先される．
- 一般的な治療効果は，酸分泌抑制薬＞防御因子増強薬（一部を除く）である．
- 投与初期の潰瘍治癒率は，プロトンポンプ阻害薬＞H_2 受容体拮抗薬である．

I 同効薬の違いについて知ろう！

表 1 消化性潰瘍治療薬の全体像

分類			代表的な一般名 （おもな先発品の商品名）	特　徴
攻撃因子抑制薬	酸分泌抑制薬	プロトンポンプ阻害薬（PPI）	エメソプラゾール（ネキシウム） オメプラゾール（オメプラゾン，オメプラール） ランソプラゾール（タケプロン） ラベプラゾール（パリエット）	・胃の壁細胞のプロトンポンプ（H^+，K^+-ATPase）に不可逆的に結合し阻害することで，強力に酸分泌を抑制．その作用はプロトンポンプが活性化している日中が夜間よりも強力 ・抗菌薬2種類と併用し，*H. pylori* 除菌療法に使用される ・*H. pylori* 除菌療法によらない消化性潰瘍の初期治療における第一選択薬 ・投与期間制限がある ・投与初期には H_2RA より潰瘍治癒率が高い
		カリウムイオン競合型アシッドブロッカー（P-CAB）	ボノプラザン（タケキャブ）	・既存の PPI とは異なる作用機序でプロトンポンプを阻害することにより，既存の PPI よりも強力かつ持続的な酸分泌抑制作用を示す ・抗菌薬2種類と併用し，*H. pylori* 除菌療法に使用される ・*H.pylori* 除菌療法によらない消化性潰瘍の初期治療における第一選択薬 ・潰瘍治癒率は既存の PPI と差はみられない ・プロトンポンプのカリウムイオン結合部位を競合的に阻害することで PPI よりも強力かつ持続的に酸分泌を抑制
		H_2 受容体拮抗薬（H_2RA）	シメチジン（シメチジン） ラニチジン（ザンタック） ファモチジン（ガスター） ロキサチジン（アルタット） ニザチジン（アシノン） ラフチジン（プロテカジン）	・強力な酸分泌抑制作用を有する ・*H.pylori* 除菌療法によらない消化性潰瘍の維持療法における第一選択薬 ・H_2RA 間で潰瘍治癒率に差はみられない ・壁細胞にある H_2 受容体を競合的に阻害することで酸分泌を抑制 ・PPI と比較して作用はやや劣る ・効果は日中よりも夜間のほうが強力
		選択的ムスカリン受容体拮抗薬	ピレンゼピン（ガストロゼピン）	・酸分泌抑制作用は H_2RA より弱い ・ジメチジンと潰瘍治癒率に差はみられない
	酸中和薬		水酸化アルミニウムゲル（乾燥水酸化アルミニウムゲル） 水酸化マグネシウム（ミルマグ） 酸化マグネシウム（酸化マグネシウム）	・即効性があるが，作用持続時間が短いため対処療法として水酸化アルミニウムゲル・水酸化マグネシウム配剤が使用される ・副作用としてアルミニウム塩は便秘・マグネシウム塩は下痢を起こしやすい
防御因子増強薬	粘膜抵抗性強化薬	潰瘍病巣保護薬	スクラルファート（アルサルミン）	・単独投与で H_2RA と同等の潰瘍治癒効果が認められている ・副作用などにより酸分泌抑制薬が投与できない症例に対する第一選択薬
			ポラプレジンク（プロマック） エグアレンナトリウム（アズロキサ）	・単独投与では十分な潰瘍治癒効果は期待できないため，H_2RA と併用されることがある
		組織修復促進薬	アルジオキサ（アルジオキサ） エカベトナトリウム（エカベト）	・単独投与では十分な潰瘍治癒効果は期待できないため，H_2RA と併用されることがある
		粘液産生・分泌促進薬	テプレノン（セルベックス） レバミピド（ムコスタ）	・単独投与では十分な潰瘍治癒効果は期待できないため，H_2RA と併用されることがある
		プロスタグランジン（PG）製剤	ミソプロストール（サイトテック）	・NSAIDs 起因性の潰瘍の予防や治癒促進に効果的である ・単独投与で H_2RA と同等の潰瘍治癒効果が認められている
		胃粘膜微小循環改善薬	セトラキサート（ノイエル） スルピリド（ドグマチール） トロキシピド（アプレース）	・単独投与では十分な潰瘍治癒効果は期待できないため，H_2RA と併用されることがある ・スルピリドは統合失調症やうつ病にも使用される

1 消化性潰瘍治療薬の基本的な選びかた

　消化性潰瘍は，胃および十二指腸の粘膜下層よりも深く粘膜欠損を生じる病態である胃潰瘍・十二指腸潰瘍の総称です．病因は，胃酸やペプシンの消化作用による粘膜攻撃機構（攻撃因子）とその作用から粘膜を防御する粘膜防御機構（防御因子）のバランスの不均衡とされてきました．攻撃因子である胃酸は，ペプシンとともに粘膜を自己消化し潰瘍を生じると考えられます．しかし現在では，*Helicobacter pylori*（*H. pylori*）感染が消化性胃潰瘍の発症に関与していることが明らかになり，*H. pylori* 感染による**防御機構の低下**や**非ステロイド抗炎症薬**（non steroidalanti-inflammatory drugs：NSAIDs）などの薬物による粘膜防御機構の障害がおもな要因と考えられています．さらに，胃酸がこれら2つの要因に共通した**増悪因子**となります．治療薬は，粘膜防御機能の不均衡を念頭に選択します．

2 消化性潰瘍診療ガイドラインによる選びかた

　図1に消化性潰瘍診療のフローチャートを示します[1]．穿孔・狭窄・出血などの合併症がある場合は，その治療後に薬物治療を開始します．合併症のない場合は薬物治療（通常の潰瘍治療）が適応となります．消化性潰瘍発症時に NSAIDs が併用されている場合は，NSAIDs を中止するのが原則です．その後，NSAIDs 併用の有無に限らず，*H. pylori* 陽性の場合は *H. pylori* 除菌療法を優先します．なお，薬物治療には，*H. pylori* 除菌療法と *H. pylori* の除菌によらず酸分泌抑制薬などの攻撃因子抑制薬と防御因子増強薬に大別される消化性潰瘍治療薬を投与する方法があります．

消化性潰瘍の治療薬（非除菌療法）の原則〔消化性潰瘍診療ガイドライン 2020〕

- 第一選択薬はプロトンポンプ阻害薬［PPI（オメプラゾール，ランソプラゾール，ラベプラゾール，エソメプラゾール）］およびボノプラザンのいずれかを推奨する

【推奨の強さ：強（合意率 100%），エビデンスレベル：A】

- 第一選択薬として PPI およびボノプラザンを選択できない場合

→ H_2 受容体拮抗薬［H_2RA（シメチジン，ラニチジン，ファモチジン，ロキサチジン，ニザチジン，ラフチジン）］のいずれかを推奨する

【推奨の強さ：強（合意率 100%），エビデンスレベル：B】

→選択的ムスカリン受容体拮抗薬（ピレンゼピン）もしくは一部の防御因子増強薬（スクラルファート，ミソプロストール）のいずれかを提案する

【推奨の強さ：弱（合意率 100%），エビデンスレベル：B】

- 胃潰瘍で上記いずれの薬剤も投与できない場合

→一部の防御因子増強薬（スクラルファート，ミソプロストール）を除くそのほかの防御因子増強薬のいずれかを提案する

【推奨の強さ：弱（合意率 100%），エビデンスレベル：B】

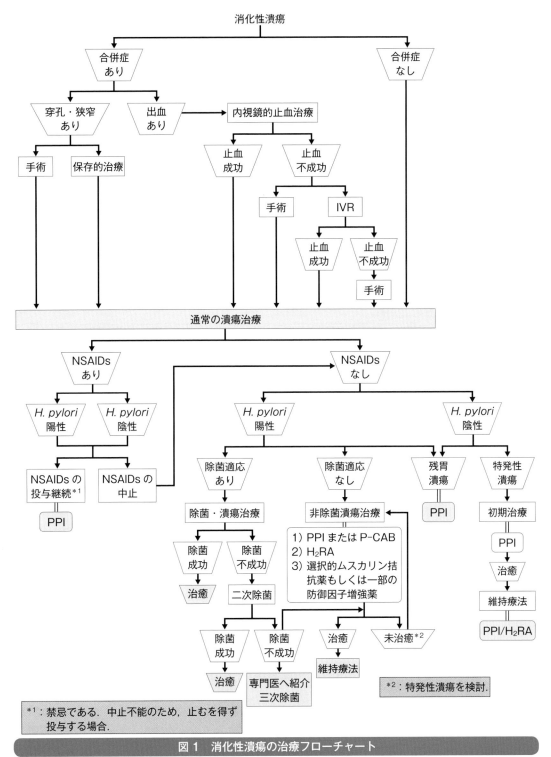

図1　消化性潰瘍の治療フローチャート

[日本消化器病学会（編）：消化性潰瘍診療ガイドライン2020（改訂第3版），南江堂，東京，pxvi，2020 より許諾を得て転載]

コラム　プロトンポンプ阻害薬とH₂受容体拮抗薬の違いに注目！！

　酸分泌抑制薬のうち，プロトンポンプ阻害薬（PPI），カリウムイオン競合型アシッドブロッカー（P-CAB），H₂受容体拮抗薬（H₂RA）は，*H. pylori* 除菌療法を含む消化性潰瘍の薬物療法の中心的役割を担っています．*H. pylori* の除菌によらない消化性潰瘍の初期治療では，PPI または P-CAB が第一選択薬ですが，副作用などにより投与できない症例には H₂RA を選択します．また，初期治療により消化性潰瘍が治癒した症例においても再発抑制のために維持療法が推奨されており H₂RA やスクラルファートが第一選択薬です．なお，*H. pylori* 除菌療法では，PPI または P-CAB を選択します．

表　プロトンポンプ阻害薬（PPI）とH₂受容体拮抗薬（H₂RA）の比較

	プロトンポンプ阻害薬（PPI）	H₂受容体拮抗薬（H₂RA）
作用機序	胃壁細胞の H^+ 分泌の最終段階であるプロトンポンプ（H^+，K^+-ATPase）を特異的に阻害	胃粘膜上皮の壁細胞に存在するヒスタミン受容体に拮抗することで酸分泌を抑制
作用発現時間	遅い（6 時間〜）	早い（2〜3 時間）
作用持続性	24 時間以上（H^+，K^+-ATPase との結合が非可逆的であるため長時間作用が持続）	数時間
作用の時間帯と強さ	日中＞夜間	日中＜夜間
内視鏡治癒率	4 週：PPI ＞ H₂RA 8 週：PPI ≒ H₂RA	
代謝・排泄	肝代謝（遺伝子多型性による個人差あり）	腎排泄
投与期間制限	あり（おもに初期治療として投与）	なし（おもに維持療法として投与）

H. pylori 除菌療法

　H. pylori 除菌療法は，酸分泌抑制薬であるプロトンポンプ阻害薬（カリウムイオン競合型アシッドブロッカー含む）に加えて，一次除菌ではアモキシシリンとクラリスロマイシンを投与する3剤併用療法をします．一次除菌不成功例の二次除菌は，抗菌薬をアモキシシリンとメトロニダゾールの2剤を併用する3剤併用療法です．酸分泌抑制薬は胃内 pH を上昇させ抗菌薬の除菌作用を高めるのが目的です．

「消化性潰瘍診療ガイドライン 2020 による除菌療法の原則」

　≪一次除菌治療≫

- ボノプラザンを用いたアモキシシリンおよびクラリスロマイシンの3剤療法は PPI 使用時よりも除菌率が高く，一次除菌治療ではボノプラザンの使用を推奨する

【推奨の強さ：強（合意率 100％），エビデンスレベル：A】

- 3剤療法の抗菌薬はアモキシシリンおよびクラリスロマイシンまたはメトロニダゾールの組み合わせを推奨する．わが国ではクラリスロマイシンの耐性菌率が高く，アモキシシリンとメトロニダゾールの組み合わせを推奨する（保険適用外）．

【推奨の強さ：強（合意率 100％），エビデンスレベル：A】

- PPI 使用時には，シーケンシャル（連続）治療および4剤併用療法は3剤療法に比べて除菌効果に優れるので，実施するよう提案する（保険適用外）．

【推奨の強さ：弱（合意率 100％），エビデンスレベル：A】

　≪二次除菌治療≫

- 保険診療で一次除菌治療を実施した場合，二次除菌治療として PPI またはボノプラザン，アモキシシリン，メトロニダゾールを用いた3剤療法を行うよう推奨する．

【推奨の強さ：強（合意率 100％），エビデンスレベル：A】

　≪三次除菌治療≫

- PPI，シタフロキサシンにメトロニダゾールまたはアモキシシリンを組み合わせたレジメンを提案する（保険適用外）．

【推奨の強さ：弱（合意率 100％），エビデンスレベル：B】

　アモキシシリンやクラリスロマイシンなどの抗菌薬は，酸性の環境下では除菌作用が低下する．PPI は胃内 pH を上昇させることで胃内での抗菌薬の安定性および除菌作用を高める目的で併用されます．なお，*H. pylori* 除菌薬として，1日分に服用する3剤を1枚のシートにまとめた組み合わせ製剤が発売されています．

Ⅱ 同種薬の違いについて知ろう！

A プロトンポンプ阻害薬（PPI）の違いがわかる！

表2　プロトンポンプ阻害薬の特徴

分類	一般名	剤形	GEの有無	T_{max}（時）	$t_{1/2}$（時）	未変化体尿中排泄率	おもな排泄経路	代謝酵素	特徴
PPI	エソメプラゾール〔(S)-オメプラゾール〕	カプセル，懸濁用顆粒	×	2.8	1.1	経口投与48時間値：＜1（外国人）	肝代謝	CYP2C19，CYP3A4	・ラセミ体であるオメプラゾールの単一光学異性体（S体） ・CYP2C19の寄与率が低く，遺伝子多型による個体間変動は少ない ・小児への適応症を有する ・懸濁用顆粒は高齢者などの嚥下困難患者や小児患者に
	オメプラゾール〔オメプラゾール（ラセミ体）〕	錠	○	2.3	1.6	＜1（外国人）	肝代謝	CYP2C19，CYP3A4	・代謝におけるCYP2C19の寄与率が高く，遺伝子多型により薬物動態や臨床効果に個人差が生じやすい
	ラベプラゾール	錠	○	3.8	0.9	経口投与検出なし	肝代謝	主に非酵素的還元反応 CYP2C19，CYP3A4の関与あり	・既存のPPIのうちH⁺，K⁺-ATPase活性阻害作用（IC_{50}）が最も大きい ・おもに非酵素的還元反応により代謝される ・重度の粘膜傷害を有する逆流性食道炎に対して1日40mg（分2）まで投与できる
	ランソプラゾール	OD錠・カプセル	○	2.2	1.4	経口投与検出なし	肝代謝	CYP2C19，CYP3A4	・腸溶性顆粒を含む硬カプセル剤および腸溶性顆粒を含む口腔内崩壊錠（OD錠）を有する ・OD錠は高齢患者など嚥下困難患者に使用しやすい
P-CAB	ボノプラザン	錠	×	1.5	6.9	経口投与168時間値：8.1	肝代謝	おもにCYP3A4一部CYP2B6，CYP2C19，CYP2D6	・PPIよりもH⁺，K⁺-ATPase活性阻害阻害作用が大きい ・半減期が長く，PPIより胃内pH＞4の時間率（%）が高い ・CYP2C19の寄与率が低いため，遺伝子多型による影響は少ない

＊プロトンポンプ阻害薬（proton pump inhibitor：PPI）とカリウムイオン競合型アシッドブロッカー（P-CAB）はいずれもプロトンポンプを阻害することから，本項目ではP-CABもPPIとして扱う．

違いの着眼点1　剤形や性状の違いに着目しよう！

Key Point

- 嚥下困難な場合は，ランソプラゾールOD錠やエソメプラゾール懸濁用顆粒が有用．
- ボノプラザンは腸溶性ではないため，他のPPIより作用発現が速い．

　　エソメプラゾール，オメプラゾール，ラベプラゾール，ランソプラゾールは，いずれも酸に不安定であるため腸溶性製剤です．オメプラゾール，オメプラゾン，パリエットは腸溶錠，ネキシウムは腸溶性コーティング顆粒を充填したカプセル剤と懸濁用顆粒，タケプロンは腸溶性コーティング顆粒のカプセル剤と腸溶性細粒を含む口腔内崩壊錠の2剤形が

あります．ランソプラゾールの口腔内崩壊錠（OD 錠）とエソメプラゾールの懸濁用顆粒は高齢者など嚥下困難な症例に対して有用です．

一方，P-CAB とよばれるボノプラザンは錠剤のみです．ボノプラザンは成分として酸に安定であり，腸溶性製剤ではないため，他の PPI よりも速やかに吸収され，作用を発現します．

違いの着眼点 2　適応症の違いに着目しよう！

Key Point

- ボノプラザンは非びらん性胃食道逆流症の適応がない．
- エソメプラゾールは 1 歳以上の幼児・小児の適応をもつ．
- 逆流性食道炎は 8 週間までの投与可能だが，ボノプラザンは 4 週間までを基本とし，効果不十分の場合に 8 週間まで投与可能となる．

プロトンポンプ阻害薬は，胃潰瘍，吻合部潰瘍十二指腸潰瘍，Zollinger-Ellison 症候群，逆流性食道炎，H. pylori 除菌の補助，非びらん性胃食道逆流症の適応があります．ただし，ボノプラザンはこのうち，非びらん性胃食道逆流症の適応がありません．

薬剤性の消化性潰瘍の再発抑制に関しては，薬剤ごとに適応が異なるため注意が必要です．エソメプラゾール，ランソプラゾールおよびボノプラザンは，NSAIDs 投与時および低用量アスピリン投与時における胃潰瘍または十二指腸潰瘍の再発抑制に，ラベプラゾールは低用量アスピリン投与時における胃潰瘍または十二指腸潰瘍の再発抑制に投与が可能です．また，エソメプラゾールのみ，胃潰瘍，十二指腸潰瘍，逆流性食道炎などの一部適応症において，1 歳以上の幼児および小児への投与が認められています．

また，効能・効果により投与期間に制限があります．消化性潰瘍には，胃潰瘍には 8 週間まで，十二指腸潰瘍には 6 週間まで，非びらん性胃食道逆流症には 4 週間までの投与制限があります．逆流性食道炎では，既存のプロトンポンプ阻害薬は 8 週間まで投与可能であるのに対して，ボノプラザンは 4 週間までが原則ですが，効果不十分の場合には 8 週間まで投与できます．一方，維持療法の場合は，すべての薬剤において投与期間の制限はありません．なお，ラベプラゾールは重度の粘膜障害を有する逆流性食道炎には 1 回 20 mg，1 日 2 回までの高用量の投与が可能です．

違いの着眼点 3　薬物動態に着目しよう！

Key Point

- ボノプラザンは他のプロトンポンプ阻害薬よりも作用発現が速く，持続時間も長い．

プロトンポンプ阻害薬における最高血中濃度到達時間（T_{max}）は 2.2 ～ 3.8 時間ですが，ボノプラザンは 1.5 時間とやや短く，より速やかに吸収されます．これは，既存のプロトンポンプ阻害薬が腸溶性製剤のためと考えられます．生物学的半減期（$t_{1/2}$）は，プロトンポンプ阻害薬が 0.9 ～ 1.6 時間であるのに対し，ボノプラザンは 6.9 時間と長く，ボノプラザンがより長時間にわたり持続的に酸分泌が抑制される一因と考えられます．

コラム プロトンポンプ阻害薬の治療効果に明らかな差はない！？

　消化性潰瘍の内視鏡判定治癒率は，オメプラゾール，ラベプラゾール，ランソプラゾールおよびボノプラザンはいずれも約90％以上の高い内視鏡判定治癒率が得られています．*H. pylori* 除菌率は，胃潰瘍ではオメプラゾール，ラベプラゾール，ランソプラゾールのいずれも約87％と高値です．十二指腸潰瘍ではオメプラゾール75.7％＜ラベプラゾール83.3％＜ランソプラゾール91.1％ですが，明らかな差はないものと考えられます．なお，エソメプラゾールには *H. pylori* 除菌率のデータはありませんでした．また，ボノプラザンとランソプラゾールを対象に実施された二重盲検比較試験における *H. pylori* 除菌率は，ボノプラザンが92.6％，ランソプラゾールが75.9％であり，ボノプラザンのランソプラゾールに対する非劣性が認められています．逆流性食道炎の初期治療投与8週後の内視鏡判定治癒率は，エソメプラゾールが87.3％，オメプラゾールが87.4％です．逆流性食道炎の維持療法での投与24週後の非再発率は，エソメプラゾール10 mg投与群が87.5％，オメプラゾール10 mg投与群が82.7％でありエソメプラゾールのほうが若干高い結果が得られています．プロトンポンプ阻害薬とボノプラザンの逆流性食道炎の非再発率は，他のプロトンポンプ阻害薬と異なる試験のため直接比較はできませんが，94.9〜98.0％とより良好な成績が得られています [A-C]．

表　PPIとP-CABの適応症と臨床成績

	一般名	オメプラール	エソメプラゾール	ランソプラゾール	ラベプラゾール	ボノプラザン
経口薬の適応症 [*1]	①胃潰瘍，十二指腸潰瘍，吻合部潰瘍，Zollinger-Ellison症候群	●	●	●	●	●
	②逆流性食道炎	●	●	●	●	●
	③非びらん性胃食道逆流症	▲	▲	▲	▲	―
	④NSAIDs投与時における胃潰瘍または十二指腸潰瘍の再発抑制	―	●	▲	―	▲
	⑤低用量アスピリン投与時における胃潰瘍または十二指腸潰瘍の再発抑制	―	●	▲	▲	▲
	⑥胃潰瘍，十二指腸潰瘍などにおける *H.pylori* の除菌補助	●	●	●	▲	●
薬理作用	胃内pH上昇作用（Holding time pH 4以上）	49.9%	62.4%	55〜59%	10 mg：72.6％，20 mg：78.3％	83.4%
臨床成績	消化性潰瘍内視鏡判定治癒率　胃潰瘍	92.5%（359/388）	―（臨床試験未実施）	88.6%（535/604）	95.2%（401/421）	93.5%（216/231）
	消化性潰瘍内視鏡判定治癒率　十二指腸潰瘍	95.7%（223/233）	―（臨床試験未実施）	93.9%（418/445）	98.1%（364/371）	95.5%（170/178）
	H.pylori 除菌率 [*2]　胃潰瘍	86.3%（63/73）	―（臨床試験未実施）	87.5%（84/96）	87.7%（57/65）	胃潰瘍または十二指腸潰瘍92.6%（300/324）〔同一試験ランソプラゾール（243/320）〕
	H.pylori 除菌率 [*2]　十二指腸潰瘍	75.7%（53/70）	―（臨床試験未実施）	91.1%（82/90）	83.3%（45/54）	

＊1：用法・用量は添付文書を参照のこと
＊2：アモキシシリン750 mg（力価）/回，クラリスロマイシン200 mg（力価）/回併用時
●：該当あり，▲：一部該当，―：なし

文献

A) 関口利和ほか：H₂受容体拮抗剤抵抗性の逆流性食道炎に対する Omeprazole の臨床評価（第2報）―再発予防効果と安全性の検討―．臨医薬 **16**：1387-1404, 2000

B) 遠藤光夫ほか：H₂受容体拮抗剤抵抗性の逆流性食道炎に対する AG-1749 の臨床的有用性―第二報 維持効果の検討―．臨床成人病 **29**：959-977, 1999

C) 木下芳一ほか：逆流性食道炎治癒患者を対象としたエソメプラゾールの寛解維持効果と安全性の検討―オメプラゾールを対照とした無作為化二重盲検第Ⅲ相比較試験―．日消誌 **110**：1428-1438, 2013

いずれのプロトンポンプ阻害薬も未変化体尿中排泄率は1%未満のため，腎機能障害による投与量調節は必要はなく，おもにチトクロム（CYP）2C19およびCYP3A4で代謝される肝代謝型薬剤です.

違いの着眼点 4 代謝酵素・相互作用の違いに着目しよう！

Key Point

- エソメプラゾール，オメプラゾール，ランソプラゾールはおもにCYP2C19，ボノプラザンはおもにCYP3A4の影響を受ける.

CYP2C19やCYP3A4などの代謝酵素に起因する相互作用，酸分泌が抑制され胃内pHが中性化することに起因する相互作用などが考えられます.

1 代謝酵素に起因する相互作用

代謝におけるCYP2C19の寄与率が高いエソメプラゾール，オメプラゾール，ランソプラゾールはCYP2C19で代謝される薬物との併用により，**併用薬の代謝，排泄を遅延させるおそれがあるため注意が必要です**. CYP2C19には遺伝的多型が認められ，遺伝子変異がなく**代謝が正常なhomozygous extensive metabolizer（homo-EM）や代謝が遅れるheterozygous extensive metabolizer（hetero-EM），CYP2C19が欠損し代謝が遅延するpoor metabolizer（PM）の3つのタイプが存在します**. ネキシウム（S-オメプラゾール）は，ラセミ体であるオメプラール，オメプラゾン（R,S-オメプラゾール）の単一光学異性体です. S-オメプラゾールの代謝におけるCYP2C19の寄与率は73％，R-オメプラゾールでは98％と報告[6]されています. ネキシウムのほうが代謝におけるCYP2C19の寄与率が低く，オメプラール，オメプラゾンよりも遺伝子多型による個体間変動が少ないと考えられます. なお，パリエットの代謝経路はおもに非酵素的還元反応であり，CYP2C19およびCYP3A4の寄与はほかの2成分よりも少ないです. また，ボノプラザンはおもにCYP 3A4で代謝されるため，CYP2C19の寄与率が低く，遺伝子多型による個体間変動はより少ないことがわかります.

また，オメプラゾールはクロピドグレルとの併用により，クロピドグレルの活性代謝物の血中濃度が低下し作用が減弱します. これは，クロピドグレルがCYP2C19で代謝されることにより活性体となり作用を示しますが，オメプラゾールがそのCYP2C19を阻害するためと考えられます. エソメプラゾールではクロピドグレルとの相互作用は報告されていませんが，エソメプラゾールのCYP2C19への寄与率はオメプラゾールよりも小さいものの，注意が必要と考えられます.

CYP3A4で代謝されるボノプラザンは，クラリスロマイシンなどのCYP3A4阻害薬との併用により，ボノプラザンの血中濃度が上昇する可能性があります.

2 胃内pHが中性化することに起因する相互作用

すべての薬剤で**アタザナビル，リルピビリンとの併用は禁忌**です. これは，pH上昇により胃内でのアタザナビルの溶解性（リルピビリンにおいては吸収）が低下し，血中濃度が低下し，作用が減弱するためです.

B H₂ 受容体拮抗薬（H₂RA）の違いがわかる！

表3 H₂受容体拮抗薬の特徴

一般名	剤形	GEの有無	T_{max}（時）	$t_{1/2}$（時）	未変化体尿中排泄率（%）	おもな排泄経路	代謝酵素	併用注意	特徴
ラフチジン	錠OD錠	○	0.8	3.3	経口24時間値：10.9	肝代謝	CYP3A4, CYP2D6で代謝	なし	・防御因子増強作用を有する ・日中と夜間でほぼ同等の酸分泌抑制効果を示す ・腎機能低下時の血中濃度への影響は小さい
ニザチジン	錠	○	1.1	1.7	経口24時間値：63.6	腎排泄	—	ゲフィチニブ，プルリフロキサシン，アラザナビル	・腎排出能促進作用を有する
ロキサチジン	徐放カプセル細錠	○	3	4.1	67.5（ロキサチジン）	腎排泄	エステラーゼによる脱アセチル化（代謝物M-1薬理活性あり）	なし	・唯一の徐放性製剤 ・小児の適応症を有する ・夜間酸分泌抑制率が最も届い
ファモチジン	錠OD錠散	○	2.8	3.1	57.8-96.4	腎排泄	CYP関与なし	アゾール系薬	・錠剤，OD錠，散剤と剤形の選択肢が多い ・代謝にCYPの関与なし
ラニチジン	錠	○	2.4	2.5	約85	腎排泄	CYP1A2, CYP2D6, CYP3A4/5を阻害	ワルファリン，トリアゾラム，アタザナビル，ゲフィチニブ	・一部CYPに対し弱い阻害作用を有する
シメチジン	錠顆粒	○	1.9	約2	69.8	腎排泄	CYP3A4, CYP2D6を阻害	ワルファリン，ベンゾジアゼピン受容体作動薬，抗てんかん薬，三環系抗うつ薬，パロキセチン，β遮断薬，Ca拮抗薬，抗不整脈薬，キサンチン系薬，エリスロマイシン，プロカインアミド	・CYP阻害作用を有し，多くの薬物との相互作用が報告されている

違いの着眼点 1　剤形の違いに着目しよう！

Key Point

• ラフチジンとファモチジンにはOD錠，ロキサチジンとファモチジン，シメチジンには細粒がある．

　H₂受容体拮抗薬（histamine 2 recepter antagonist：H₂RA）の6成分のうち，ラフチジン，ニザチジン，ファモチジン，ラニチジンおよびシメチジンは錠剤で，ロキサチジンは徐放性のカプセル剤です．また，ファモチジン，ラフチジンにはOD錠，シメチジン，ファモチジン，ロキサチジンには散剤（細粒）が市販されているため，患者のニーズに合わせ

た剤形選択が可能です．また，シメチジン，ラニチジン，ファモチジンおよびロキサチジンには，注射薬も市販されています．

違いの着眼点 2　適応症の違いに着目しよう！

Key Point

- ロキサチジンは小児への投与が可能.

　H₂受容体拮抗薬には多くの効能・効果があり，適応症により用法・用量が異なります．いずれの薬剤も適応症として，胃・十二指腸潰瘍（消化性潰瘍），逆流性食道炎，急性胃炎・慢性胃炎の急性増悪期の胃粘膜病変（びらん，出血，発赤，浮腫）の改善を有しており，急性胃炎・慢性胃炎に対する用量は，消化性潰瘍に対する半量です．

　また，薬剤により，吻合部潰瘍，Zollinger-Ellison症候群，上部消化管出血の適応症が認められています．ラフチジン，ロキサチジン，ラニチジンは手術時の麻酔前投薬としても使用できます．ロキサチジンのみが小児への適応も有しています．消化性潰瘍における用法は，ラフチジン，ニザチジン，ロキサチジン，ファモチジン，ラニチジンは1日2回朝食後と夕食後または就寝前，または1日1回就寝前の2つです．シメチジンは1日2回朝食後と就寝前，1日4回毎食後と就寝前，または1日1回就寝前の3つの用法が認められています．酸分泌抑制作用において，用法の違いによる薬理学的作用に大きな差は認められていないため，日中の胃酸分泌抑制の必要性や患者の服薬アドヒアランスを考慮して用法を決定するのがよいとされています．

違いの着眼点 3　薬物動態の違いに着目しよう！

Key Point

- ラフチジンは唯一の肝代謝型であり，他のH₂受容体拮抗薬は腎排泄型である.

　H₂受容体拮抗薬の6成分のうち，ラフチジンを除く5成分の未変化体尿中排泄率は約60～90％であり，**腎機能障害のある患者や高齢者では投与量に注意**が必要です．腎機能障害患者への投与に際しては，尿中排泄が減少し血中未変化体濃度が上昇するため，投与量または投与間隔の調節が必要となります．ファモチジン，ラニチジン，シメチジンについては，コラム「H₂受容体拮抗薬も治療効果に明らかな差はない!?」（p 116）の表に腎機能障害患者における投与量の調節目安を示しました．

　一方，ラフチジンは経口投与時の未変化体尿中排泄率が10.9％と低く，高齢者で腎機能正常者と腎機能低下患者における薬物動態パラメータ（T_{max}，C_{max}，$t_{1/2}$，AUC）に差は認められていません．したがって，腎機能低下による投与量の調節は考慮しなくてもよいでしょう．しかしながら，透析患者においては，非透析時の血中未変化体濃度が健康成人と比較してC_{max}が約2倍に上昇，$t_{1/2}$が約2倍に延長，AUCが約3倍に増加するとの報告もあるため，慎重に投与する必要があります．ラフチジンはCYP3A4およびCYP2D6で代謝されますが，それ以外のH₂受容体拮抗薬はおもに未変化体のまま尿中へ排泄されるため，その代謝にCYPの関与は低いとされています．しかしながら，シメチジンは

コラム H₂ 受容体拮抗薬も治療効果に明らかな差はない！？

　各 H₂ 受容体拮抗薬における胃潰瘍 8 週間，十二指腸潰瘍 6 週間投与後の内視鏡的治癒率を**表**に示しました．シメチジンおよびラニチジンはゲファルナートと比較して，胃潰瘍・十二指腸潰瘍において内視鏡的治癒率が有意に高く，それぞれ 89.8%・82.2% および 79%・79% です[A,B]．

　ファモチジン，ロキサチジン，ニザチジンの胃潰瘍・十二指腸潰瘍ともにシメチジンと同等の内視鏡的治癒率[C-E] が得られています．ラフチジンは同様にファモチジンと同等の内視鏡的治癒率[F] が得られています．これらのデータより，H₂ 受容体拮抗薬間における臨床試験の結果に，明らかな差異は認められないと考えられます．

　このように，消化性潰瘍の臨床成績において，すべての薬剤で高い内視鏡判定治癒率が得られており，臨床成績での大きな差異は認められません．各薬剤で胃潰瘍と十二指腸潰瘍の内視鏡判定治癒率を比較すると，シメチジンとラニチジンは胃潰瘍と十二指腸潰瘍を合わせたデータのため比較できませんが，そのほかの 4 薬剤では胃潰瘍よりも十二指腸潰瘍の内視鏡判定治癒率のほうが高くなっています．また，ファモチジン，ロキサチジン，ニザチジンでは，常用量を 1 回で投与した場合と 2 回に分けて投与した場合での治癒率が報告されていいますが，2 回に分けて投与したほうが 1 回での投与よりも若干治癒率が高いものの有意差はありません．2 回に分けて投与とするか 1 回投与とするかは，患者のアドヒアランスを考慮して決定するのがよいと考えられます．

表　H₂ 受容体拮抗薬の適応症と臨床成績

一般名		シメチジン	ラニチジン	ファモチジン	ロキサチジン	ニザチジン	ラフチジン
経口薬の適応症／用法・用量（成人のみ・一部）	胃潰瘍・十二指腸潰瘍（消化性潰瘍）	●	●	●	●	●	●
	吻合部潰瘍	●	●	●	●	―	●
	Zollinger-Ellison 症候群	●	●	●	●	―	―
	逆流性食道炎	●	●	●	●	●	●
	上部消化管出血*	●	●	●	―	―	―
	急性胃炎，慢性胃炎の急性増悪期の胃粘膜病変（びらん，出血，発赤，浮腫）の改善	●	●	●	●	●	●
	腎機能低下患者への投与量調整目安 CCr（mL/分）	・CCr 0～4：1回 200mg，1日1回（24時間間隔） ・CCr 5～29：1回 200mg，1日2回（12時間間隔） ・CCr 30～49：1回 200mg，1日3回（8時間間隔） ・CCr ≧50：1回 200mg，1日4回（6時間間隔）	・CCr＞70：1回 150mg，1日2回 ・70≧CCr≧30：1回 75mg，1日2回 ・30＞CCr：1回 75mg，1日1回	1回 20mg，1日2回投与を基準とする場合 ・CCr≧60：1回 20mg，1日2回 ・60＞CCr≧30：1回 20mg，1日1回／1回 10mg，1日2回 ・30≧CCr：1回 20mg，2～3日に1回／1回 10mg，1日1回 ・透析患者：1回 20mg，透析後1回／1回 10mg，1日1回	詳細データなし（腎機能低下に伴い消失の遅延あり，投与量を減ずるか投与間隔をあける）	詳細データなし（腎機能低下に伴い血中濃度半減期の遅延と血漿クリアランスの低下あり）	腎機能障害患者：設定なし 透析患者：低用量から慎重に投与
内視鏡判定治癒率	8週間胃潰瘍	78.5%（1,048/1,335）	82.8%（1,926/2,073）	40mg 分2：84.1%（1,037/1,233） 40mg 分1：80.1%（366/457）	150mg 分2：81.6%（249/305） 150mg 分1：79.7%（59/74）	300mg 分2：82.0%（637/777） 300mg 分1：81.8%（107/132）	76.2%（173/227）
	6週間十二指腸潰瘍			40mg 分2：86.4%（582/674） 40mg 分1：86.0%（308/358）	150mg 分2：87.6%（169/193） 150mg 分1：95.7%（22/23）	300mg 分2：87.8%（512/583） 300mg 分1：79.7%（94/118）	88.8%（111/125）

＊：注射で治療を開始し，内服可能となった後は経口投与に切り替える
●：該当あり，―：なし

文献

A) 竹本忠良ほか：二重盲検法による Ranitidine の臨床的有用性の検討（第 1 報）．（第 2 報）．臨床成人病 **13**：123-142, 333-351, 1983
B) 三好秋馬ほか：二重盲検法による Cimetidine の臨床評価 第 1 報，第 2 報．内科宝函 **27**：65-77, 79-90, 1980
C) 三好秋馬ほか：胃潰瘍に対する ZL-101（Nizatidine）の臨床的有用性の検討．十二指腸潰瘍に対する ZL-101（Nizatidine）の臨床的有用性の検討．薬理と治療 **17**（suppl 2）：369-392, 393-415, 1989
D) 三好秋馬ほか：TZU-0460 の胃潰瘍に対する有用性の検討 TZU-0460 の十二指腸潰瘍に対する有用性の検討．診療と新薬 **22**：2897-2918, 2919-2939, 1985
E) 三好秋馬ほか：十二指腸潰瘍を対象とした Famotidine の臨床評価．胃潰瘍を対象とした Famotidine の臨床評価．内科宝函 **31**：91-108, 109-127, 1984
F) 松尾　裕ほか：胃潰瘍に対する FRG-8813（Lafutidine）の臨床的有用性の検討．十二指腸潰瘍に対する FRG-8813（Lafutidine）の臨床的有用性の検討．臨医薬 **14**：2085-2102, 2103-2119, 1998

CYP3A4，CYP2D6 の阻害作用，ラニチジンは CYP1A2，CYP2D6，CYP3A4/5 の弱い抑制作用が報告されています．ラニチジンの代謝酵素阻害作用は，臨床上相互作用として問題にはなりませんが，シメチジンの代謝酵素阻害作用により，代謝や排泄が遅延するおそれがあります．

違いの着眼点 4　相互作用の違いに着目しよう！

Key Point

- ラフチジン，ロキサチジンは併用注意薬がない．

H₂ 受容体拮抗薬には併用禁忌の薬がありません．相互作用には，プロトンポンプ阻害薬と同様に酸分泌が抑制され胃内 pH が中性化することに起因する相互作用および代謝酵素に起因する相互作用などがあります．H₂ 受容体拮抗薬は胃酸分泌抑制作用により胃内 pH が上昇するため，胃内 pH が吸収に影響する薬物との併用によりバイオアベイラビリティが変化する可能性があります．ラニチジンとトリアゾラムではトリアゾラムの吸収増大，ファモチジンとアゾール系抗真菌薬，ラニチジンおよびニザチジンとゲフィチニブでは併用薬剤の吸収低下が報告されています．

また，シメチジンは CYP3A4，CYP2D6 の阻害作用を有するため，これら代謝酵素で代謝されるワルファリン，テオフィリン，フェニトインなどの薬剤との併用には注意が必要です．ラニチジンは CYP3A4 の薬物代謝酵素阻害作用を有するため，ワルファリンなどの薬剤併用には注意が必要です．

処方相談の会話例 NSAIDs 投与時に消化性潰瘍治療薬は必要か？

医師

NSAIDs を処方する際に，胃薬を一緒に処方したほうがいいでしょうか？　もし，必要があるのならばどんな薬がいいですか？

薬剤師

消化性治療ガイドラインでは，潰瘍の既往歴がない患者にも NSAIDs 潰瘍発生予防治療が推奨されています（保険適用外）．プロトンポンプ阻害薬，プロスタグランジン製剤（ミソプロストール）では，NSAIDs の短期投与での胃潰瘍，十二指腸潰瘍の一次予防効果が認められています．高齢者や心血管イベントを有するハイリスク患者には，必要に応じてプロトンポンプ阻害薬の併用をおすすめします．

服薬指導の会話例 ポリファーマシーの視点

患者
（家族）

おじいちゃんの薬を減らせないでしょうか？　毎日たくさんの薬を飲むのが大変そうなんです．薬の説明書をみたら，胃潰瘍の薬が 2 つありますが 1 つにならないでしょうか．

薬剤師

胃潰瘍治療でランソプラゾールとレバミピドが処方されていますね．2 剤服用の効果について調べ，医師に相談してみますね．PPI に防御因子増強薬を併用することによる胃潰瘍治療における上乗せ効果が認められていないことから，消化性潰瘍治療ガイドラインでは，PPI の単独投与が推奨されています．レバミピドの減薬について，医師に提案してみますね．

\n分類	一般名	剤形	GE の有無	特徴
粘膜抵抗性強化薬 — 潰瘍病巣保護薬	スクラルファート	細粒，内用液	○	・潰瘍病巣部に保護膜（バリアー）を形成し胃酸やペプシンから病巣部位を守る ・抗ペプシン作用および制酸作用も併せもっている ・シメチジンやラニチジンとの間には潰瘍治癒率に差はみられない ・8 週間投与と比較して 12 週間投与でより高い潰瘍治癒率を期待できる
	ポラプレジンク	顆粒，D 錠	○	・亜鉛と L-カルノシンを錯体とした薬剤である ・抗潰瘍作用および組織修復促進作用を有する ・セトラキサートとより潰瘍治癒率は高い
	エグアレンナトリウム	顆粒，錠	×	・pH に依存しない潰瘍部位の被覆保護作用，抗ペプシン作用，防御因子増強作用を有する ・セトラキサート，トロキシピド，エカベトナトリウム，エグアレンナトリウムとの間には潰瘍治癒率に差はみられない
粘膜抵抗性強化薬 — 組織修復促進薬	アルジオキサ	顆粒，錠	×	・粘膜損傷部位に直接作用し，肉芽組織の増生，粘膜上皮再生などの組織修復作用と緩和な制酸・抗ペプシン作用を有する
	ゲファルナート	カプセル，ソフトカプセル	○（先発なし）	・必ずしも明確ではないが，胃粘膜血流量や酸素消費，嫌気的解糖を増強し，組織の再生・修復を促進する ・シメチジン，ファモチジン，ラニチジン，ピレンゼピンよりも潰瘍治癒率が低い
	エカベトナトリウム	顆粒	○	・胃粘膜局所で胃粘膜障害部を被覆保護，胃液ペプシン活性の抑制，H. pylori に対しウレアーゼ阻害作用を伴う殺菌作用を有する ・セトラキサート，トロキシピド，エカベトナトリウム，エグアレンナトリウムとの間には潰瘍治癒率に差はみられない
粘膜産生・分泌促進薬	テプレノン	細粒，カプセル	○	・胃粘液増加作用により，胃粘膜の保護・修復を促進する
	レバミピド	顆粒，錠	○	・胃粘膜の PG（内因性プロスタグランジン）増加作用・フリーラジカル抑制作用，NSAIDs や H. pylori による胃粘膜傷害抑制作用を有する
プロスタグランジン（PG）製剤	ミソプロストール	錠	×	・胃粘膜壁細胞でプロスタグランジン E 型受容体と結合により cAMP 増加を抑え酸分泌を抑制し，また粘液および重炭酸イオン分泌の促進により血流量維持，粘膜層の酸中和能を高める．さらに，強酸および無水エタノールなど壊死惹起物質による胃粘膜傷害を抑制する ・適応は非ステロイド抗炎症薬の長期投与時にみられる潰瘍である ・シメチジンやラニチジンとの間には潰瘍治癒率に差はみられない ・8 週間投与と比較して 12 週間投与でより高い潰瘍治癒率を期待できる ・副作用として下痢の発現頻度が高い
胃粘膜微小循環改善薬	セトラキサート	細粒，カプセル	×	・胃粘膜微小循環の改善を主作用とする ・レバミピド，ポラプレジンク，ミソプロストールよりも潰瘍治癒率は低い ・セトラキサート，トロキシピド，エカベトナトリウム，エグアレンナトリウムとの間には潰瘍治癒率に差はみられない
	スルピリド	細粒，錠，カプセル	○	・胃・十二指腸潰瘍に加え，統合失調症，うつ病・うつ状態への適応を有する ・抗ドパミン作用を有し，内分泌機能異常（プロラクチン値上昇），錐体外路症状などの副作用に注意する ・腎排泄型薬剤であり，腎機能低下時に血中濃度が上昇するおそれがある
	トロキシピド	細粒，錠	○	・胃粘膜の血流量増加，構成成分正常化，プロスタグランジン量増加，ATP 含量増加の作用を有する ・セトラキサート，トロキシピド，エカベトナトリウム，エグアレンナトリウムとの間には潰瘍治癒率に差はみられない

表 4　防御因子増強薬の特徴

　防御因子は大別すると，①胃酸などの胃粘膜に傷害を与える物質による胃粘膜障害から**胃を保護する作用**と，②粘膜血流や胃粘膜増殖因子などのように**胃粘膜損傷の進展抑制**および早期修復・早期治癒を促進するものがあります．

　防御因子増強薬には粘膜抵抗性強化薬，粘液産生・分泌促進薬，プロスタグランジン（PG）製剤，胃粘膜微小循環改善薬などがあり，潰瘍治癒の質を高める効果や自覚症状改善効果を有します．

違いの着眼点　潰瘍治癒率の違いに着目しよう！

Key Point

- スクラルファートとミソプロストールの潰瘍治癒率は H_2 受容体拮抗薬と同等である．

　スクラルファートと H_2 受容体拮抗薬のシメチジンやラニチジンにおける潰瘍治癒率の比較では，差はありません[2,3]．プロスタグランジン製剤であるミソプロストールも同様にシメチジンやラニチジンと潰瘍治癒率に差はないとされています[4,5]．これらから，消化性潰瘍治療（非除菌療法）の第一選択薬としてプロトンポンプ阻害薬およびボノプラザンを選択できない場合は，**スクラルファートまたはミソプロストールの投与**が消化性潰瘍診療ガイドラインで推奨されています．ミソプロストールは，NSAIDs による内因性プロスタグランジンの低下が原因とされる NSAIDs 起因性潰瘍外因性に対し，その予防および治癒促進に有効です．

　スクラルファートとミソプロストール以外の防御因子増強薬は，単独での潰瘍治癒率はプロトンポンプ阻害薬や H_2 受容体拮抗薬より劣ります．酸分泌抑制薬との併用投与が行われることがあります．

　これらから，プロトンポンプ阻害薬，ボノプラザン，H_2 受容体拮抗薬，選択的ムスカリン受容体拮抗薬（ピレンゼピン），一部の防御因子増強薬（スクラルファート，ミソプロストール）のいずれの薬剤も投与できない場合，その他の防御因子増強薬のいずれかを単独で投与します．

[平山武司，厚田幸一郎]

■文献

1) 日本消化器病学会（編）：消化性潰瘍診療ガイドライン 2020（改訂第 3 版），南江堂，東京，2020
2) Blum AL et al : Sucralfate in the treatment and prevention of gastric ulcer : multicenter double blind placebo controlled study. Gut **31** : 825-830, 1990
3) Glise H et al : Treatment of peptic ulcers—acid reduction or cytoprotection? Scand JG astroenterol **140**（Suppl）: 39-47, 1987
4) Gonvers J et al : Gastric ulcer : a double blind comparison of 800 mg misoprostol versus 300 mg ranitidine. Hepatogastroenterology **34** : 233-235, 1987
5) Shield MJ : Interim results of a multicenter international comparison of misoprostol and cimetidine in the treatment of out-patients with benign gastric ulcers. Dig Dis Sci **30** : S178-184, 1985
6) Abelii A et al : Stereoselectivem etabolism of omeprazole by human cytochrome P450 enzymes. Drug Metab Dispos **28** : 966-972, 2000

23 下剤（便秘薬）

- 『慢性便秘症診療ガイドライン2017』では，基本薬剤として腸管内の水分を増加させて便を軟らかくする下剤が推奨されている．
- 現時点では下剤の使い分けは確立しておらず，合併症や併用薬などを考慮して選択する．
- 最も頻用されているのは酸化マグネシウムである．
- 刺激性下剤は習慣性があるので，頓用または短期間の投与にとどめる．

I 同効薬の違いについて知ろう！

表1 下剤（便秘薬）の全体像

分類		おもな一般名（先発品の商品名）	おもな特徴	薬理作用	目安の作用発現時間	ガイドラインによる推奨度*
浸透圧性下剤	塩類下剤	酸化マグネシウム（酸化マグネシウム，マグミット）	・大量の水とともに服用すると効果的で，習慣性が少なく，長期使用が可能である ・腎機能低下患者などでは高マグネシウム血症に注意 ・薬物相互作用に注意を要する	腸内で難吸収性の重炭酸塩または炭酸塩となり，浸透圧維持のため腸壁から水分を奪い腸管内容物を軟化するとともに，腸の蠕動を促進する．	8〜10時間	1
		硫酸マグネシウム（硫酸マグネシウム）				
		水酸化マグネシウム（ミルマグ）	・錠剤は添加剤としてカゼインを含有するため牛乳アレルギーには禁忌（液剤は添加剤を含まず投与可能）			
	糖類下剤	ラクツロース（モニラック，ラクツロース，ラグノス）**	・産婦人科，小児科領域の便秘に適応を有する ・腸内細菌によるアンモニアの発生を抑制し，高アンモニア血症にも用いる	未変化のまま大腸に達し，浸透圧に伴う生理的な排便作用とともに，腸内細菌により分解され生成した有機酸によって腸管運動を緩やかに亢進させる．	1〜3日	
	電解質配合剤	マクロゴール400（モビコール）	・小児にも安全に使用できる ・1包あたり約60mLの水で溶解し服用する	ポリエチレングリコールの浸透圧により腸管内の水分量が増加し，排便を促進する．	8〜10時間	
上皮機能変容薬	クロライドチャネルアクチベーター	ルビプロストン（アミティーザ）	・高齢者でも排便回数や排便にまつわる症状を有意に改善 ・小腸での水分増加に伴う悪心が現れることがあり，若い女性に多い ・プロスタグランジン誘導体であり妊婦には禁忌	腸管上皮細胞のCIC-2イオンチャネルを直接活性化し，管腔への腸液分泌を促進させ，便の水分含有量が増えることで便を柔らかくする．	24時間以内	1
	グアニル酸シクラーゼC受容体アゴニスト	リナクロチド（リンゼス）	・有害事象（下痢）を避けるため1日1回食前に投与する ・大腸痛覚過敏改善作用が示されており，腹痛の改善が期待される	腸管上皮細胞のグアニル酸シクラーゼCを介してクロライドチャネルを活性化し，管腔への腸液分泌を促進させる．	24時間以内	
胆汁酸トランスポーター阻害薬		エロビキシバット（グーフィス）	・1日1回食前に投与する ・効果発現が比較的早い ・日本で先行して承認され，日本人でのエビデンスが中心である	回腸末端の胆汁酸トランスポーターを阻害し，胆汁酸の再吸収を一部阻害して大腸管腔内の胆汁酸量を増加させ，水分分泌と結腸運動を促進させる．	5〜6時間	―（情報なし）
刺激性下剤	大腸刺激性下剤	センナ（アローゼン，アジャストA）	・連用で耐性が生じるため長期投与は避ける ・急性虫垂炎，腸出血などの急性疾患，月経時，妊娠時，授乳婦，痔疾患のある場合は使用を避ける	配糖体が大腸を刺激し，蠕動を高め排便を促す．	8〜10時間	2
		センノシド（プルゼニド）				
		ピコスルファートナトリウム（ラキソベロン）	・内用液は症状に応じて滴数により用量調節できる ・小児にも安全に使用できる	大腸粘膜を刺激して運動を活発にし，排便を促す．	7〜12時間	
	小腸刺激性下剤	ヒマシ油（ヒマシ油）	・食中毒，急性腸炎など早期の排泄が望まれる場合に使用 ・痙攣性便秘，急性虫垂炎，腹膜炎は禁忌	小腸でリシノール酸とグリセリンに分解され，その刺激によって小腸の運動を活発にする．	2〜6時間	
	直腸刺激性下剤	ビサコジル（テレミンソフト）	・急性虫垂炎，腸出血などの急性疾患，痔疾患のある場合は使用を避ける	直腸粘膜を直接刺激し，排便反射を起こす．	5〜60分	
		炭酸水素ナトリウム・無水リン酸二水素ナトリウム配合（新レシカルボン）	・通常使用後15〜30分に排便が誘発されるため，挿入するタイミングに留意する	基剤が体温で融解して成分同士が反応し，直腸内で炭酸ガスが徐々に発生，その物理的刺激で排便を促す．	15〜30分	
膨張性下剤		カルメロースナトリウム（バルコーゼ）ポリカルボフィルカルシウム（コロネル，ポリフル）	・軟便になって排泄されるため，排便時の痛みが少ない ・腸狭窄，重症の硬結便は禁忌	腸管内で水分を吸収して膨脹し，内容物を増大させて大腸に刺激を与えることで排便を促す．	12〜24時間	2
末梢性μオピオイド受容体阻害薬		ナルデメジン（スインプロイク）	・オピオイド誘発性便秘症に適応を有する ・血液脳関門を通過せず，オピオイドの鎮痛効果を妨げないとされている	オピオイド鎮痛薬の中枢での鎮痛作用を減弱させることなく，末梢性μオピオイド受容体のみを阻害し，便秘を緩和する．	5〜24時間	―（情報なし）
浣腸剤		グリセリン（グリセリン）	・弛緩性便秘，直腸性便秘に使われる ・連用は避ける ・妊婦には使用しない	腸管壁の水分を吸収することにより局所を刺激し，便の軟化と潤滑化によって排便を促す．	ただちに	2

* 『慢性便秘症診療ガイドライン2017』を参考に作成．推奨度1：強い推奨，推奨度2：弱い推奨
** ラグノスNF経口ゼリーのみが成人の慢性便秘症に適応を有する．

■1 下剤（便秘薬）の基本的な選びかた

❶ 患者の状態を把握し，下剤の効果を適切に評価する

便秘とは，本来体外に排出すべき糞便を十分量かつ快適に排出できない状態と定義されます．治療は単に排便のみを目的とするのではなく，便の硬さ，排便困難感，排便時の腹痛といった症状の改善を含め，患者の生活の質（QOL）を改善することが重要です[1]．下剤の効果を適切に判断するためにも，使用開始にあたって便秘の性状（便の硬さ，排便の頻度，本人が考える便秘の要因，腹部膨満感の有無，腹部膨満感がある場合は何日程度排便がなければ膨満感を自覚するか，排便時に腹痛はあるかなど）を正確に把握することが必要です．

❷ 腸管内の水分を増加させて便を軟らかくする下剤から使用する

生活習慣や食生活の改善によっても改善しない場合に下剤を用います．効果と安全性の両面から，腸管内の水分を増加させて便を軟らかくする下剤が基本薬剤として推奨されています[2]．連日適量を服用し，排便回数と便の性状を適切な状態に導くことを目指します．

❸ 合併症や併用薬を考慮して選択する

現時点では便秘の要因に基づく下剤の選択基準は確立しておらず，患者個々の背景（高齢者・腎機能低下・妊婦など）や薬物相互作用などを考慮して選択されます[3]．

❹ 刺激性下剤は長期連用を避ける

刺激性下剤も長い歴史があり有用な薬ですが，特にセンナやセンノシドでは習慣性や薬剤耐性が指摘されており，頓用または短期間の投与が推奨されています[2]．

■2 下剤（便秘薬）のガイドラインによる選びかた

慢性便秘は，その要因から**器質性便秘**（例：大腸がんなどによる狭窄），**機能性便秘**に大別されます．薬物療法の対象となるのはおもに機能性便秘で，さらに排便回数減少型と排便困難型に分類されます．

『慢性便秘症診療ガイドライン2017』[2]では，効果と安全性の観点から**腸管内の水分を増加させて便を軟らかくする下剤**（浸透圧性下剤や上皮機能変容薬）が第一選択として推奨されています（**表1**）．これらの機序をもつ薬剤は複数ありますが，現時点では優先順位は確立していません．実際には，患者個々の背景（高齢者・腎機能低下・妊婦など）や安全性，薬剤の特徴を考慮して下剤が選択されるため，それぞれの作用機序や特徴を理解することが重要となります．

の違いがわかる！

2　浸透圧性下剤の特徴

	GE の有無	特徴
液	○	・腎機能低下患者で高マグネシウム血症に注意 ・薬物相互作用に注意 ・硫酸マグネシウムと水酸化マグネシウムは，下剤としてはほとんど使用されていない
	○	・小児便秘症，産婦人科術後の排ガス・排便促進の適応 ・成人に対する「慢性便秘症」への適応はラグノス NF ゼリーのみ
	×	・ほとんど吸収されない ・小児に対する用法用量の記載あり ・腎機能低下患者にも使える

*ラクツロー

違いの着眼　　　　　　　　　に着目しよう！

Key Point

- 酸化マグネシ　　　　　　　ロゴール 400 には併用禁忌・併用注意の薬剤がない.
- マクロゴール 40　　　　　　　　して使える.

　酸化マグネ　　ムは，比較的緩徐に作用し習慣性も少ないため，塩類下剤として最も多く使用されています．ただし，マグネシウムは腎で排泄されるため，高齢者や腎機能低下患者では高マグネシウム血症を引き起こすおそれがあり，これらの患者では慎重に投与する必要があります．また，酸化マグネシウムは吸着作用・制酸作用があるため，多くの薬剤との薬物相互作用が報告されています．

　一方，マクロゴール 400 は浸透圧が等張のため，腸壁から水をあまり奪いません．腸管からほとんど吸収されないので電解質異常を起こしにくい特徴があります．そのため，酸化マグネシウムにみられるような高マグネシウム血症の副作用がなく，高齢者などには安全性が高いといえるでしょう．そして，酸化マグネシウムと異なり，マクロゴール 400 には併用注意薬がありません．

　なお，マクロゴール 400 は 2018 年に承認されたポリエチレングリコール製剤で，『慢性便秘症診療ガイドライン 2017』[2] には記載されていませんが，以前から同種薬が大腸内視鏡検査の前処置における腸管内容物の排除に用いられており，日本人における安全性情報は蓄積されています．また，海外では小児も含めた便秘治療に広く用いられており，American College of Gastroenterology（ACG）の便秘診療ガイドライン [4] では最も高い推奨度 A とされています．今後，日本でも第一選択薬の 1 つとなることが予想されます．

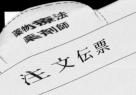

薬物療法
薬剤師

注文伝票

取次・書店名

部数　冊

書名　新・違いがわかる！

南江堂

黒山政一
大谷道輝　編集

新・違いがわかる！同種・同効薬（下巻）

9784524226474

ISBN978-4-524-22647-4
C3047 ¥2800E

定価3,080円
（本体2,800円+税10%）

| 違いの着眼点2 | 適応に着目しよう！ |

Key Point

- 酸化マグネシウムは小児の適応なし，ラクツロースとマクロゴール400には小児の適応あり.
- ラクツロースは製品により適応が異なる.

　　酸化マグネシウムは小児の便秘にも使われることがありますが（『小児慢性機能便秘症ガイドライン』では，適応外ではあるものの使用が推奨されています），小児への適応がありません．一方，**マクロゴール400**は2歳以上7歳未満の幼児，7歳以上12歳未満の小児，成人および12歳以上の小児と，**3段階の用量が示されており，2歳から投与する**ことができます.

| 服薬指導の会話例 | 酸化マグネシウムが効きすぎてつらい患者さん |

患者

> 下剤を飲むとよく効くけど，逆に下痢になります．便秘と下痢が繰り返すような感じで，こんな強い薬は飲みたくありません.

薬剤師

> 便秘で困っていたから下剤を飲んだのに，逆に下痢になってきつかったですね．この薬（酸化マグネシウム）は，便の硬さや便秘の程度によって，錠数や回数を調整できるのも特徴です．調整法をみつけるために，もう少し詳しくお話を聞かせて頂けませんか？

患者

> 下剤を飲んだら翌日から便が出て，2〜3日目から下痢になります．下剤を飲むのを止めても，2日ほど下痢が続きます.

薬剤師

> 薬の量が多すぎるように思われます．1日2回に減量してはいかがでしょうか．次回，いつ何錠飲んで，その後どうだったかを記録して持参されると，より細かな調整が可能になります.
> また，薬の効果が現れるのに，8〜10時間かかります．中止後も同じくらいの時間がかかるので，薬の中止や減量の判断を少し早くするのもよいでしょう.

患者

> 分かりました．やってみます．次回は，下剤を飲んだ量と便の様子を書いてきますね.

　　ラクツロースはガラクトースとフルクトースからなる二糖類で，経口投与されると未変化のまま大腸に達し，あたかも高繊維食摂取に似た生理的な排便作用を発揮すると同時に，腸内細菌により分解され生成した有機酸によって腸管運動を緩やかに亢進させます．ただし，**下剤としては小児における便秘や産婦人科術後の排ガス・排便の促進にしか適応がありません**（ラグノスNF経口ゼリーのみ成人の慢性便秘に適応があります）．なお，下剤としてだけでなく，高アンモニア血症にも適応が認められています.

上皮機能変容薬の違いがわかる！

表3　上皮機能変容薬の特徴

一般名	剤形	GEの有無	作用機序	適応	用法・用量	体内動態における特徴	そのほかの特徴
ルビプロストン	カプセル	×	クロライドチャネルを直接活性化	慢性便秘症	1回24μgを1日2回朝・夕食後	腎肝機能低下患者では1日1回など慎重に開始	妊婦に禁忌　副作用としては悪心が比較的多い
リナクロチド	錠	×	グアニル酸シクラーゼCを介してクロライドチャネルを活性化	慢性便秘症　便秘型過敏性腸症候群	1回0.5mgを1日1回食前　※副作用（下痢）を避けるため食前とされている	ペプチド製剤で体内吸収されないので，腎肝機能に基づく減量は不要	大腸痛覚過敏改善作用が示されている

　　上皮機能変容薬は，腸管内の水分を増加させて便を軟らかくします．『慢性便秘症診療ガイドライン2017』[2]では，慢性便秘症に対して浸透圧性下剤とともに強く推奨されています（エビデンスレベルA，推奨の強さ1）．比較的早期に効果を発揮することも特徴です．また，刺激性下剤のような耐性の心配もありません．

違いの着眼点 1　用法の違いに着目しよう！

Key Point

● ルビプロストンは食後，リナクロチドは食前に服用する．

　　ルビプロストンの吸収や薬効は食事の影響を受けず，食後に投与することで承認が得られています．一方，リナクロチドを食後に投与すると食事による腸管への水分分泌が加わって作用が増強する結果，副作用である**下痢の発現率が高くなる**ことが示され，臨床試験[5]でも食前に投与され承認された経緯があります．服薬指導や処方監査にあたって押さえておきたいポイントです．

違いの着眼点 2　禁忌や副作用の違いにも着目しよう！

Key Point

● ルビプロストンは妊婦には禁忌．

　　ルビプロストンはプロスタグランジン誘導体であり，モルモットでは胎児喪失が認められています．このため**妊婦には禁忌**です．副作用は，ルビプロストンでは悪心が発現しやすく，特に女性で多いことが指摘されています．一方，リナクロチドでは下痢の頻度が高く，投与後の効果をみながら必要に応じて減量も考慮することが必要です．

違いの着眼点3　便秘症以外の作用に着目しよう！

Key Point

● リナクロチドは腹痛の改善効果も期待できる.

　リナクロチドは当初,「便秘型の過敏性腸症候群（IBS）」を対象疾患として承認されていました. 大腸痛覚過敏改善作用が示されており[6], 便通を促すだけでなく, 腹痛や腹部不快感の改善も期待されています. マウスを用いた研究で, 粘膜上皮細胞のグアニル酸シクラーゼCがリナクロチドの投与によって活性化され, 放出されたcGMPが侵害受容器を阻害することで腹痛が軽減される一連の機序が見い出されました. また, 過敏性腸症候群の患者805人を対象とした第Ⅲ相試験の事後解析によると, リナクロチド投与群（1回0.29mgを1日1回投与［注：承認用量は1回0.5mg］）では, 投与前に比べ腹痛の程度が30％以上軽減したと答えた患者が約70％にのぼり, プラセボ群より有意に高かったことが報告されました. ただし, 痛覚過敏改善作用を主要評価項目として評価した臨床研究はなく, 腹痛の改善が証明されているわけではないことは, 理解しておく必要があります.

C　大腸刺激性下剤の違いがわかる！

表4　大腸刺激性下剤の特徴

一般名	剤形	GEの有無	特徴
センナ	顆粒, 錠	○	配糖体が大腸を刺激 6〜12歳に対する用法用量の記載あり（アジャストA）
センノシド	錠	○	配糖体が大腸を刺激 小児への用法用量の記載なし
ピコスルファートナトリウム	錠, 内用液	○	大腸で加水分解されて効果を発揮 小児に対する用法用量の記載あり

胆汁酸トランスポーター阻害薬について

　胆汁酸は分泌され消化吸収に使われた後, その9割以上が回腸末端部の胆汁酸トランスポーターから再吸収されます. 再吸収されなかった一部の胆汁酸は, 大腸で腸管運動と水分分泌を促進し, 排便を促します. エロビキシバットは, この胆汁酸トランスポーターを阻害することで大腸内に流入する胆汁酸を増加させ排便を促す薬剤で, 作用機序は上皮機能変容薬に似ています.

　1日1回食前投与であること, 海外未承認のため日本人でのエビデンスが中心である点などが他の下剤と異なり, 臨床情報の蓄積が期待されています.

作用の強さと副作用に着目しよう！

Key Point

- センナ，センノシドの排便促進作用は強力だが，耐性や習慣性がある．
- ピコスルファートナトリウムの作用は比較的緩徐だが，副作用や習慣性はセンナやセンノシドと比べると少ない．

　センナ，センノシドは顕著な排便促進作用が得られますが，腹痛や悪心などの副作用があり，長期に連用すると**習慣性や薬剤耐性**が生じる可能性があります．電解質失調（特に低カリウム血症）のある患者には，下痢が起こると電解質を喪失し，状態を悪化するおそれがあるために大量投与を避けることとされています．

　ピコスルファートナトリウムは大腸で加水分解されて効果を発揮します．大腸刺激性下剤のなかでは**作用が比較的穏やか**で，副作用や習慣性も少ないことから，小児や高齢者にも使われます．錠剤のほかに内用液もあるので，症状に合わせて滴数で用量調節が可能です．小児に対する用量の目安も滴数で指示されており，簡便に用量を調節できます．

　これら大腸刺激性下剤は現在も広く使われていますが，安全性の面から頓用または短期間の投与が推奨されています．服用後8〜10時間で効力を発揮しますので，就寝前の服用により翌朝効果がみられます．なお，**妊婦では大量投与により子宮収縮を引き起こす**ことがあるので注意が必要です．

［池末裕明，橋田　亨］

■文献

1）　味村俊樹ほか：慢性便秘症の診断と治療．日本大腸肛門病会誌 **72**：583-599, 2019
2）　日本消化器病学会関連研究会慢性便秘の診断・治療研究会（編）：慢性便秘症診療ガイドライン 2017，南江堂，東京，2017
3）　竹田津英稔ほか：慢性便秘症の診断と治療−変わりゆく便秘治療−．臨と研 **96**：387-392, 2019
4）　American College of Gastroenterology Chronic Constipation Task Force : An evidence-based approach to the management of chronic constipation in North America. Gastroenterol **100** : S1-4, 2005
5）　Fukudo S et al : Dose-finding study of linaclotide in Japanese patients with chronic constipation : A phase II randomized, double-blind, and placebo-controlled study. Neurogastroenterol Motil **30** : e13442, 2018
6）　Castro J et al : Linaclotide inhibits colonic nociceptors and relieves abdominal pain via guanylate cyclase-C and extracellular cyclic guanosine 3',5'-monophosphate. Gastroenterology **145** : 1334-1346, 2013

24 前立腺肥大症治療薬

- 『男性下部尿路症状・前立腺肥大症診療ガイドライン 2017』[1] では，α 遮断薬とホスホジエステラーゼ（PDE）5 阻害薬が第一選択薬である．
- α_1 受容体遮断薬はサブタイプ非選択的とサブタイプ選択的に分けられ，おもにサブタイプ選択的が頻用される．
- ホルモン系薬は前立腺体積を縮小する作用がある．

I 同効薬の違いについて知ろう！

表 1　前立腺肥大症治療薬の全体像

分類		おもな一般名 （先発品の商品名）	ガイドライン* 推奨グレード	特徴と作用機序
α_1 受容体遮断薬	第 1 世代	ウラピジル（エブランチル）	A	・膀胱頸部および前立腺に存在する α_1 受容体を遮断することにより，平滑筋を弛緩させて尿道の抵抗を低下させる機能的閉塞による排尿困難を改善する．
		テラゾシン（バソメット）	A	
		プラゾシン（ミニプレス）	C1	
	第 2 世代	シロドシン（ユリーフ）	A	
		タムスロシン（ハルナール D）	A	
		ナフトピジル（フリバス）	A	
PDE5 阻害薬		タダラフィル（ザルティア）	A	・前立腺および膀胱平滑筋，下部尿路血管の平滑筋内 cGMP 濃度を上昇させ，平滑筋を弛緩させることにより下部尿路症状を改善する．
ホルモン系薬	5α 還元酵素阻害薬	デュタステリド（アボルブ）	A	・テストステロンからジヒドロテストステロンへの変換をほぼ完全に抑制することにより，前立腺増殖を抑制し，前立腺を縮小させ，機械的閉塞を改善する．
	抗アンドロゲン薬	アリルエストレノール（先発品なし）	C1	・前立腺におけるテストステロンの選択的取り込み阻害，受容体結合阻害などにより前立腺肥大に影響するアンドロゲンの作用を抑制する．
		クロルマジノン（プロスタール）	C1	
非ホルモン系薬	植物製剤	オオウメガサソウエキス・ハコヤナギエキス配合剤（エビプロスタット）	C1	・作用機序は明確ではないが，抗炎症作用，排尿促進作用などが考えられている．
		セルニチンポーレンエキス（セルニルトン）	C1	
	アミノ酸製剤	グルタミン酸，アラニン，アミノ酢酸（パラプロスト）	C1	・抗浮腫作用，前立腺組織代謝改善作用が考えられている．
	漢方製剤	八味地黄丸，牛車腎気丸，猪苓湯	C1	・排尿筋の収縮力低下や感覚異常の症状を改善する．

* 『男性下部尿路症状・前立腺肥大症診療ガイドライン 2017』を参考に作成．
推奨グレード A：行うよう強く勧められる，C1：行うよう勧められるだけの根拠が明確でない（行ってもよい）

1 前立腺肥大症治療薬の基本的な選びかた

　　前立腺と膀胱・尿道の緊張を緩める薬剤としては，α_1 受容体遮断薬や PDE5 阻害薬があります．α_1 受容体遮断薬と PDE5 阻害薬の下部尿路症状に対する効果はほぼ同等であり，効果に優劣を付けるのはむずかしいとされています[2]．その一方で，α_1 受容体遮断薬抵抗性患者において α_1 受容体遮断薬から PDE5 阻害薬への交替療法の有効性と安全性

が示されています[3]．**主訴が排尿症状であればα$_1$受容体遮断薬を，蓄尿症状が主訴であ
ればPDE5阻害薬を第一選択**とし，そのほかに年齢による使い分けとして，PDE5阻害薬
はその有する作用機序を踏まえ，中間年齢（30歳代半ば〜40歳代くらいまで）の男性へ
効果が期待できると示唆されている報告もあります[4]．

　前立腺体積を縮小する薬剤としては，ホルモン系薬である5α還元酵素阻害薬や抗アン
ドロゲン薬があります．

② 前立腺肥大症治療薬のガイドラインによる選びかた

　『男性下部尿路症状・前立腺肥大症診療ガイドライン2017』[1]では，一般医向け診療ア
ルゴリズムと，（泌尿器科）専門医向け診療アルゴリズムの2種類のアルゴリズムがあり
ます．

　行動療法には，生活指導（体重減少，運動，食事指導，禁煙など），骨盤底筋訓練，膀
胱訓練，電気刺激療法，磁気刺激療法などが含まれます．

　いずれのアルゴリズムでも，薬物療法の**第一選択薬としてはα$_1$受容体遮断薬または
PDF5阻害薬が推奨**されています．両剤に効果の差はないとされています．α$_1$受容体遮
断薬においては，α$_{1A}$とα$_{1D}$受容体に選択的なタムスロシン，ナフトピジル，シロドシン
が，前立腺に対する臓器選択性に富み，心血管系への副作用が少ないことから一般的に用
いられることが多いです．その後，効果がみられない症例では抗コリン薬，5α還元酵素
阻害薬などの併用を考慮しますが，一般医は専門医へ紹介することが望ましいとされてい
ます．専門医のアルゴリズムでは，**前立腺体積が30mL以上の症例で5α還元酵素阻害
薬の使用が推奨**されています．

　前立腺肥大症を伴う過活動膀胱患者に対する併用療法としては，α$_1$遮断薬と抗コリン
薬の併用は推奨グレードA，α$_1$受容体遮断薬とβ$_3$作動薬の併用，5α還元酵素阻害薬と
抗コリン薬の併用および5α還元酵素阻害薬とβ$_3$作動薬の併用はグレードC1とされて
います．

Ⅱ 同種薬の違いについて知ろう！

A α₁受容体遮断薬の違いがわかる！

表2 α₁受容体遮断薬の特徴

分類	一般名	剤形	GEの有無	特徴			薬物動態			
				適応症	投与回数	α受容体選択性	T_{max}（時）	$t_{1/2}$（時）	おもな代謝排泄経路	代謝酵素（CYP）
第1世代	ウラピジル	カプセル	×	・本態性高血圧症，腎性高血圧症，褐色細胞腫による高血圧症 ・前立腺肥大症に伴う排尿障害 ・神経因性膀胱に伴う排尿障害	1日2回	$\alpha_{1A} \fallingdotseq \alpha_{1B} \fallingdotseq \alpha_{1D}$	3.6	3.8	肝代謝	CYP2D6
	テラゾシン	錠	×	・本態性高血圧症，腎性高血圧症，褐色細胞腫による高血圧症 ・前立腺肥大症に伴う排尿障害	1日2回	$\alpha_{1A} \fallingdotseq \alpha_{1B} \fallingdotseq \alpha_{1D}$	1	10.1	肝代謝および腎排泄	—
	プラゾシン	錠	×	・本態性高血圧症，腎性高血圧症 ・前立腺肥大症に伴う排尿障害	1日2〜3回	$\alpha_{1A} \fallingdotseq \alpha_{1B} \fallingdotseq \alpha_{1D}$	1.2	2	肝代謝	データなし
第2世代	シロドシン	錠，OD錠	○	前立腺肥大症に伴う排尿障害	1日2回	$\alpha_{1A} >> \alpha_{1B} \fallingdotseq \alpha_{1D}$	0.89〜1.30	5.77〜5.85	肝代謝および腎排泄	CYP3A4
	タムスロシン	D錠，OD錠，カプセル	○	前立腺肥大症に伴う排尿障害	1日1回	$\alpha_{1A} > \alpha_{1D} > \alpha_{1B}$	7.00〜7.83	10.3〜11.7	肝代謝および腎排泄	—
	ナフトピジル	錠，OD錠	○	前立腺肥大症に伴う排尿障害	1日1回	$\alpha_{1D} > \alpha_{1A} > \alpha_{1B}$	0.45	15.2	肝代謝	CYP2C9/CYP3A4

違いの着眼点 1 α₁受容体への選択性に着目しよう！

Key Point

- サブタイプ選択的な薬剤はα₁Bへ選択性が低いため，血圧低下の副作用が比較的少ない．
- シロドシンはα₁A選択性が一番高く，血圧低下も少ない反面，射精障害をきたしやすい．
- ナフトピジルはα₁D選択性があるため，蓄尿症状の改善も期待できる．

1 サブタイプ非選択的な薬剤とサブタイプ選択的な薬剤がある

　　α₁受容体にはα₁A，α₁B，α₁Dの3種類のサブタイプが存在します．このうち，前立腺の収縮に最も関与しているのはα₁Aで，次いでα₁Dです．α₁Dは膀胱平滑筋に多く分布しており，臨床的には頻尿や尿意切迫感などの蓄尿症状に関与すると考えられています．一方，α₁Bは排尿障害への関与は少ないと考えられています．α₁Bは血管に多く分布しており，おもに血圧のコントロールに関与しますので，α₁B遮断作用を有する薬剤は降圧薬として用いられます．

　　α₁受容体遮断薬は，これらのサブタイプに非選択的なものと選択的なものに分類されます．非選択的なものは第1世代，選択的なものは第2世代と分類されることもありま

す．第1世代はプラゾシン，テラゾシン，ウラピジル，第2世代はタムスロシン，ナフト
ピジル，シロドシンです．選択的な薬剤でも各サブタイプへの親和性は異なります．前立
腺肥大症の薬物療法には，α_{1A}受容体に選択性が高く，α_{1B}受容体に選択性の低い薬剤を
使うことで，血圧低下の副作用を最小限にし，効果的に排尿障害を改善することができま
す．

　表2に示すように，タムスロシンはα_{1A}あるいはα_{1D}受容体に選択性が高いですが，
他のサブタイプ選択薬と比較してα_{1B}に対しても高い選択性を示しています．ナフトピジ
ルは特にα_{1D}受容体に対して高い選択性をもち，シロドシンはα_{1A}受容体に高い選択性を
もっています．そのため，ナフトピジルは前立腺肥大症に起因する下部尿路症状のうち蓄
尿症状の改善が，シロドシンは排尿障害の改善（と射精障害の出現）が予測されていまし
た[6]．α_{1A}選択性はシロドシンが最も高く，α_{1D}選択性は同程度となっています．

2 副作用の違いにも注意する

　α_1受容体遮断薬の投与の際には，副作用の理解も重要です．α_1受容体遮断薬のおも
な副作用は，起立性低血圧（めまい），易疲労性，射精障害，鼻づまり，頭痛，眠気など
があります．α_1サブタイプ選択性の薬剤に比べて，非選択的薬剤は血圧低下などの心血
管系副作用の頻度が高く，そのため少量から漸次増量することが勧められています．ガイ
ドライン[1]では，特にプラゾシンで起立性低血圧などの有害事象が多いため，推奨グレー
ドはC1と評価されています．

　タムスロシンとテラゾシンを比較した試験では，明らかに起立性低血圧やめまいの発症
率はタムスロシンで少なく，これはサブタイプの選択性によるものと考察されています．

服薬指導の会話例 併用による起立性低血圧の回避

患者　立ちくらみがするので内科で相談したけど，血圧は安定しており心配ないといわれました．
立ちくらみは泌尿器科で薬をもらうようになってからのような気がします．飲み合わせは
大丈夫でしょうか？

薬剤師　この前立腺のお薬はα_1受容体遮断薬と分類されているお薬で，高血圧の治療に使用されて
いるお薬もあります．そのため，このお薬も血圧を下げる作用があるため，めまいやふら
つき，立ちくらみなどが現れることがあります．高い所での作業や自動車の運転などの危
険を伴う作業は注意してください．血圧も今まで通り定期的に測定してください．

　精管および精嚢についてはα_{1A}受容体の発現が優位であり，これらの臓器の収縮はα_{1A}
受容体を介しています．α_1受容体遮断薬による射精障害は，大きく分けて逆行性射精と
無射精に分類されます．逆行性射精は，α_1遮断薬が膀胱頸部の平滑筋を弛緩させ膀胱内
に精液が逆行することにより起こり，無射精は，α_1受容体遮断薬により精嚢・精管が正
常に収縮せず弛緩することによる射精障害が原因で引き起こされます．そのため，α_{1A}受
容体に選択性の高い薬剤が射精障害をきたしやすいと考えられています．さまざまな試験
結果で，シロドシンに射精障害の発症が多いという結果が散見されています[7]．しかし，
射精障害の発現率はサブタイプ選択性だけでなく，組織移行性，薬物動態などによっても

副作用の頻度が異なるので注意が必要です.

　α_1受容体遮断薬を服用中または過去に服用経験のある患者で，α_1遮断作用による**術中虹彩緊張低下症**（intraoperative floppy iris syndrome：IFIS）の発症を示唆する報告があります[8]．IFISとは，白内障などの眼科手術時にみられる虹彩の異変で，術中の洗浄液流による虹彩のうねり，虹彩の脱出・嵌頓，進行性の縮瞳を三徴とする症候群です．特に，α_{1A}受容体に選択性の高いα遮断薬使用の患者で注意が必要といわれています[9]．いくつかの試験ではタムスロシンで発症率が高い結果となっており，よりα_{1A}受容体に選択性の高いシロドシンは，IFIS発症の可能性はあるものの，その関与については報告されていません[1]．

　そのほか，タムスロシンはシロドシンと比較して鼻炎の発症率が高く，口渇や軟便の頻度はシロドシンが高いという報告があります．また，タムスロシンはテラゾシンと比較して，頭痛，消化不良，口渇の頻度が低いという報告もあります[10]．

違いの着眼点2　適応症の違いに着目しよう！

Key Point

- ウラピジルのみが神経因性膀胱の適応をもち，女性に唯一使用できるα_1受容体遮断薬である.
- ウラピジル，テラゾシン，プラゾシンには，降圧薬としての適応もあり.

　α_1受容体遮断薬のサブタイプ非選択的の薬剤は，高血圧症治療薬として販売された後に前立腺肥大に伴う排尿障害の適応を取得した薬剤であり，高血圧治療に対する適応もあります．

　ウラピジルの作用は尿道平滑筋を弛緩させることによって尿道全域の内圧を低下させます．また，骨盤神経刺激時の排尿において膀胱内圧に影響することなく排尿量を増加させることから，α_1遮断薬で唯一「神経因性膀胱に伴う排尿障害」の適応があります．このためウラピジルは女性の排尿障害に対しても使用されます．

 前立腺肥大症の患者で注意したほうがよい薬剤は？

　前立腺肥大症をはじめ尿路に閉塞性疾患がある場合，禁忌の薬剤があります．その多くは，抗コリン作用をもち，排尿障害をきたすおそれのある薬剤です．抗コリン薬には，膀胱の排出力を弱めるとともに，尿道を細く収縮し，尿の出を悪くする作用があります．市販のかぜ薬や胃腸薬にも抗コリン作用をもつ薬剤が含まれている場合があるので注意が必要です．しかし，ソリフェナシンなどの抗コリン薬は尿路閉塞のある患者には禁忌ですが，過活動膀胱症状を併発する前立腺肥大症の患者に使用されることもあります．

Key Point

- ナフトピジルは半減期が長く，タムスロシンは徐放製剤のため，どちらも1日1回の服用でよい．
- α_1受容体遮断薬はどれも肝代謝だが，テラゾシン，タムスロシン，シロドシンは肝代謝に加えて腎からも排泄される．

　半減期は，ナフトピジルが15.2時間とα_1遮断薬のなかで最も長く，用法は1日1回です．タムスロシンの半減期は10.3〜11.7時間ですが，徐放性製剤化されているため，用法は1日1回です（表2）．

　プラゾシン，ウラピジル，ナフトピジルはおもに肝代謝のため，肝機能障害のある患者には，低用量から開始したり，必要に応じて減量するなど注意して慎重に投与する必要があります．テラゾシン，タムスロシン，シロドシンはおもに肝代謝および腎排泄であり，肝機能および腎機能障害のある患者には慎重投与となっています．

　代謝酵素もそれぞれ違います．タムスロシンとテラゾシンはチトクロムP450代謝酵素が関与せず，脱メチル化や酸化などを受けたのちグルクロン酸抱合により代謝されます．シロドシンはCYP3A4で代謝されるため，CYP3A4阻害作用のある薬剤との併用には注意が必要です．

B ホルモン系薬の違いがわかる！

表3　ホルモン系薬の特徴

分類	一般名	剤形	GEの有無	特徴 適応症	投与回数	薬物動態 T_{max}（時）	$t_{1/2}$（時）	禁忌
5α還元酵素阻害薬	デュタステリド	カプセル	○	前立腺肥大症	1日1回	2〜2.3	89〜174	女性，小児，重度の肝障害のある患者
抗アンドロゲン薬	アリルエストレノール	錠	○（GEのみ）	前立腺肥大症	1日2回	2.7	10.7	重篤な肝障害・肝疾患のある患者
	クロルマジノン酢酸エステル	錠	○	前立腺肥大症 前立腺がん （ただし，転移のある前立腺がん症例には，他療法による治療の困難な場合に使用）	1日2回	3.8	6.9	
		徐放錠	○	前立腺肥大症	1日1回	5.1	10.2	

Key Point

- ガイドラインではデュタステリドのほうが抗アンドロゲン薬より推奨されている.
- クロルマジノンには前立腺がんの適応もある.

　　　ホルモン系薬には5α還元酵素阻害薬と抗アンドロゲン薬があります. どちらも前立腺腺腫を縮小させる作用がありますが, ガイドラインでは5α還元酵素阻害薬のほうがより強く推奨されています（表1）. 抗アンドロゲン薬のクロルマジノンは, 前立腺を縮小させることで前立腺肥大症による症状を改善しますが, 血中テストステロンの低下に伴い性機能障害の発生頻度が高く, 長期間投与の効果と安全性を指示する根拠が十分ではありません. アリルエストレノールは, 前立腺肥大症に対する効果はクロルマジノンと同程度ですが, 単独で有効性を示す根拠が十分でなく, 性機能障害も起こりうるという点で, どちらの抗アンドロゲン薬も推奨グレードはC1（行ってもよい）とされています[1].

1 適応症の違い

　　　抗アンドロゲン薬のうち, クロルマジノンの錠剤（25mg）だけは前立腺肥大症のほかに前立腺がんにも適応があります. クロルマジノンには徐放錠（50mg）もありますが, こちらは前立腺がんの適応がありません.

　　　5α還元酵素阻害薬にはデュタステリドとフィナステリドがあります. デュタステリドは前立腺肥大症の適応がありますが, フィナステリドはわが国では商品名プロペシアとして男性型脱毛症の進行遅延に対する適応があるものの, 前立腺肥大症には適応がありません.

2 そのほかの違い

　　　5α還元酵素阻害薬も抗アンドロゲン薬も, 重度の肝機能障害のある患者には禁忌であ

コラム PDE5阻害薬

　　一酸化炭素（NO）は, 細胞内のcGMP産生を促進して前立腺や尿道の平滑筋弛緩を促します. PDE5阻害薬はcGMPの分解を阻害してNOの作用を増強し, 前立腺肥大症に伴う下部尿路症状を改善させます. 現在わが国ではタダラフィルのみが前立腺肥大症に伴う排尿障害に適応があります. 同じ成分でも商品名ザルティアが前立腺肥大症に対して, 商品名シアリスは勃起不全に対して, 商品名アドシルカは肺動脈性肺高血圧症に対して適応を有します. ザルティアの後発品は, タダラフィル錠（OD錠）○mgZAと規格の後に"ZA"が記載されており, 他の適応を有する薬剤と注意が必要です. また, 使用に際しては適切な検査により前立腺肥大症と診断された場合に限り算定できること, さらに, 診療報酬明細書の記載にあたっては, 尿流測定, 残尿測定, 前立腺超音波検査などの診断に用いた検査について, 実施年月日を摘要欄に記入することとなっています.

　　前立腺肥大症に伴う排尿障害に対してタダラフィルを使用した場合の副作用として, 心血管系の副作用が問題視されており, 硝酸剤またはNO供与剤との併用により降圧作用が増強し, 過度に血圧を下降させることがあるため, 硝酸剤またはNO供与剤投与中の患者への投与は禁忌とされています.

り，前立腺がんの腫瘍マーカーである前立腺特異抗原（PSA）値を低下させるため，前立腺がんを見落とさないよう注意が必要です．5α還元酵素阻害薬のデュタステリドは，テストステロンをジヒドロテストステロンへ変換する1型および2型の5α還元酵素を阻害し，前立腺組織中のジヒドロテストステロン濃度を低下させます．定常状態に達するまでの時間や半減期が長いことから，治療効果を評価するためには通常6ヵ月の治療期間が必要とされています．**代謝はおもに肝代謝で，CYP3A4やCYP3A5が関与しており，CYP3A4阻害作用を有する薬剤には注意が必要です．**女性および小児に対しても禁忌になっており，この薬剤は経皮吸収されるため薬剤に触れないよう注意が必要です．

　抗アンドロゲン薬は，血中テストステロンの前立腺細胞への選択的取込み阻害，細胞内に取り込まれたテストステロンから5α-ジヒドロステロンへの還元阻害（アリルエストレノールのみ），ジヒドロテストステロンとアンドロゲン受容体の複合体形成阻害，視床下部・下垂体へのネガティブ・フィードバックによる血中テストステロン値の低下があげられます．効果発現までは1～2ヵ月かかり，16週間投与しても期待した効果が認められない場合は漫然と継続すべきではないとされています．特にクロルマジノンは，劇症肝炎や肝機能障害，黄疸などで死亡例が報告されており，**投与開始後3ヵ月間は1ヵ月に1回，それ以降も定期的に肝機能検査を行う必要があります．**

C　植物製剤・アミノ酸製剤の違いがわかる！

表4　非ホルモン系薬の特徴

分類	一般名	商品名	剤形	GEの有無	特徴		
					適応症	用法・用量	薬理作用
植物製剤	オオウメガサソウエキス・ハコヤナギエキス配合剤	エビプロスタット	錠	○	前立腺肥大に伴う排尿困難，残尿および残尿感，頻尿	1回1錠，1日3回	排尿機能に対する作用，抗炎作用，抗酸化作用，前立腺重量に対する作用，尿路消毒殺菌作用
	セルニチンポーレンエキス	セルニルトン	錠	×	①慢性前立腺炎②初期前立腺肥大症による諸症状（排尿困難，頻尿，残尿および残尿感，排尿痛，尿線細小，会陰部不快感）	1回2錠，1日2～3回	抗炎症作用，排尿促進作用，抗前立腺肥大作用
アミノ酸製剤	グルタミン酸，アラニン，アミノ酢酸	パラプロスト＊	カプセル	×	前立腺肥大に伴う排尿障害，残尿および残尿感，頻尿	1回2カプセル，1日3回	神経系に及ぼす作用，抗浮腫作用，抗炎症作用，代謝改善作用など（類推）

＊：2023年3月末経過措置終了予定

違いの着眼点　薬理作用の違いに着目しよう！

Key Point

- セルニチンポーレンエキス製剤は残尿量や尿流量は改善しないが，アミノ酸製剤より夜間頻尿に効果がある．

　非ホルモン系薬には植物製剤とアミノ酸製剤があり，どれも副作用発現の頻度は1.5～

2%台と軽微なのが特徴です．オオウメガサソウエキス・ハコヤナギエキス配合剤は，5種類（オオウメガサソウエキス，ハコヤナギエキス，セイヨウオキナグサエキス，スギナエキス，精製小麦胚芽油）の植物由来成分を配合した植物エキス製剤です．抗炎症作用のほか，排尿促進作用，尿路消毒作用などがあるといわれています．しかし，タムスロシン，ナフトピジルなどのα_1遮断薬と比べると効果は劣ります．一方で，タムスロシンを使用しても骨盤部不快感がある症例[11]やナフトピジルに抵抗性症状を示す症例に追加投与すると[12]，症状が改善したという報告もあります．

セルニチンポーレンエキス製剤は，8種類の植物（チモシイ，トウモロコシ，ライムギ，ヘーゼル，ネコヤナギ，ハコヤナギ，フランスギク，マツ）の混合花粉のエキスを主成分とする製剤です．そのため，これら8種類の植物に対してアレルギーをもつ患者には注意が必要です．適応症としては慢性前立腺炎および初期前立腺肥大症に適応がある薬剤です．プラセボやアミノ酸製剤と比較し夜間頻尿への効果が示唆されていますが，尿流量，残尿量への改善効果はありません．

アミノ酸製剤として，非必須天然アミノ酸であるグリシン，L-アラニン，L-グルタミン酸を配合した製剤のみが発売されています．α_1遮断薬のプラゾシンと比べて前立腺肥大症の症状と残尿量は同程度に改善しますが，尿流量の改善はプラゾシンより劣るとされています．

［新田　茜，本多秀俊］

■文献

1) 日本泌尿器学会（編）：男性下部尿路症状・前立腺肥大症診療ガイドライン，リッチヒルメディカル，2017
2) Oelke M et al : Monotherapy with tadalafil or tamsulosin similarly improved lower urinary tract symptoms suggestive of benign prostatic hyperplasia in an international, randomised, parallel, placebo-controlled clinical trial. Eur Urol **61** : 917-925, 2012
3) 永江浩史ほか：α_1遮断薬抵抗性 BPH/LUTS 患者に対するタダラフィル交替療法の有用性．泌尿器外科 **29** : 271-275, 2016
4) 海法康裕：α_1遮断薬と PDE5 阻害薬のどちらが第一選択か？排尿障害プラクティス **24** : 113-117, 2016
5) 秦　淳也ほか：α_1遮断薬の使い分けは可能か？排尿障害プラクティス **24** : 118-123, 2016
6) Yasuda K et al : Effect of naftopidil on urethral obstruction in benign proxtatic hyperplasia : assesment by urodynamic studies. Prostate **25** : 46-52, 1994
7) Yamaguchi K et al : Silodosin versus naftopidil for the treatment of benign prostatic hyperplasia : a multicenter randomized trial. Int J Urol **20** : 1234-1238, 2013
8) Bell CM et al : Association between tamsulosin and serious ophthalmic adverse events in older men following cataract surgery. JAMA **301** : 1991-1996, 2009
9) 一色佳彦ほか：α_1遮断薬使用中の超音波白内障手術成績—術中虹彩緊張低下症候群の発生頻度と特徴．あたらしい眼科 **26** : 1287-1292, 2009
10) Shim SR : Is tamsulosin 0.2mg effective and safe as a first-line treatment compared with other alpha blockers? : a meta-analysis and a moderator focused study, Yonsei Med J **57** : 407-418, 2016
11) 三輪好生ほか：前立腺肥大症患者にみられる骨盤部不快感に対するエビプロスタット®の有効性の検討．泌尿外科 **21** : 807-814, 2008
12) 成岡健人ほか：α_1受容体遮断薬（ナフトピジル）に抵抗性症状を有する前立腺肥大症患者に対するエビプロスタットの追加投与の臨床的検討．泌尿紀要 **54** : 341-344, 2008

過活動膀胱治療薬

- 過活動膀胱のおもな薬物治療には，膀胱平滑筋直接作用薬，抗コリン薬，β_3 受容体刺激薬がある．
- 内服治療に対して不応性の神経因性および，突発性過活動膀胱患者において，ボツリヌス毒素製剤が承認された．
- 『過活動膀胱診療ガイドライン（第2版）』では，抗コリン薬と β_3 受容体刺激薬が第一選択である．
- β_3 受容体刺激薬は，抗コリン薬と同等の効果が期待でき，抗コリン薬に特徴的な口渇や便秘などの副作用が少ない．
- 効果不十分の場合は，抗コリン薬と β_3 受容体刺激薬の併用が有効である．
- ミラベグロンは生殖可能な年齢では避けるが，高齢者には有効である．

Ⅰ 同効薬の違いについて知ろう！

表1 過活動膀胱治療薬の全体像

分類	一般名 （おもな先発品の商品名）	過活動膀胱の適応	ガイドライン*の推奨度	特徴
膀胱平滑筋直接作用薬	フラボキサート （ブラダロン）	×	C1	・受容体を介さず膀胱平滑筋に直接作用する．
抗コリン薬	オキシブチニン （ポラキス）	×	A	・抗ムスカリン作用とともに Ca 拮抗作用による膀胱平滑筋直接作用も有する．
	オキシブチニン （ネオキシテープ）	○	A	・経口と比較し口渇などの副作用が軽減．しかし皮膚障害に注意が必要．
	プロピベリン （バップフォー）	○	A	・抗コリン作用と Ca 拮抗作用を併せもつ． ・切迫性尿失禁・腹圧性尿失禁に高い有効率あり． ・アトロピン抵抗性の膀胱収縮を抑制する．残尿量を増加させず膀胱容量の増加．
	トルテロジン （デトルシトール）	○	A	・選択抗ムスカリン作用とともに唾液分泌抑制作用に比べて膀胱収縮抑制作用がより低用量で発現する．
	フェソテロジン （トビエース）	○	A	・トルテロジンのプロドラッグ．代謝能の影響を受けにくく効果が用量依存的に発現しやすい．
	ソリフェナシン （ベシケア）	○	A	・膀胱壁の緊張緩和作用があり，蓄尿症状が残存する前立腺肥大症では α_1 受容体拮抗薬と併用されることがある．
	イミダフェナシン （ウリトス，ステーブラ）	○	A	・唾液腺に比べて，膀胱に選択的な作用を示す． ・M3 および M1 受容体に対して選択的に作用し，膀胱平滑筋収縮抑制作用とアセチルコリン遊離抑制作用を示す．
β_3 受容体刺激薬	ミラベグロン（ベタニス）	○	A	・膀胱平滑筋の β_3 受容体を刺激し，排尿期の膀胱収縮力に影響を及ぼしにくい．
	ビベグロン（ベオーバ）	○	未定	・性腺機能や心拍数への影響，薬剤相互作用への影響が少ない．

*『過活動膀胱診療ガイドライン（第2版）』の推奨度
グレードA：強い根拠があり，行うように強く勧められる．
グレードC1：根拠はないが，行うように勧められる．

1 過活動膀胱治療薬の基本的な選びかた

治療薬の選択は，男性か女性か，年齢，合併症などを総合的に判断する必要があります．

① 抗コリン薬は，排尿回数，尿意切迫感回数，切迫性尿失禁回数，排尿量の有効性解析項目などにより選択します．

② 抗コリン薬の副作用は，口渇，便秘，せん妄，QT延長などに着目します．

③ 妊婦・授乳婦への投与では，フラボキサートが最も安全です．

④ 男性で合併症に尿閉のある前立腺肥大患者にはフラボキサート，ミラベグロン，ビベグロンを用います．

⑤ 腎機能・肝機能障害がある場合は，オキシブチニン，プロピベリン，ビベグロンを用います．

⑥ 高齢者への投与は，β_3 受容体刺激薬，抗コリン薬では認知機能への影響の少ないトルテロジン，フェソテロジンが安全です．

⑦ 貼付剤は経口投与が困難，経口の抗コリン薬による副作用がみられる場合に有効です．

2 過活動膀胱治療薬のガイドラインによる選びかた

過活動膀胱症状の診断では，日本排尿機能学会の『過活動膀胱診療ガイドライン（第2版）』[1] の過活動膀胱症状質問票（overactive bladder symptom score：OABSS）を使って軽症，中等度，重症のいずれかに重症度が分類されます．治療薬はガイドラインの重症度に従って選択します．

過活動膀胱の第一選択として，**抗コリン薬，β_3 受容体刺激薬**を用います．

抗コリン薬が効果不十分，有害事象などで継続困難な際は，別の抗コリン薬，β_3 受容体刺激薬に変更することにより，過活動膀胱症状の改善と有害事象の軽減が期待されます．

内服治療に対して不応性の神経因性および突発性過活動膀胱患者には，近年適応承認されたボツリヌス毒素注射薬の投与が有効とされます．

Ⅱ 同種薬の違いについて知ろう！

A 抗コリン薬の違いがわかる！

表2 抗コリン薬の特徴

一般名	剤形	GEの有無	T_{max}（時）	$t_{1/2}$（時）	ムスカリン受容体選択性	組織移行性	用法・用量	用法・用量に関する使用上の注意
オキシブチニン	錠（ポラキス）	○	0.7	1〜1.4	M3＞M1＞M2	データなし	1回2〜3mg，1日3回	記載なし
	テープ（ネオキシ）	×	18〜24	15.3〜15.4		大腸＞膀胱＞顎下腺＞大脳・小脳＞心臓	1日1回1枚（73.5mg）下腹部，腰部，大腿部いずれかに貼付	皮膚障害を避けるため，貼付箇所を毎回変更する
プロピベリン	錠，細粒	○	1.7	14	M3＝M1≧M2	膀胱＞脳＞顎下腺・舌下腺＞盲腸・結腸＞心臓	1日1回20mg，食後（1日2回まで）	1回20mgで効果不十分の場合に増量する
トルテロジン	カプセル	×	4	11	M3＝M1＝M2	膀胱＞大腸・直腸＞唾液腺＞心臓＞脳	1日1回4mg	肝・腎機能障害患者，CYP3A4阻害薬を併用している患者は2mg/日まで
フェソテロジン	徐放錠	×	5	7〜10	M3＝M2＝M1選択性なし	データなし 中枢神経系への移行はわずか	1日1回4mg（8mg/日まで）	クレアチニンクリアランス30mL/分未満の重度の腎障害，中等度の肝障害（Child-Pugh分類B）がある患者強力なCYP3A4阻害薬を投与中の患者では4mg/日まで
ソリフェナシン	錠，OD錠	×	4	48	M3＞M1＞M2	データなし	1日1回5mg（10mg/日まで）	開始量（1日あたり）は，中等度の肝機能障害患者は1回2.5〜5mgまで，軽度の肝機能障害患者は1回5mg．重度の腎機能障害患者は1回2.5〜5mgまで，軽度の腎機能障害患者は1回5mgとする
イミダフェナシン	錠，OD錠	×	1.3	2.9	M3≧M1＞M2	大腸＞膀胱＞顎下腺・舌下腺＞心臓＞脳	1回0.1mg 1日2回 朝食後および夕食後（0.4mg/日まで）	1回0.1mgで効果不十分な場合に増量する．中等度以上の肝障害患者，重度の腎障害患者は1回0.1mg，1日2回

違いの着眼点 1 薬物動態（半減期）に着目しよう！

Key Point

- 半減期が長いソリフェナシンは，副作用も持続しやすい．
- 半減期が短いイミダフェナジンは，夜間頻尿に適している．

　　ソリフェナシンは半減期が約50時間と長いため有効性の持続が期待できますが，副作用も持続します．薬剤の副作用がアドヒアランス低下につながるため，口渇や便秘などの

副作用には注意が必要です．一方でイミダフェナシンは半減期が2.9時間と短いため1日2回の服用を要しますが，夜間頻尿を抑えたいときには夕食後もしくは就寝前に1回内服することで，日中の副作用を軽減できます．

違いの着眼点2　受容体選択性と副作用の違いに着目しよう！

Key Point

- 抗コリン薬は，ムスカリン受容体の選択性により副作用の頻度が異なる．
- 最も改善効果の高い薬剤はソリフェナシンで，次いでフェソテロジンである．
- 便秘の発現率は，オキシブチニン貼付剤が最も低い．
- 口渇の発現率は，イミダフェナシンが最も低い．

　抗コリン薬は，ムスカリン受容体の遮断作用により薬効を発現しますが，膀胱以外の全身のムスカリン受容体も遮断するため，発現する副作用には注意する必要があります．膀胱にはM2とM3の両方の受容体が分布していますが，**直接的な膀胱平滑筋の収縮はM3受容体を介する**と考えられます[1,2]．

　一方，唾液腺や大腸にも膀胱の受容体と同じM3タイプの受容体があるため，多くの薬剤は唾液腺や大腸にまで働き，副作用として口渇や便秘の副作用を発現します．これらの副作用の頻度はムスカリン受容体の選択性により異なります．

　副作用は，他の薬剤への変更の検討をするうえで重要であり，受容体の選択性とともに有用な情報となります．

1 薬剤の選択には作用と副作用の発現の両方を考慮する

　抗コリン薬のなかで，**ソリフェナシンはラットにおいて，唾液腺に比べ膀胱への選択性が高い薬剤である**ことが報告されています[1]（近年の日本人を対象としたメタアナリシスでは，排尿回数，尿意切迫感回数，切迫性尿失禁回数，排尿量の有効性解析項目のいずれにおいても，抗コリン薬のなかでも最も高い改善効果が示されています）．そのため，他の抗コリン薬と比べて**口渇などの副作用が少ない**とされています．また，ソリフェナシンは，口渇や便秘の副作用は用量依存的に発現することがわかっています[3]．

　フェソテロジンは排尿回数，尿意切迫感回数，切迫性尿失禁回数，排尿量の改善効果がソリフェナシンに次いで高い改善効果があります[3]．フェソテロジン，トルテロジンはムスカリン受容体サブタイプに非選択的ですが，膀胱への組織移行性が高いため，便秘や口渇の副作用が少ない薬剤です．このように，薬剤の選択は作用と副作用の両方を考慮する必要があります．

2 M3選択性と口渇の発現

　イミダフェナシン，ソリフェナシンはどちらもM3選択性があります．両薬剤間に有効性の違いはありませんが[4,5]，副作用である**口渇の発現に関しては，イミダフェナシンが抗コリン薬のなかで最も低かった**との報告があります[3]．

コラム　ムスカリン受容体のサブタイプの分布と遮断時の副作用の関係

　ムスカリン性アセチルコリン受容体には，遺伝子的な解析から m1，m2，m3，m5 受容体のサブタイプがありますが，機能的にはおもに M1，M2，M3 に分類されます．

　各サブタイプの分布臓器と，遮断した際に出現する副作用は**表**のとおりです．

表　ムスカリン受容体の分布臓器・サブタイプと遮断した際に発現する副作用

分布臓器，神経	受容体	遮断した際に出現する副作用
中枢神経	M1	眩暈，傾眠，記憶障害，認知機能障害
虹彩，毛様体，涙腺	M3	視力調節障害，眼球乾燥
唾液腺	M3	口内乾燥
心臓	M2	頻脈
胃および食道	M1	消化不良
大腸	M3	便秘
膀胱※	M2　M3	膀胱収縮抑制

※膀胱機能　M2；非神経性受容体，M3；神経性受容体
[吉田正貴ほか：過活動膀胱治療薬の新たなターゲット―求心性神経への作用と膀胱選択性―．Prog Med **27**：1375-1379, 2007 より引用]

3 M2 選択性と心臓への作用

　イミダフェナシンとソリフェナシンは M2 選択性が低いことから，心臓への影響が少ないとされています．脳内ムスカリン性受容体にほとんど結合せず，尿中排泄され直接膀胱に作用し，膀胱容量を増大します．受容体結合親和性は，顎下腺＞結腸＞脳，肺，膀胱＞心臓ですが，唾液腺と比較して膀胱組織への移行性と親和性が高いことから，膀胱に選択性を示します．トルテロジンも M2 へも作用しますが，心臓への移行性が低く，常用量を服用していた場合の QT 延長は認められていません．

服薬指導の会話例 抗コリン薬の口渇対策

患者

薬（イミダフェナシン）を飲み始めて 1 週間がたっています．口が渇く感じがします．水分を摂ると余計にトイレが近くなるし．これがずっと続くと思うと心配です．

薬剤師

このお薬は飲み始めてから口が渇く副作用が出現しますが，4 週間くらいたつと改善されていきます．水分を摂取しなくても，うがいや，口腔内をうるおしたり，乾燥を防ぎながら継続してみてください．耳から顎にかけてマッサージをすることによっても改善することがあります．

MEMO

　エビデンスレベルは低いですが，口腔乾燥に対して唾液腺のマッサージ，保湿剤，含嗽剤，人工唾液，漢方薬，ピロカルピン，チューインガム，ビタミン C などの対応が有効との報告があります[1]．服薬指導する際には，このような説明も大切です．

違いの着眼点 3　剤形の違いに着目しよう！

Key Point

- オキシブチニンのテープ剤（ネオキシテープ）は経口剤より副作用は少ないが，貼付部位の皮膚反応には注意．
- プロピベリンには細粒，ソリフェナジンやイミダフェナシンには OD 錠があり，嚥下能力が低下した患者には有用．

　オキシブチニンのテープ剤は経口剤よりも口渇の副作用発現が低く，他の抗コリン薬と比較した試験においても，便秘の発現頻度が最も低かったとの報告があります[3]．オキシブチニンのテープ剤は内服が困難な患者や，薬を多数内服している患者には，口腔乾燥の副作用も少なく有効です．しかし，貼付部位の皮膚反応が高率に認められているため，保湿剤の使用による軽減などが大切です．また，嚥下能力が低下した経口困難な患者には，錠剤以外の剤形を有するプロピベリンの細粒や OD 錠のあるソリフェナシン，イミダフェナシンを選択することで，アドヒアランスを向上させることができます．

違いの着眼点 4　患者背景の違いに着目しよう！

Key Point

- 腎機能・肝機能障害がある場合は，オキシブチニン，プロピベリンを選択する．
- 高齢者への投与は，認知機能への影響の少ないトルテロジン，フェソテロジンが安全．
- ソリフェナジン，フェソテロジンは重度の肝障害患者，オキシブチニンは授乳婦に禁忌．

　抗コリン薬の禁忌はほとんど同じですが，重度の肝機能障害患者にはソリフェナシン，フェソテロジン以外を，授乳婦に関してはオキシブチニン以外を使用すべきです．抗コリン薬は妊婦や妊娠の可能性がある患者に禁忌ではありませんが，安全性の問題から慎重に投与すべきです．すべての抗コリン薬は尿閉のある患者には禁忌ですので，他剤の検討が必要になります（表3）．

　腎機能・肝機能障害がある場合，用量を変更する必要のないオキシブチニン，プロピベリンが選択しやすいでしょう．

　しかし，高齢者に対しては，オキシブチニンは血液脳関門を通過するため，使用に際しては認知障害などの中枢神経系の副作用に注意が必要です．

　トルテロジンは脂溶性が低く分子量が大きいため血液脳関門の通過性が低い薬剤です．認知機能への影響も少なく，治療前後で長谷川式簡易知能評価スケールの点数に有意な変化は認められていません[6]．

　一方，フェソテロジンは3級アミンのためオキシブチニンに比べて脂溶性が低く，活性代謝物である 5-HMT は水溶性でトルテロジンに比べて脂溶性が低く，ラットにおいても脳への移行性が低いことがわかっています．高齢者や重症例に対する有用性は確認されていますが，比較的新しい薬剤であるため，認知機能への影響が少ないとの報告はまだ限られています[7]．

表3 抗コリン薬の禁忌, 重大な副作用

一般名	禁忌										重大な副作用	
	尿閉	幽門，十二指腸，腸管が閉塞している患者	消化管運動・緊張は低下している患者	胃アトニーまたは腸アトニー	閉塞隅角緑内障	重症筋無力症	重篤な心疾患	重度の肝機能障害	授乳婦	そのほか	尿閉	そのほか
オキシブチニン[錠]	○	△		○	△		○		○	△；麻痺性イレウスのある患者，緑内症の患者	○	血小板減少，麻痺性イレウス
オキシブチニン[テープ]	○	○		○	○	○	○		○			
プロピベリン	○	○		○	○	○	○				○	血小板減少，麻痺性イレウス，急性緑内障発作，幻覚・せん妄，腎機能障害，横紋筋融解症，皮膚粘膜眼症候群，QT延長，心室性頻拍，肝機能障害，黄疸
トルテロジン	○	△		○	○	○	○			△；麻痺性イレウスのある患者	○	アナフィラキシー様症状
フェソテロジン	○	○		○	○	○	○	○			○	QT延長，心室性頻拍，房室ブロック，徐脈，血管浮腫
ソリフェナシン	○	○		○	○	○	○	○			○	麻痺性イレウス，幻覚・せん妄，QT延長，心室性頻拍，肝機能障害，黄疸，アナフィラキシー様症状
イミダフェナシン	○	○	○		○	○	○			消化管運動・緊張が低下している患者	○	急性緑内障発作

違いの着眼点5 重大な副作用の違いに着目しよう！

Key Point

- プロピベリン，ソリフェナシンは重大な副作用が多く，注意して服薬説明を行う．

　添付文書に重大な副作用として急性緑内障発作の記載があるのは，プロピベリンとオキシブチニンのみです．オキシブチニンおよびプロピベリンは，血小板減少症や麻痺性イレウスに注意します．重大な副作用は，プロピベリンやソリフェナシンが多く，服薬説明では注意を要します．プロピベリンやソリフェナシンは幻覚・せん妄が重大な副作用として添付文章に記載されていることから，高齢者への投与は慎重に行うべきです．

　フェソテロジンには報告はありませんが，プロドラッグであるトルテロジンにQT延長や心室性頻拍などの副作用の記載があり，同様に注意が必要です．

B β₃受容体刺激薬の違いがわかる！

表4　β₃受容体刺激薬の特徴

一般名	剤形	GEの有無	特徴						
			T_{max}（時）	$t_{1/2}$（時）	用法・用量	用法・用量に関する使用上の注意	禁忌	重篤な副作用	妊婦・授乳婦
ミラベグロン	錠	×	3.5	36.4	1日1回50mg	中等度の肝機能障害，重度の腎機能障害患者には1日1回25mgから開始する	重篤な心疾患，重度の肝機能障害，妊婦，授乳婦，フレカイニドまたはプロパフェノン投与中	尿閉，高血圧	禁忌
ビベグロン	錠	×	3	64	1日1回50mg	記載なし	なし	尿閉	授乳中止

　　β₃受容体刺激薬は，抗コリン薬の副作用を軽減するために開発された新しい作用機序の薬物です．ミラベグロンは排尿期の膀胱収縮力に影響が少なく，過活動膀胱患者の残尿量に影響を及ぼさなかったとの結果が報告されています．脂溶性が比較的低いため中枢移行が少なく，膀胱以外への抗ムスカリン作用による副作用も少ないのが特徴です．

　　副作用のなかでも問題となる口渇と便秘はプラセボと有意差のない発現率でした[3]．そのため，高齢過活動膀胱患者や重症過活動膀胱患者への投与にも有効性と安全性が示され，ガイドラインでも抗コリン薬とともに第一選択となっています．

違いの着眼点 1　使用できる患者背景の違いに着目しよう！

Key Point

- ミラベグロンは，高齢過活動膀胱患者や重症過活動膀胱患者に有効だが，性腺機能，心拍数への影響，腎・肝機能障害患者で注意．
- ビベグロンは性腺への影響が少なく生殖可能な年齢にも使いやすいとされているが，臨床経験が少ない点に留意する．

　　ミラベグロン治療抵抗性の過活動膀胱患者に対してビベグロンへ変更したところ，ビベグロンが有効で忍容性が高いという結果がでています[8]．しかし，ビベグロンは2018年11月に薬価収載された比較的新しい薬のため，臨床検討の報告が少ないことに留意する必要があります．

　　ミラベグロンは性腺機能への影響の報告があり，比較的若年者には用いにくい難点があります．一方で，ビベグロンは性腺機能や心拍数への影響が少ないなどの利点があります．ミラベグロンは重篤な心疾患，重度の肝機能障害の患者には禁忌です．

　　β₃受容体刺激薬は，妊婦・授乳婦に使用するときには注意する必要があります．ミラベグロンは動物実験において，胎児の着床後死亡率の増加，体重低値，骨化遅延などが認められているため妊婦・授乳婦に禁忌です．ビベグロンは禁忌ではなく，妊婦には有益性投与となっていますが，動物実験（ラット）で胎児への移行が報告されているので，妊婦には投与しないことが望ましいでしょう．授乳も中止が必要です．

効果も副作用もマイルド！　膀胱平滑筋に直接作用するフラボキサートとは

　フラボキサートは，膀胱平滑筋に直接作用する唯一の頻尿治療薬です．過活動膀胱の適応はありませんが，抗コリン薬やβ₃受容体作動薬が使えないときなどに処方されることがあります．副作用が少なく安全性は高いですが，効果は抗コリン薬に比べて劣ります．排尿するときの力までは抑制させないため，正常な排尿力を維持したまま頻尿や残尿感を改善させます．

　抗コリン薬ではないため，尿閉を有する前立腺肥大症患者にも使用することができます[A]．夜間頻尿のあるα₁アドレナリン受容体遮断薬投与中の前立腺肥大症患者に対し，夜間排尿回数，IPSS（国際前立腺症状スコア），QOLスコア，BII（前立腺肥大症影響度スコア）のいずれも有意な改善が認められています[B,C]．

　フラボキサートは相互作用がなく，高齢者などポリファーマシーでも安心して使用できます．重大な副作用もショック，アナフィラキシー症状，肝機能障害，黄疸のみです．授乳婦，妊娠，妊娠の可能性のある患者に対しても安全性が高いことが経験的に認められています．ただし，弱い副交感神経抑制作用があり幽門，十二指腸および腸管が閉塞している患者，下部尿路に高度の通過障害のある患者には禁忌です．

文献

A) 加藤　忍ほか：夜間頻尿を有するα₁アドレナリン受容体遮断薬投与中の前立腺肥大患者に対する塩酸フラボキサートの有効性の検討. 泌紀 **54**：137-177, 2008
B) 嘉手川豪心ほか：夜間頻尿に対する塩酸フラボキサート就寝前投与の効果. 西日泌 **71**：637-642, 2009
C) 山口　脩ほか：日本人過活動膀胱患者における過活動膀胱治療薬の有効性と安全性. 泌尿器外科 **27**：1731-1744, 2014

 過活動膀胱に対するボツリヌス療法が承認されました

　ボツリヌス毒素製剤（ボトックス注）が2019年12月，「既存治療で効果不十分または既存治療が適さない過活動膀胱における尿意切迫感，頻尿および切迫性尿失禁，既存治療で効果不十分または既存治療が適さない神経因性膀胱による尿失禁」の適応が追加されました．

　ボツリヌス毒素は，科学的な除神経作用によるコリン作動性神経からアセチルコリンの放出抑制や求心性神経に対する作用をもち，以前から膀胱壁内注入療法はいくつかの報告があります[A]．承認されたことにより，内服治療に対して不応性の神経因性および，突発性過活動膀胱患者においても有効な治療方法として用いることができるようになりました．

文献

A) 日本排尿機能学会（編）：夜間頻尿診療ガイドライン. ブラックウェルパブリッシング，東京, p10-11, 2009

違いの着眼点 2　相互作用や副作用の違いに着目しよう！

Key Point

- ビベグロンはミラベグロンのような **CYP2D6 阻害作用**がなく，相互作用も少ない.

　ミラベグロンは一部が薬物代謝酵素CYP3A4により代謝され，CYP2D6を阻害します．また，P-糖蛋白の基質で，P-糖蛋白阻害作用を有するためCYP2D6阻害薬である**フレカイニドまたはプロパフェノン**投与中の患者には禁忌です．一方で，ビベグロンはCYP3A4

コラム　前立腺肥大症を合併する過活動膀胱

　男性では前立腺肥大症が原因で過活動膀胱が起こることがあります．このような場合には，通常の前立腺肥大症と同様にα_1遮断薬を第一選択として使います．第二選択薬以降は下記から選択します．

①α_1遮断薬（前立腺肥大症の全般重症度が軽症〜中等度の患者）

②抗コリン薬

③α_1遮断薬と抗コリン薬との併用

④α_1遮断薬と5α還元酵素阻害薬，β_3受容体刺激薬，PDE5阻害薬との併用

　抗コリン薬は単剤での薬の効果と安全性を証明できる無作為対照試験は行われていないため，現時点では下部尿路症状のある男性に対する抗コリン薬の治療的位置付けは不明で，高度な下部尿路閉塞や尿閉の患者では禁忌です．

　α_1遮断薬との併用療法とα_1遮断薬単剤投与の効果を無作為に比較した臨床試験では，併用療法は過活動膀胱症状のある前立腺肥大患者に対する有用な治療となりうる可能性が示されました．ただし，優位性は示されませんでした．

　抗コリン薬を選択する場合には，抗コリン薬のなかでも尿閉の副作用が少ないソリフェナシンが併用されますが，ソリフェナシンは尿閉のある前立腺肥大症の患者には禁忌です．β_3受容体刺激薬は尿閉の副作用がなく，禁忌にもなっていないため臨床の現場で広がりつつあります．そのほか，PDE5阻害薬や，前立腺の体積が大きいものに対しては5α還元酵素阻害薬の併用も有効性が期待でき，薬物治療の選択肢となっています．

またはP-糖蛋白（P-gp）の基質より一部併用注意の薬はありますが，禁忌や慎重投与の薬剤はありません．

　ミラベグロンでは尿閉と高血圧，ビベグロンでは尿閉の副作用報告があるので注意が必要です．

[髙谷甲波，大谷道輝]

■文献

1) 日本排尿機能学会（編）：過活動膀胱診療ガイドライン，ブラックウェルパブリッシング，東京，2015

2) 小林文義ほか：新規膀胱選択的抗コリン薬；イミダフェナシン（KRP-197/ONO-8025）の薬理学的特徴−M_3およびM_1受容体サブタイプに対する高親和性と既存の抗コリン薬との比較．日排尿会誌 **18**：292-298, 2007

3) 吉田正貴ほか：過活動膀胱治療薬の新たなターゲット−求心性神経への作用と膀胱選択性−．Prog Med **27**：1375-1379, 2007

4) 嘉手川豪心ほか：夜間頻尿に対する塩酸オキシブチニン就寝前投与の効果．西日泌尿 **70**：492-498, 2008

5) 西井久枝ほか：過活動膀胱患者において副作用の少ないイミダフェナシンはソリフェナシンと同等の有効性を示す．泌外 **24**：1489-1500, 2011

6) 森　健一ほか：高齢OAB患者におけるトルテロジン内服治療の有効性と認知機能への影響．新薬と臨 **57**：1982-1986, 2008

7) 武田正之ほか：過活動膀胱と新規抗コリン薬フェソテロジンフマル酸塩の薬理学的特性．泌外 **26**：173-182, 2013

8) 鈴木一実ほか：ミラベクロン治療抵抗性過活動膀胱患者に対するビベグロンへの変更の臨床検討．泌外 **33**：7175, 2020

Chapter

26 抗悪性腫瘍薬

- エビデンスで決まり，各がん種のガイドラインに従い使用される．
- 単剤ではなく複数の薬剤の組み合わせ（レジメン）で使用される．
- 経口薬だけでなく，注射薬との組み合わせで投与されることもある．

I 同効薬の違いについて知ろう！

表 1 抗悪性腫瘍薬の全体像			

分類	おもな一般名 （先発品の商品名）	特徴	
		おもな適応症（レジメン）	特徴と作用機序
代謝拮抗薬	テガフール・ウラシル （ユーエフティ）	結腸・直腸がん術後補助 肺がん術後補助療法	・抗腫瘍効果はフルオロウラシルによるものである ・それぞれの薬剤で，フルオロウラシルをより効果を示すように工夫されている ・副作用の重篤度はそれぞれ異なる
	テガフール・ギメラシル・オテラシルカリウム （ティーエスワン）	胃がん術後補助（ドセキタキセル＋ティーエスワン） 進行再発胃がん（SOX 療法：ティーエスワン＋オキサリプラチン） 非小細胞がん 頭頸部がん	
	カペシタビン （ゼローダ）	大腸がん術後補助（カペシタビン単独，CapeOX 療法） 胃がん術後補助療法（CapeOX 療法） 進行・再発乳がん 進行・再発大腸がん（CapeOX 療法） 進行・再発胃がん（CapeOX 療法）	
	トリフルリジン・ピペラシル（ロンサーフ）	進行・再発大腸がん	
	フォロデシン （ムンデシン）	再発または難治性の末梢性 T 細胞リンパ腫	・プリンヌクレオシドホスホリラーゼ（PNP）阻害作用を有する
ホルモン薬	タモキシフェン （ノルバデックス）	乳がん	・エストロゲン受容体に拮抗する
	アナストロゾール （アリミデックス）	閉経後乳がん	・アロマターゼ合成阻害薬 ・アロマターゼを阻害することにより，結果としてエストロゲン生成を阻害
	レトロゾール （フェマーラ）	閉経後乳がん	
	エキセメスタン （アロマシン）	閉経後乳がん	
	フルタミド （オダイン）	前立腺がん	・アンドロゲン受容体に結合し，アンドロゲンの作用を阻害する（第 1 世代抗アンドロゲン薬）
	ビカルタミド （カソデックス）	前立腺がん	
	エンザルタミド （イクスタンジ）	去勢抵抗性前立腺がん	・アンドロゲン受容体結合とアンドロゲン受容体の核内移行を阻害する（第 2 世代抗アンドロゲン薬）
	アパルタミド （アーリーダ）	遠隔転移を有しない去勢抵抗性前立腺がん	
	アビラテロン （ザイティガ）	去勢抵抗性前立腺がん，内分泌療法未治療のハイリスクの予後因子を有する前立腺がん	・アンドロゲン合成酵素である CYP17 を阻害する
分子標的薬 EGFR チロシンキナーゼ阻害薬	ゲフィチニブ （イレッサ）	EGFR 遺伝子陽性の手術不能または再発非小細胞肺がん	・チロシンキナーゼを可逆性に阻害する
	エルロチニブ （タルセバ）	手術不能な再発・進行性でがん化学療法施行後に増悪した非小細胞肺がん 切除不能な膵がん（25 mg，100 mg 製剤のみ）	
	アファチニブ （ジオトリフ）	*EGFR* 遺伝子変異陽性の手術不能または再発非小細胞肺がん	・チロシンキナーゼを不可逆性に阻害する ・エクソン 19 欠失，L858R 遺伝子変異を有する EGFR チロシンキナーゼにも有効
	ダコミチニブ （ビジンプロ）	EGFR 遺伝子変異陽性の手術不能または再発非小細胞肺がん	
	オシメルチニブ （タグリッソ）	EGFR チロシンキナーゼ阻害薬抵抗性の *EGFR* T790M 変異陽性の手術不能または再発非小細胞肺癌	・T790M 遺伝子変異を有する EGFR チロシンキナーゼを不可逆的に阻害する

（次頁に続く）

表1 続き

分子標的薬	チロシンキナーゼ阻害薬	ソラフェニブ （ネクサバール）	根治切除不能または転移性の腎細胞がん 切除不能な肝細胞がん 根治切除不能な甲状腺がん	・マルチキナーゼを阻害する
		スニチニブ （スーテント）	根治切除不能または転移性の腎細胞がん イマチニブ抵抗性の消化管間質腫瘍 膵神経内分泌腫瘍	
		パゾパニブ （ヴォトリエント）	悪性軟部腫瘍 根治切除不能または転移性の腎細胞がん	
		アキシチニブ （インライタ）	根治切除不能または転移性の腎細胞がん	・血管上皮細胞増殖因子（VEGF）を選択的に阻害する
		レゴラフェニブ （スチバーガ）	治癒切除不能な進行・再発の結腸・直腸がん がん化学療法後に増悪した消化管間質腫瘍 がん化学療法後に増悪した切除不能な肝細胞癌	・マルチキナーゼを阻害する
		レンバチニブ （レンビマ）	根治切除不能な甲状腺がん	
		バンデタニブ （カプレルサ）	根治切除不能な甲状腺髄様がん	
	プロテアソーム阻害薬	イキサゾミブ （ニンラーロ）	再発・難治性の多発性骨髄腫	・プロテアソームを阻害し，キモトリプシン様活性を阻害する
	Bcr-Ablチロシンキナーゼ阻害薬	イマチニブ （グリベック）	慢性骨髄性白血病 KIT陽性消化管腫瘍 フィラデルフィア染色体陽性急性リンパ性白血病 *FIP1L1-PDGFRα*陽性の下記疾患 好酸球増多症候群，慢性好酸球性白血病	・Bcr-Ablチロシンキナーゼを阻害する
		ダサチニブ （スプリセル）	骨髄性白血病 再発またはフィラデルフィア染色体陽性急性リンパ性白血病	・Bcr-AblチロシンキナーゼやSrcファミリーキナーゼを阻害する．イマチニブ抵抗性細胞にも有効
		ニロチニブ （タシグナ）	慢性期または移行期の慢性骨髄性白血病	・Bcr-AblチロシンキナーゼやSrcファミリーキナーゼ，そのほかのターゲットも阻害する．イマチニブ抵抗性細胞にも有効 ・イマチニブよりBcr-Ablチロシンキナーゼに高い選択性と強い阻害活性がある
		ボスチニブ （ボシュリフ）	前治療薬に抵抗性または不耐容の慢性骨髄性白血病	・Bcr-AblチロシンキナーゼやSrcファミリーキナーゼ，そのほかのターゲットも阻害する
		ポナチニブ （アイクルシグ）	前治療薬に抵抗性または不耐容の慢性骨髄性白血病 再発または難治性のフィラデルフィア染色体陽性急性リンパ性白血病	・T3151変異がある治療抵抗性のBcr-Ablチロシンキナーゼも阻害する
	ALKチロシンキナーゼ阻害薬	クリゾチニブ （ザーコリ）	*ALK*融合遺伝子陽性の切除不能な進行・再発の非小細胞肺がん	・ALK，ROS1などのマルチチロシンキナーゼを阻害する（第1世代のALKチロシンキナーゼ阻害薬）
		アレクチニブ （アレセンサ）	*ALK*融合遺伝子陽性の切除不能な進行・再発の非小細胞肺がん	・ALKやRETなどのマルチチロシンキナーゼ阻害薬．クリゾチニブ不応の場合も効果がある（第1世代ALKチロシンキナーゼ阻害薬）
		セリチニブ （ジカディア）	*ALK*融合遺伝子陽性の切除不能な進行・再発の非小細胞肺がん	・ALK，ROS1などのマルチチロシンキナーゼ阻害薬，クリゾチニブ不応の場合も効果がある（第2世代のALKチロシンキナーゼ阻害薬）
		ロルラチニブ （ローブレナ）	ALKチロシンキナーゼ阻害薬に抵抗性または不耐容の*ALK*融合遺伝子陽性の切除不能な進行・再発の非小細胞肺がん	・未分化リンパ腫キナーゼ，ROS1受容体チロシンキナーゼの選択的な阻害薬 ・中枢神経移行性が高い（第3世代ALKチロシンキナーゼ阻害薬）
	ROS/TRK阻害薬	エヌトレクチニブ （ロズリートレク）	*NTRK*融合遺伝子陽性の進行・再発固形がん	・トロポミオシン受容体キナーゼなどを阻害する．原発巣を問わない，バイオマーカーに基づく適応
	BTK阻害薬	イブルチニブ （イムブルビカ）	再発または難治性の慢性リンパ性白血病（小リンパ球性リンパ腫を含む）	・ブルトン型チロシンキナーゼを不可逆的に阻害する
	JAK阻害薬	ルキソリチニブ （ジャカビ）	骨髄線維症 真性多血症	・ヤヌスキナーゼ（JAK）2キナーゼ活性を阻害する
	BRAF阻害薬	ベムラフェニブ （ゼルボラフ）	*BRAF*遺伝子変異を有する根治切除不能な悪性黒色腫	・*BRAF* V600変異を含む活性化変異型のBRAFキナーゼを阻害する
		ダブラフェニブ （タフィンラー）	*BRAF*遺伝子変異を有する根治切除不能な悪性黒色腫	・*BRAF* V600変異を含む活性化変異型のBRAFキナーゼを阻害する

（次頁に続く）

表 1 続き

分子標的薬	MEK 阻害薬	トラメチニブ （メキニスト）	*BRAF* 遺伝子変異を有する根治切除不能な悪性黒色腫	・MEK1，MEK2 の活性化，キナーゼ活性を選択的かつ可逆的に阻害する
	mTOR 阻害薬	エベロリムス （アフィニトール）	根治切除不能または転移性の腎細胞がん 神経内分泌腫瘍 手術不能または再発乳がん 結節性硬化症に伴う腎血管筋脂肪腫 結節性硬化症に伴う上衣下巨細胞性星細胞腫	・mTOR や HIF-1 を阻害することにより，腫瘍増殖抑制を示す．間接的には血管新生抑制作用も示す
		シロリムス （ラパリムス）	リンパ脈管筋腫症	・mTOR の活性阻害により，LAM 平滑筋様細胞増殖シグナル伝達を阻害する
	CDK4/6 阻害薬	パルボシクリブ （イブランス）	ホルモン受容体陽性かつ HER 陽性の手術不能または再発乳がん	・サイクリン依存性キナーゼ 4/6 を阻害する
		アベマシクリブ （ベージニオ）	ホルモン受容体陽性かつ HER 陽性の手術不能または再発乳がん	・パルボシクリブよりサイクリン依存性キナーゼ選択性が高い
	PARP 阻害薬	オラパリブ （リムパーザ）	プラチナ系抗悪性腫瘍薬感受性の再発卵巣がんにおける維持療法 *BRCA* 遺伝子変異陽性の卵巣がんにおける初回化学療法後の維持療法 がん化学療法歴のある *BRCA* 遺伝子変異陽性かつ HER2 陰性の手術不能または再発乳がん	・PARP の強力な阻害作用がある

1 抗悪性腫瘍薬の基本的な選びかた

❶ レジメン単位で投与することが多い

　抗悪性腫瘍薬は**単剤では効果が不十分なことがあり，多くは抗悪性腫瘍薬を組み合わせて投与**されます．経口薬と注射薬との組み合わせも多くあります．がん種や組み合わせる薬剤により投与量，休薬期間が異なります．

❷ 治療効果が高いレジメンから投与する

　基本的に，**抗悪性腫瘍薬は治療効果が高いレジメンから投与**していきます．がんの進行に伴い，腎機能，肝機能低下などの臓器障害が進む可能性があるため，全身状態が保たれている状態でがん薬物療法を実施します．

❸ ホルモン薬以外の抗悪性腫瘍薬は，減量することがある

　抗悪性腫瘍薬は特に，**副作用マネジメントが重要**であり，減量して投与することがあります．また，腎機能低下時，肝機能低下時にも抗悪性腫瘍薬の減量を考慮しなければなりません．基本的に，**一度減量した抗悪性腫瘍薬は増量することはありません．**

2 抗悪性腫瘍薬のガイドラインによる選びかた

　おもに経口抗がん薬を対象として記載します．

コラム

アドヒアランスの確認方法

　経口抗がん薬はアドヒアランスを保つことが非常に重要です．

　アドヒアランスの評価方法は self-reported（患者に聞き取りを行う方法），Pill カウント（残薬や薬の空シートを持参してもらう），medication event monitoring system（MEMS．薬のボトルの開閉日時を電子的に記録するシステム）などが知られています．休薬期間，副作用症状の確認，次回受診日と残薬の確認，服薬確認を含めた治療日記の作成は，アドヒアランス向上につながります．外来化学療法が増え，保険薬局での服薬期間中のケアがより重要となります．

❶ 胃がん「胃癌治療ガイドライン医師用 2018 年 1 月改訂第 5 版」

術後補助療法	Stage Ⅲは S-1 ＋ドセタキセル療法[1]，Stage Ⅱは 1 年間の S-1 単独療法[2] がエビデンスレベル A.
切除不能進行・再発胃がん	推奨されるおもなレジメン，薬剤は以下のとおり. 【一次治療】 ・SOX（S-1 ＋オキサリプラチン）療法 ・SP（S-1 ＋シスプラチン）療法 ・CapeOX（カペシタビン＋オキサリプラチン）療法 ・FOLFOX［フルオロウラシル＋ホリナート（ロイコボリン）＋オキサリプラチン］療法 【二次治療】 ・weekly パクリタキセル＋ラムシルマブ療法 ・ラムシルマブ＋ nab- パクリタキセル療法 【おもな三次治療】 ・ニボルマブ単剤 ・イリノテカン単剤 ・トラスツズマブ デルクステカン（HER2 陽性の場合） HER2 陽性の場合は，トラスツズマブを含む化学療法を使用.

❷ 乳がん「乳癌診療ガイドライン①治療編 2018 年度」

ホルモン受容体陽性乳がんの術後内分泌療法	閉経前はタモキシフェンを 5 年間内服（浸潤性乳がんの場合は 10 年間），閉経後はアロマターゼ阻害薬を 5 年間内服.
術後補助療法	AC（ドキソルビシン＋シクロホスファミド）療法，CEF（シクロホスファミド＋エピルビシン＋フルオロウラシル）療法を行い，必要に応じタキサン系抗がん薬（パクリタキセル＋ドセタキセル）を追加. HER2 陽性の場合はトラスツズマブを追加.
転移・再発乳がん	エリブリン，ゲムシタビン，カペシタビンを使用し，ホルモン受容体陽性かつHER2 陰性の場合は，パルボシクリブやアベマシクリブを使用.

❸ 大腸がん「大腸癌治療ガイドライン医師用 2019 年版」

術後補助療法	R0 切除（完全切除）が行われた症例に，再発を抑制し予後を改善する目的で術後に全身化学療法を実施[3]. 推奨されるレジメンは以下の通り. 投与期間は原則 6 ヵ月. ・CapeOX（カペシタビン＋オキサリプラチン）療法 ・カペシタビン単剤 ・S-1 単剤 ・テガフール・ウラシル配合剤＋ホリナート（ロイコボリン）療法
進行再発大腸がん	推奨されるレジメン，おもなレジメンは以下のとおり. 【一次 / 二次治療】 ・CapeOX（カペシタビン＋オキサリプラチン）±ベバシズマブ療法 ・SOX（S-1 ＋オキサリプラチン）±ベバシズマブ療法 ・FOLFOX［フルオロウラシル＋ホリナート（ロイコボリン）＋オキサリプラチン］療法 ・FOLFIRI［フルオロウラシル＋ホリナート（ロイコボリン）＋イリノテカン］療法 【三次 / 四次治療】 ・レゴラフェニブ ・トリフルリジン・チピラシル配合（ロンサーフ）

❹ 肺がん「肺癌診療ガイドライン 2020 年版」

進行再発非小細胞肺がん	がんの遺伝子変異 / 転座別に分子標的薬を選択. ・*EGFR* 遺伝子変異：オシメルチニブ，アファニチブ，ダコミチニブ，ゲフィチニブ，エルロチニブ ・*ALK* 遺伝子転座：アレクチニブ，クリゾチニブ ・*ROS1* 遺伝子転座：クリゾチニブ ・*BRAF* 遺伝子変異：ダブラフェニブ＋トラメチニブ併用
術後補助療法	肺がんの病変全体径＞ 2 cm の術後病理病期ⅠA / ⅠB / ⅡA 期完全切除症例に対してテガフール・ウラシル配合剤療法が推奨. 投与期間は約 2 年間.

❺ 腎細胞がん「腎癌診療ガイドライン 2017 年版」

転移巣のある腎がん	点滴薬の免疫チェックポイント阻害薬（ニボルマブ，イピリムマブ）を使用．他は経口薬の分子標的薬が中心となり，チロシンキナーゼ阻害薬（ソラフェニブ，スニチニブ，アキシニチブ，パゾパニブ），mTOR 阻害薬（エベロリムス，テムシロリムス注）などを使用． 詳細は**表 5** を参照．

Ⅱ 同種薬の違いについて知ろう！

A 代謝拮抗薬の違いがわかる！

表 2　おもな代謝拮抗薬の特徴

一般名 （配合剤の商品名）	剤形	GE の有無	休薬期間	おもな副作用の特徴
テガフール・ウラシル （ユーエフティ）	カプセル，顆粒	○	なし（テガフール・ウラシル通常療法） 28 日間内服，7 日間休薬 （ホリナート・テガフール・ウラシル療法）	下痢
テガフール・ギメラシル・オテラシルカリウム （ティーエスワン）	OD 錠，カプセル，顆粒	○	28 日間内服，14 日間休薬 14 日間内服，7 日間休薬	悪心・嘔吐，下痢，発疹
カペシタビン	錠	○	21 日間内服，7 日間休薬（A 法） 14 日間内服，7 日間休薬（B 法，C 法） 5 日間内服，2 日間休薬（D 法）	手足症候群，悪心・嘔吐，下痢
トリフルリジン・ピペラシル （ロンサーフ）	錠	×	5 日間内服，2 日間休薬	骨髄抑制，悪心・嘔吐

違いの着眼点 1 適応や用法・用量の違いに着目しよう！

Key Point

- 代謝拮抗薬はどれも消化器がんに適応があるが，ユーエフティやティーエスワンは肺がん，カペシタビンは乳がんにも適応がある．
- ユーエフティは，ホリナートとの併用時以外は，休薬期間はなし．
- ティーエスワン，カペシタビンはレジメンにより休薬期間が異なる．
- カペシタビンは休薬規定がレジメンごとに異なるので，減量の法法に注意が必要．

1 適応の違い

　　ユーエフティは肺がんの術後補助療法で使用されることがほとんどです．他の適応としては，結腸・直腸がんに対するホリナートとの併用療法です．その場合は食事前後 1 時間を避けて内服します．

　　ティーエスワン，カペシタビン，ロンサーフはおもに消化器がん（大腸がん，胃がん）で使用されます．ティーエスワンは胃がんに対するオキサリプラチン注との併用（SOX 療法），胃がん術後補助療法としてドセタキセル療法（DS 療法）が臨床現場で多く使用されます．

カペシタビンは単剤で進行再発乳がんや大腸がんの術後補助療法として使用されます.

② 休薬期間の違い

ユーエフティは肺がんの術後療法では休薬期間なし,大腸がんの術後療法でホリナートを併用する場合は4週間投与1週間休薬です.ティーエスワンは4週間(2週間)投与2週間(1週間)休薬,カペシタビンは3週間(2週間)投与,1週間休薬,ロンサーフは5日間内服,2日間休薬を2回繰り返して1コース28日間です.

使用頻度が多いのは,大腸がんに対するCapeOX療法,胃がん術後補助療法のティーエスワン単剤です.CapeOX療法では,カペシタビンは2週内服1週休薬,ティーエスワン単剤は4週内服2週休薬,もしくは2週内服1週休薬です.

副作用の発現状況により医師の判断で投与期間,休薬期間が変わる場合もあります.基本的なスケジュールを理解し,変則的になっている場合は,その理由を患者に訊くことや医師に問い合わせをすることにより,がん薬物療法の適正使用に貢献することができます.

薬剤やレジメンで決められた休薬期間は守るよう説明しましょう.これはカペシタビンだけでなく,ティーエスワンやロンサーフなど休薬期間のある経口抗がん薬すべてが対象です.休薬期間が守られないと副作用が重症化することが考えられます.事前の処方監査も重要ですが,経口抗がん薬のアドヒアランスを確認し,重篤な副作用を未然に回避することが重要です.

経口抗がん薬の継続フォローでは,自宅でのアドヒアランスを確認することが安全管理にもつながると考えられ,薬剤師の不可欠な業務だと思います.

③ 減量規定の違い

ユーエフティ,ティーエスワン,ロンサーフの減量規定は,それぞれ1種類で比較的わかりやすいものです.カペシタビンは適応(レジメン)ごとに減量規定が異なるので注意が必要です.処方時に投与量を間違いやすい薬剤の1つです.前回より投与量が減量している場合は,適応(レジメン),体表面積を確認して処方監査を行う必要があります.体表面積については,患者から身長や体重を訊ねたり,病院に問い合わせて確認するなどしましょう.

違いの着眼点 2 ┃ 副作用の違いに着目しよう!

Key Point

- ティーエスワンのおもな副作用は消化器毒性(下痢,悪心).
- カペシタビンのおもな副作用は,手足症候群と消化器毒性.
- ロンサーフのおもな副作用は,骨髄機能抑制と悪心.

臨床現場で多く使用されるのはティーエスワン,カペシタビン,ロンサーフです.この3種類の薬の副作用プロファイルについて記載していきます.

ティーエスワンの特徴は下痢,悪心,嘔吐などの消化器症状です.胃がんを対象とした臨床試験では,下痢の発現率は59.8%,悪心の発現率は39.1%,嘔吐は22.6%と報告されています[2].

今日から点滴のオキサリプラチンと，この薬（カペシタビン）を飲むようにいわれました．副作用防止のため，薬を飲まない日があると聞きましたが，そんなに怖い薬なのでしょうか？

薬には効果と副作用があります．今回の薬の場合，最小限の副作用で最大の効果を得るために細かな注意が必要です．その1つが休薬です．では，薬を安全に使用して頂くために以下の質問を確認させて下さい．

①体表面積（身長，体重）はどのくらいでしょうか？
②現在，ワルファリンやフェニトインは内服していませんか？
③服用期間と休薬期間は聞いていますか？

①体表面積は病院の資料に 1.62 m² と書いてありました．②併用薬としてワルファリンを内服しています．③服用期間は 14 日間で，休薬期間は 7 日間と聞いています．薬を飲み忘れた場合，14 日間を過ぎても内服していいのでしょうか？

①カペシタビンは体格に合わせて投与量を決めています．体表面積が 1.62 m² なので 1 回 5 錠を 1 日 2 回の服用で問題ありません．腎機能が低下している場合はさらに減量しますが，腎機能は医師から何かいわれませんでしたでしょうか？
②ワルファリンを内服中なのですね．カペシタビンと併用するとワルファリンが効きすぎることがあります．大事なことなので医師に確認しておきます．
③服用期間，休薬期間は説明を受けられた通りでよいと思います．飲み忘れた場合は，カペシタビンをスキップして休薬期間中には内服しないようにしましょう．次の治療を行う際に休薬期間が短くなり治療日を遅らせることがあります．残った薬があれば次回，病院に持参して処方日数を調整してもらうとよいと思います．

わかりやすく説明して頂きありがとうございます．腎機能については医師から問題ない数字といわれました．あと，副作用が心配で，特に「掌や足裏の皮がむける」といわれたのですが大丈夫でしょうか？

手足症候群といって，掌・足裏の皮がむけたり，痛みを伴うことがあります．保湿剤を予防的に 1 日 2 〜 3 回，掌・足裏に塗りましょう．歩くときに痛みを感じる，安静時に手が痛いなどの症状があれば我慢せず病院に電話して下さい．そのときはカペシタビンを休薬する対象となります．カペシタビンは体格で投与量を決めると説明しましたが，実際は副作用の出方には個人差があります．副作用が強く出た場合には，カペシタビンを 1 回 5 錠から 4 錠や 3 錠に減量することで，治療効果を著しく低下させずに副作用を軽くできます．

　一方，カペシタビンのおもな副作用は**手足症候群と下痢，嘔吐**などの消化器症状です．手足症候群の発現率は，3週間投与7日間休薬のA法では50.7％，A法より投与量が多く2週間投与1週間休薬のB法では76.8％であり，多くの患者が経験する症状です．特にA法，B法ともにカペシタビンの休薬や減量を検討するGrade 3以上の発現率は10％を超えています．ティーエスワン，カペシタビンともに消化器症状は共通していますが，カペシタビンでは手足症候群の発現に注意が必要です．

　同じフルオロウラシル系でも，ロンサーフのおもな副作用は，**骨髄機能抑制と悪心，嘔吐，下痢**などの消化器症状です．大腸がんを対象としたロンサーフの好中球減少，血小板減少の発現率はそれぞれ27.2％，14.4％と報告されています[5]．大腸がんでは三次治療，四次治療で使用されるという背景はありますが，経口抗がん薬単剤でこれだけの骨髄抑制の発現するのはまれです．

　まとめると，ティーエスワン，カペシタビン，ロンサーフは悪心，嘔吐，下痢などの消化器症状は共通していて，カペシタビンは**手足症候群**，ロンサーフは**骨髄機能抑制**が特徴的です．

服薬指導の会話例　内服2週間後のケア：副作用の予防指導

薬剤師　薬を飲み始めてから，何か体調の変化はありませんか？

患者　少し吐き気があり，食欲はありませんが食事は摂るようにしています．

薬剤師　手足のしびれはいかがでしょうか？（オキサリプラチンによる末梢神経障害の確認）

患者　特に気になる症状はありません．

薬剤師　よかったです．冷たいもので悪化することもあるので，日常生活でもできるだけ避けてください．また，今後，飲み薬（カペシタビン）により，手足の紅斑，痛みが出ることがあります．保湿剤は頻回に使用することにより効果が高まります．1日2〜3回を目安に塗るようにしてみてください．

B 肺がんに使用する EGFR チロシンキナーゼ阻害薬の違いがわかる！

表3 肺がんに使用するおもな EGFR チロシンキナーゼ阻害薬の特徴

分類	一般名	剤形	GE の有無	用法	副作用の特徴
第1世代	ゲフィチニブ	錠	○	1日1回，高齢者は食後が望ましい	痤瘡様皮疹，下痢，肝機能障害
	エルロチニブ	錠	×	食事1時間以上前または食後2時間以降	痤瘡様皮疹，下痢，肝機能障害
第2世代	アファチニブ	錠	×	1日1回，空腹時	特に下痢の発現率，重症度が高い
	ダコミチニブ	錠	×	1日1回	痤瘡様皮疹，下痢，肝機能障害
第3世代	オシメルチニブ	錠	×	1日1回	痤瘡様皮疹

違いの着目点 1　食事の影響に着目しよう！

Key Point

- エルロチニブとアファチニブは空腹時投与．
- ゲフィチニブは食後投与が望ましい．

　　上皮増殖因子受容体（EGFR）チロシンキナーゼ阻害薬は，すべて，*EGFR* 遺伝子変異陽性の手術不能または再発非小細胞がんに対して適応があります．このなかでも，**エルロチニブ，アファチニブは空腹時に投与**します．この2つの薬剤は食後に投与すると，C_{max} および AUC が低下することが知られており，食事の1時間前から食後2〜3時間の間は服用を避けます．

　　なお，**ゲフィチニブは pH 6 以上ではほとんど溶けない**ことが知られています．食事をすることで pH が低下するため，**食後投与が望ましい薬剤**です．その点を患者に説明しましょう．

違いの着眼点 2　副作用や相互作用に着目しよう！

Key Point

- オシメルチニブは第1，第2世代 EGFR チロシンキナーゼ阻害薬と比較して副作用発現率が低く使いやすい．
- アファチニブは下痢の発現率と重症度が高く，コントロールがむずかしい．

　　EGFR チロシンキナーゼ阻害薬の副作用は，**痤瘡様皮疹，爪囲炎，下痢**が一般的であり，**重篤な副作用としては間質性肺炎**が有名です．しかし，薬剤により副作用の発現頻度や重症度が異なります．

　　第1世代 EGFR チロシンキナーゼ阻害薬と呼ばれるゲフィチニブ，エルロチニブと，第3世代のオシメルチニブと効果を検討した第Ⅲ相試験（FLAURA 試験）での副作用発現率を紹介します．第1世代薬では下痢，痤瘡様皮疹，AST 上昇がそれぞれ 57%，48%，25% であり，オシメルチニブではそれぞれ 58%，25%，9% であったと報告されています[6]．臨床現場での使用感覚では，オシメルチニブは他の EGFR チロシンキナーゼ阻

害薬と比較して副作用発現率・重症度ともに低く，使いやすいと感じます．

第2世代のアファチニブは下痢の発現率，重症度が高いのが特徴です．アファチニブとエルロチニブを比較した試験（LUX-Lung 8 試験）では，アファチニブでは下痢の発現率が69％，Grade 3 以上が10％，痤瘡様皮疹の発現率は67％でした．一方，エルロチニブは下痢の発現率が33％，Grade 3 以上が2％，痤瘡様皮疹は67％と報告されています[7]．臨床現場でのアファチニブは下痢のコントロールがむずかしい場合が多いです．

アファチニブと同じ第2世代といわれているダコミチニブは，下痢や痤瘡様皮疹の発現率が50％を超えています．EGER チロシンキナーゼ阻害薬の一般的な副作用が発現するような印象です．

C 乳がんに使用するホルモン薬の違いがわかる！

違いの着眼点　適応を理解して対象患者に着目しよう！

Key Point
- タモキシフェンは閉経前，閉経後の患者に使用する．
- アナストロゾール，レトロゾール，エキセメスタンは閉経後の患者のみに使用する．

タモキシフェンはエストロゲン受容体拮抗薬であり，抗エストロゲン作用を示します．一方，アナストロゾール，レトロゾールはアロマターゼを阻害することにより，エストロゲン自体の生成を阻害して，抗エストロゲン作用を示します．

よって，卵巣機能が活発な閉経前ではタモキシフェンを使用します．一方，閉経後は卵巣機能が低下し，エストロゲンの供給が副腎から分泌されるアンドロゲンからエストロゲンが主となります．このときには，アンドロゲンからエストロゲンが作られるときに必要なアロマターゼを阻害するアナストロゾールやレトロゾールが使用されます．

おおよそ50歳で閉経を迎えるといわれています．不明な場合は患者に確認することが必要です．50歳以下の若い患者にアロマターゼ阻害薬が処方されていた場合は，確認が必要です．

D 前立腺がんに使用するホルモン薬の違いがわかる！

表4 前立腺がんに使用するおもなホルモン薬の特徴

分類		一般名	剤形	GEの有無	用法	適応	重大な副作用
第1世代	アンドロゲン受容体拮抗薬	フルタミド	錠	○	1日3回	前立腺がん	肝障害
		ビカルタミド	錠，OD錠	○	1日1回	前立腺がん	肝障害
第2世代	アンドロゲン受容体シグナル伝達阻害薬	エンザルタミド	錠	×	1日1回	去勢抵抗性前立腺がん	痙攣発作
		アパルタミド	錠	×	1日1回	遠隔転移を有しない去勢抵抗性前立腺がん	痙攣発作，心臓障害
	アンドロゲン合成阻害薬	アビラテロン	錠	×	1日1回空腹時プレドニゾロンと併用	去勢抵抗性前立腺がん内分泌療法未治療のハイリスクの予後因子を有する前立腺がん	肝障害，心臓障害

違いの着眼点 1 　作用と副作用に着目しよう！

Key Point

- ビカルタミドはフルタミドと比べ，副作用が少なく1日1回で効果がある．

　　ビカルタミドの用法は1日1回ですが，フルタミドは1日3回となっています．ビカルタミドのほうが良好なアドヒアランスが期待できるので，多く使用されています．

　　また，副作用についてはフルタミド投与に伴う重篤な肝障害として，緊急安全性情報が発行されています（平成10年6月）．フルタミドでは，劇症肝炎などの重篤な肝障害による死亡例が報告されているので，定期的（少なくとも1ヵ月に1回）に肝機能検査を行うという注意喚起がされています．ビカルタミドもおもに肝臓で代謝される薬なので，肝機能が低下している患者では注意が必要ですが，重篤な肝障害の発現はフルタミドより少ないとされています．

違いの着眼点 2 　対象患者の違いに着目しよう！

Key Point

- アビラテロンはプレドニゾロンを併用するので，糖尿病患者では積極的に使用しない．
- エンザルタミドは，痙攣性発作やてんかん，脳梗塞の既往がある患者では積極的に使用しない．
- アパルタミドは，遠隔転移を有しない去勢抵抗性前立腺がんに使用する．

　　近年，去勢抵抗性前立腺がんに対する新薬が臨床現場で使えるようになりました．前立腺がんは男性ホルモンのアンドロゲンの刺激により増殖します．男性ホルモンの分泌を抑えるために手術で精巣を摘出したり，抗アンドロゲン薬を使用しても増悪することがあります．このように去勢状態にしても前立腺がんが増悪した場合に，「去勢抵抗性前立腺がん」といわれます．この去勢抵抗性前立腺がんに対して，新しい薬剤が使用されています．

　　前立腺がんの限局期では，手術や放射線療法が選択されることが多いですが，手術がむ

ずかしい高齢者では，ホルモン療法としてフルタミドやビカルタミドが使用されます．リンパ節や骨転移がある場合も同様に，フルタミドやビカルタミドが使用されます．

　去勢抵抗性前立腺がんでは，すでに使用した抗アンドロゲン薬を使用します．そのなかで，第2世代抗アンドロゲン薬であるエンザルタミドとアビラテロン，アパルタミドの使い分けがポイントとなります．

　アパルタミドは遠隔転移のない去勢抵抗性前立腺がんに使用されます．遠隔転移がある場合はエンザルタミド，アビラテロンを使用することになります．この2剤の使い分けは，既往歴などの患者背景により決められることが多いです．

　エンザルタミドは，副作用として痙攣発作があるので，痙攣性発作やてんかん，脳梗塞の既往がある患者には使いにくく，その場合はアビラテロンが優先されます．一方，アビラテロンの副作用として心筋梗塞や心不全などの心疾患の原因となることがあります．さらに，アビラテロンはプレドニゾロンと併用して使用するので，糖尿病の既往がある患者では，糖尿病が悪化する可能性があります．このようなケースではエンザルタミドを優先して使用します．

違いの着眼点3　食事の影響に着目しよう！

Key Point

- アビラテロンは空腹時（食前1時間〜食後2時間）を避けて服用する.

　ホルモン薬というと，食後内服でよいと思いますが，アビラテロンは空腹時に服用するよう添付文書に記載されています．アビラテロンは食事の影響により空腹時と比較してC_{max}が12倍，AUCが7.5倍に上昇します．食事の1時間前から食後2時間までの間の服用は避けることが添付文書に記載されています．特に，アビラテロンはプレドニゾロンと併用するので，アビラテロンとプレドニゾロンの内服タイミングを患者に説明することが必要です．

　前立腺がんで使用する他のホルモン薬は食後投与で問題はありません．

腎細胞がんに使用する分子標的薬の違いがわかる！

表5　腎細胞がんに使用する分子標的薬の特徴

組織型	治療ライン	リスクおよび前治療	標準治療薬（一般名）	剤形	GEの有無	作用機序
淡明細胞がん	一次治療	低リスク or 中間リスク	スニチニブ	カプセル	×	チロシンキナーゼ阻害薬
			パゾパニブ	錠	×	チロシンキナーゼ阻害薬
	二次治療	サイトカイン治療後	ソラフェニブ	錠	×	チロシンキナーゼ阻害薬
			アキシチニブ	錠	×	チロシンキナーゼ阻害薬
			パゾパニブ	錠	×	チロシンキナーゼ阻害薬
		チロシンキナーゼ阻害薬投与後	エベロリムス	錠, 分散錠	×	mTOR 阻害薬
			アキシニチブ*	錠	×	チロシンキナーゼ阻害薬
			ソラフェニブ*	錠	×	チロシンキナーゼ阻害薬
	三次治療	チロシンキナーゼ阻害薬投与後	エベロリムス	錠, 分散錠	×	mTOR 阻害薬
		mTOR 阻害薬投与後	ソラフェニブ	錠	×	チロシンキナーゼ阻害薬
非淡明細胞がん		―	スニチニブ	カプセル	×	チロシンキナーゼ阻害薬
			エベロリムス	錠, 分散錠	×	mTOR 阻害薬

*一次治療でアキシニブ，ソラフェニブ以外の治療を行った場合の二次治療

違いの着目点 1　分子標的薬から治療ラインの違いに着目しよう！

Key Point

● スニチニブ，パゾパニブは淡明細胞がんの一次治療として使用する．

　　腎細胞がんの治療は大きく分けて2つあります．リンパ節，肺，骨などに転移がない場合と，ある場合です．

　　転移がない場合は，手術療法が基本となります．根治的腎摘出術と腎部分切除術があり，腫瘍の大きさなどを考慮して腎臓を摘出する方法です．この場合の術後補助療法としての薬物治療のエビデンスはありません．転移がある場合には，薬物療法が基本となります．

　　表5に2015年に欧州泌尿器科学会から出されたガイドラインの一部を表示します．ここでは，一次治療として低リスクや中間リスクにスニチニブ，パゾパニブが標準治療と記載されています．二次治療はサイトカイン治療後，チロシンキナーゼ阻害薬治療後に分かれて記載されています．三次治療では，一次治療や二次治療で使われていない薬剤を選択することになっています．分子標的薬はエビデンスのある薬剤から先に使っていくスタンスで治療が行われています．なお，腎細胞がんの組織型としては，淡明細胞型が80％，非淡明細胞型が20％で，多くは淡明細胞型です．

　　近年ではニボルマブなどの注射薬の免疫チェックポイント阻害薬が腎細胞がんに対して使用されるようになってきました．最新の治療では，免疫チェックポイント阻害薬のニボルマブとイピリムマブの併用療法が用いられることがあります．分子標的薬の前や後に使用されることがあります．

違いの着眼点 2　副作用の違いに着目しよう！

Key Point

- チロシンキナーゼ阻害薬のおもな副作用は，手足症候群，肝機能障害，高血圧．
- mTOR 阻害薬のおもな副作用は，間質性肺炎や高血糖．

　　　腎細胞がんで使用される分子標的薬は，大きくチロシンキナーゼ阻害薬と mTOR 阻害薬に分類でき，それぞれ副作用が異なります．

　　　スニチニブ，ソラフェニブ，アキシチニブなどのチロシンキナーゼ阻害薬はマルチキナーゼ阻害薬と呼ばれ，阻害する標的分子が多くあります．それにより副作用も多種多様です．**おもな副作用は手足症候群，肝機能障害，高血圧，蛋白尿**などです．特に手足症候群は，圧力のかかる部位に特異的に発現しやすく，掌や足裏の圧力がかかる部位に発現し

手足症候群は手より足のほうが重症化しやすい？：足の症状も確認しよう！！

　　分子標的薬の手足症候群は有名です．症状は掌，足の裏に発現しやすく，特に，圧力がかかる部位に症状が重症化しやすいことが知られています．

　　日常生活で圧力がかかる部位は，手と足ではどちらでしょうか？　手は，字を書くときにペンをもつ部位や，物をつかむ指先などに圧力がかかりやすいと考えられます．一方，足裏は歩くときに体重がかかる踵や，靴が当たる趾先です．日常生活では歩くことは欠かせない動作で，手より足のほうが，圧力がかかりやすいと考えられます．がん研有明病院で大腸がんに対してレゴラフェニブを使用した 63 名の患者の手足症候群の重症度を医師と薬剤師で評価したところ，手より足のほうが重症化しやすいことが明らかになりました（図）[A]．

　　薬剤師は副作用評価のために，手だけでなく患者の足裏をみて症状を観察する必要があります．

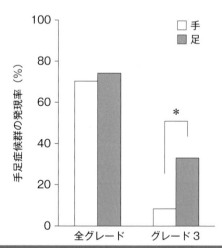

図　大腸がん患者に対するレゴラフェニブの手足症候群の部位別の発現率

文献

A) Nonomiya Y et al : Regorafenib-induced hand-foot skin reaction is more severe on the feet than on the hands. Oncol Res **27** : 551-556, 2019

ます．高血圧は，チロシンキナーゼ阻害薬を内服していると徐々に血圧が上昇してくるので，家庭での血圧を患者に記録してもらい，評価することが必要になります．

　一方，mTOR 阻害薬であるエベロリムスは，間質性肺炎や高血糖が発現しやすいことが知られています．間質性肺炎は，どの薬剤でもある一定頻度は発現することが考えられます．危険因子として，55 歳以上，パフォーマンスステータス 2 以上，喫煙しているなどが報告されている[8]ので，危険因子をもつ患者には，初期症状として発熱，空咳，息苦しさについて説明しておく必要があります．また，エベロリムスの高血糖の発現率は 50.2％であると報告[9]されていますので，定期的に HbA1c や空腹時血糖値を測定する必要があるでしょう．

F　血液がんに使用する Bcr-Abl チロシンキナーゼ阻害薬の違いがわかる！

表6　血液がんに使用する Bcr-Abl 阻害薬の特徴

分類	一般名	剤形	GE の有無	初回治療の適応 （慢性骨髄性白血病）	食事の影響	用法
第1世代	イマチニブ	錠	○	あり	なし	1日1回
第2世代	ニロチニブ	カプセル，顆粒	○	あり	食後投与でニロチニブの血中濃度上昇	1日2回，食事の1時間以上前 or 食後2時間以降
	ダサチニブ	錠	○	あり	なし	1日1回
	ボスチニブ	錠	×	前治療薬に抵抗性または不耐容の場合	なし	1日1回
第3世代	ポナチニブ	錠	×	前治療薬に抵抗性または不耐容の場合	なし	1日1回

違いの着眼点 1　適応の違いに着目しよう！

Key Point

- 初回治療として使用できるのは，イマチニブ，ニロチニブ，ダサチニブのみ.
- ボスチニブ，ポナチニブは前治療薬に抵抗性または不耐容の場合に使用.

　慢性骨髄性白血病は，以前は骨髄移植などの治療が必要でしたが，現在は経口の分子標的薬が標準療法となっています．骨髄移植は移行期や急性転化時のみの適応となり，広く経口分子標的薬が使われています．

　慢性骨髄性白血病に対して使用される Bcr-Abl 阻害薬を表6に示します．慢性骨髄性白血病治療では Bcr-Abl 阻害薬が一次治療として使用されますが，**初回の治療として使用できるのはイマチニブ，ニロチニブ，ダサチニブの 3 種類だけです**．病期の進行が早かったり，深い分子寛解を達成したい場合には初回治療として第 2 世代のニロチニブやダサチニブが使用されます．

　一方，前治療薬に抵抗性または不耐容の場合には，ボスチニブ，ポナチニブが使用されます．すなわち，ボスチニブやポナチニブが処方されている患者は，すでに他の Bcr-Abl 阻害薬を内服した経験があるということになります．

違いの着眼点2　食事の影響に着目しよう！

Key Point

- ニロチニブは食事の影響を受けるので，空腹時に内服する．
- イマチニブ，ダサチニブ，ボスチニブ，ポナチニブは食事の影響を考えなくてよい．

　Bcr-Abl 阻害薬には，食事の影響を受ける薬剤と受けない薬剤があります（表6）．ニロチニブは食事摂取の2時間後では，空腹時と比較して C_{max} は1.33倍，AUC で1.19倍増加することが知られています．よって，空腹時に薬剤を内服することにより血中濃度が高まり，副作用が増強することが考えられます．そのため，ニロチニブの用法は，**食事の1時間以上前，または食後2時間以降に内服**するよう記載されています．しかも，他のBcr-Abl 阻害薬は1日1回内服ですが，ニロチニブのみ1日2回です．患者の食生活を聴取し，空腹時に内服できるタイミングを決めて，継続してアドヒアランスを評価していくことが必要です．

　イマチニブ，ダサチニブ，ボスチニブ，ポナチニブは食事の影響を受けないので，1日1回内服します．

[川上和宜]

■文献

1）Yoshida K et al : Addition of docetaxel to oral fluoropyrimidine improves efficacy in patients with stage III gastric cancer : interim analysis of JACCRO GC-07, a randomized controlled trial. J Clin Oncol **37** : 1296-1304, 2019

2）Sakuramoto S et al : Adjuvant chemotherapy for gastric cancer with S-1, an oral fluoropyrimidine. N Engl J Med **357** : 1810-1820, 2007

3）National Institute of Health Consensus Conference : Adjuvant therapy for patients with colon and rectal cancer. JAMA **264** : 1444-1450, 1990

4）Loupakis F et al : Initial therapy with FOLFOXIRI and bevacizumab for metastatic colorectal cancer. N Engl J Med **371** : 1609-1618, 2014

5）Mayer RJ et al : Randomized trial of TAS-102 for refractory metastatic colorectal cancer. N Engl J Med **372** : 1909-1919, 2015

6）Soria JC et al : Osimertinib in Untreated EGFR-mutated advanced non-small-cell lung cancer. N Engl J Med **11** : 113-125, 2018

7）Soria JC et al : Afatinib versus erlotinib as second-line treatment of patients with advanced squamous cell carcinoma of the lung（LUX-Lung 8）: an open-label randomised controlled phase 3 trial. Lancet Oncol **8** : 897-907, 2015

8）Kudoh S et al : Interstitial lung disease in Japanese patients with lung cancer : a cohort and nested case-control study. Am J Respir Crit Care Med **177** : 1348-1357, 2008

9）Motzer RJ et al : Efficacy of everolimus in advanced renal cell carcinoma : a double-blind, randomised, placebo-controlled phase III trial. Lancet **372** : 449-456, 2008

Chapter

27 制吐薬

- 制吐薬は大きく分けて，中枢性制吐薬，末梢性制吐薬，中枢性・末梢性制吐薬に分類される．
- 吐き気（悪心・嘔吐）が発現した原因の受容体を把握し，その受容体に作用する薬剤を考慮する．
- 吐き気は乗り物酔い，脳圧亢進，心因性，消化器疾患，心筋梗塞，薬物など多様な疾患で生じる．
- 臨床で制吐薬として使われるもののなかには，わが国では承認されていないものもある．

Ⅰ　同効薬の違いについて知ろう！

表 1　制吐薬の全体像

分類		おもな一般名 （先発品の商品名）	適応症				特徴と作用機序
			消化器疾患に伴う悪心・嘔吐	抗悪性腫瘍薬投与に伴う悪心・嘔吐	術前・術後の悪心・嘔吐	その他の悪心・嘔吐	
中枢性	抗ヒスタミン薬	クロルフェニラミン（ポララミン）					・車酔いのような吐き気の際に使用される．
		ジフェンヒドラミン（レスタミンコーワ）					
		ジフェンヒドラミン・ジプロフィリン配合（トラベルミン）				動揺病，メニエール病	
		ヒドロキシジン（アタラックスP）					
		ジメンヒドリナート（ドラマミン）			●（術後）	動揺病，メニエール病，放射線宿酔	
	フェノチアジン系抗精神病薬	プロクロルペラジン（ノバミン）			●		・アカシジアなど，錐体外路症状に注意が必要
		クロルプロマジン（コントミン）	悪心・嘔吐（疾患の縛りなし）				
		ペルフェナジン（ピーゼットシー）			●		
	ブチロフェノン系抗精神病薬	ハロペリドール（セレネース）					・アカシジアなど，錐体外路症状に注意が必要
	セロトニン・ドパミン拮抗薬	リスペリドン（リスパダール）					・5-HT$_2$受容体・D$_2$受容体に拮抗して効果を発揮する
	多元受容体作用抗精神病薬	オランザピン（ジプレキサ）		●			・多元受容体作用向精神薬（multi-acting receptor targeted antipsychotics：MARTA）と呼ばれ，嘔吐に関連する複数の受容体に作用する
	NK$_1$受容体拮抗薬	アプレピタント（イメンド）		●			・抗悪性腫瘍薬投与に伴う悪心・嘔吐にのみ適応がある
	ベンゾジアゼピン系抗不安薬	ロラゼパム（ワイパックス）					・予測性嘔吐の際に使用される

（次頁に続く）

（次頁に続く）

表1続き

分類	薬効分類	一般名（商品名）					適応	備考
末梢性	消化管粘膜局麻薬	オキセサゼイン（ストロカイン）	●					・局所麻酔作用，胃酸分泌抑制作用などがある．口腔内に痺れを残さないために，速やかに飲み下す必要がある．
		アミノ安息香酸エチル	●					・局所麻酔作用がある．口腔内に痺れを残さないために，速やかに飲み下す必要がある．
		ピペリジノアセチルアミノ安息香酸エチル（スルカイン）	●					・局所麻酔作用，鎮痙作用などがある．口腔内に痺れを残さないために，速やかに飲み下す必要がある．
	5-HT$_4$受容体作用薬	モサプリド（ガスモチン）	●					・長期投与時には，肝機能障害に注意が必要
	消化管運動調律薬	トリメブチン（セレキノン）	●					・消化管平滑筋に直接作用し消化管運動を調律する
	アセチルコリンエステラーゼ阻害薬	アコチアミド（アコファイド）						・胃の運動を改善する．機能性ディスペプシアに唯一適応がある
中枢性・末梢性	D$_2$受容体拮抗薬	ドンペリドン（ナウゼリン）	●	●			レボドパ投与時，周期性嘔吐症	・ドンペリドンは血液脳関門を通過しにくいため，錐体外路障害が少ない
		メトクロプラミド（プリンペラン）	●	●		●（術後）	胆嚢・胆道疾患，腎炎，尿毒症，乳幼児嘔吐，抗菌薬・抗結核薬・麻酔薬投与時，胃内・気管挿管時，放射線照射時	
		イトプリド（ガナトン）	●					
	5-HT$_3$受容体拮抗薬	オンダンセトロン		●				・抗悪性腫瘍薬投与に伴う悪心・嘔吐に適応がある．グラニセトロンのみ，放射線照射に伴う悪心・嘔吐へ適応がある． ・ラモセトロンは用量によっては下痢型過敏性腸症候群にも適応がある．
		グラニセトロン（カイトリル）		●			放射線照射時	
		ラモセトロン（ナゼア）		●				
		インジセトロン（シンセロン）		●				

1 制吐薬の基本的な選びかた

嘔吐の原因はさまざまなので，まずは原因を確認し，その原因が特定できた段階で制吐薬を選択します．

❶ 原因は中枢性か末梢性か

吐き気は大きく，「中枢性」のものと「末梢性（反射性）」のものに分類されます（表2）．中枢性嘔吐は，延髄にある嘔吐中枢を直接的あるいは化学的刺激受容体（chemoreseptor trigger zone：CTZ）を介して生じます．CTZは薬物や代謝異常や嘔吐惹起物質などの刺激を受け，嘔吐中枢に伝達します．CTZにはドパミンD$_2$受容体，セロトニン5-ヒドロキシトリプタミン3（5-hydroxytryptamine 3：5-HT$_3$）受容体，嘔吐中枢にはヒスタミンH$_1$，セロトニン5-HT$_2$受容体，アセチルコリンM受容体，オピオイド受容体，ニューロキニン1（neurokinin 1：NK$_1$）受容体を介しています．末梢性嘔吐は交感神経と迷走神経中の内臓性求心性線維を介し嘔吐中枢を刺激して生じます．

上記のように，吐き気はさまざまな受容体を介して起こるため，原因を確認し制吐薬を選択します[1]．たとえば，車酔いなど体動によって起きる場合は前庭器にあるヒスタミン

	表2 悪心・嘔吐の分類	
中枢性	上位中枢を介するもの	神経症，うつ病，不安・恐怖感など
	嘔吐中枢の直接刺激	脳腫瘍，脳出血，くも膜下出血，髄膜炎など
	迷路・前庭・小脳からの刺激	良性発作性頭位めまい，メニエール病，乗り物酔いなど
	CTZを介したもの	薬物（モルヒネ，アルコール，抗がん薬など），代謝・内分泌異常（ケトーシス，尿毒症，肝不全），細菌毒素，つわりなど
末梢性（反射性）	腹部臓器や腹膜の刺激によるもの	消化管疾患，肝胆膵疾患，腎・生殖器疾患，心・血管疾患など

H_1受容体やアセチルコリンM受容体が刺激されることで誘発されます．そのため，中枢性制吐薬である抗ヒスタミン薬を選択します．胃腸炎や消化不良の場合は末梢性制吐薬を選択します．

❷ 吐き気に対して適応があるのか，ないのか

制吐薬として臨床で使用されている薬剤には，吐き気に適応がない薬剤もあります（**表1**）．オピオイド薬による吐き気の予防によく使用されている**プロクロルペラジン**や，抗がん薬治療による予測性吐き気に使用されるベンゾジアゼピン受容体拮抗薬の**ロラゼパム**は適応外となりますので注意が必要です．

❸ つわりによる吐き気の場合

基本的には安静や輸液が中心ですが，**妊娠中に使用される制吐薬はメトクロプラミド**です．添付文書では，妊婦に対する安全性は確認されていないと記載されていますが，オーストラリアTGA Pregnancy Categoryの分類基準によると，メトクロプラミドは最も安全な**【A】**と評価されているため，実際には安全性が高いといわれています．

❹ 小児の吐き気の場合

おもにメトクロプラミドやドンペリドンを使用します．**ドンペリドンは坐剤もあり，内服が困難な場合にも使用できます．**

❺ 抗がん薬による吐き気の場合

がん薬物療法における吐き気には，**NK_1受容体拮抗薬，5-HT$_3$受容体拮抗薬，デキサメタゾン**（デカドロン）などを組み合わせて，日本癌治療学会の『制吐薬適正使用ガイドライン（第2版）』[2]で分類された4つのリスクの程度に応じて，適切な制吐薬を選択します．

コラム 制吐薬以外のケア

制吐薬の使用以外にも，日常生活のなかで予防的効果のあるケアの指導も有用です[A]．

①食事は消化のよいものを摂取しましょう．少量ずつ摂取するのもよい方法です．

②食事や，食事をする環境で匂いの強いものや刺激の強いものを避けます（香辛料・香水・お見舞いの花など）．部屋の換気状況の改善も重要です．

③衣類などによる強い締め付けがないようにします．

④患者にとって楽な姿勢をとることや，リラックスするような環境を整えます．

⑤口腔内の清浄と湿潤を保つように心がけます．

文献

A）日本緩和医療学会 ガイドライン統括委員会（編）：がん患者の消化器症状の緩和に関するガイドライン2017年版，金原出版，東京，p116，2017

❻ オピオイド使用による吐き気の場合

オピオイド開始時に予防的に使用する際は，プロクロルペラジンを使用します．そのほか，状況に応じて，ジフェンヒドラミンなどの抗ヒスタミン薬，ドンペリドンやメトクロプラミドなどのドパミン D_2 受容体拮抗薬，ロラゼパムなどの抗不安薬を選択します．

② 制吐薬のガイドラインによる選びかた

がん薬物療法によって発現する吐き気に対して，日本癌治療学会の『制吐薬適正使用ガイドライン（第 2 版）』[2] では，各種抗がん薬投与後 24 時間以内に発現する吐き気の割合に従って高度，中等度，軽度，最小度リスクの 4 つに分類されています．

❶ 高度リスク

カルボプラチン（パラプラチン）の血中濃度曲線下面積（AUC）が 4 以上による急性の吐き気に対しては，NK1 受容体拮抗薬であるアプレピタントの経口投与もしくはホスアプレピタントの静注と，5-HT₃ 受容体拮抗薬およびデキサメタゾン静注 9.9 mg（経口 12 mg）の 3 剤が推奨されます．

❷ 中等度リスク

基本的に，5-HT₃ 受容体拮抗薬およびデキサメタゾン静注 6.6 〜 9.9 mg（経口 8 〜 12 mg）の 2 剤を併用します．ただし，一部の抗がん薬［カルボプラチン，イホスファミド（イホマイド），イリノテカン（トポテシン），メトトレキサート（メソトレキセート）など］を投与する場合には，アプレピタントの併用が推奨されます．

❸ 軽度リスク

デキサメタゾン静注 3.3 〜 6.6 mg（経口 4 〜 8 mg）単独投与か，状況に応じてプロクロルペラジンもしくはメトクロプラミドも使用されます．さらには，ロラゼパムやヒスタミン H_2 受容体拮抗薬あるいはプロトンポンプ阻害薬の併用も検討されます．

❹ 最小度リスク

制吐薬は基本的に不要です．

なお，がん薬物療法や放射線療法を受けたときに吐き気を経験した患者が，次回の治療を受ける際の不安などによって予期性の吐き気が起こります．そのため，ベンゾジアゼピン受容体作動薬や心理学的治療法が有効とされています．

コラム　オランザピンを加えた 4 剤併用を考慮！

シスプラチンなど強い吐き気を生じる抗がん薬投与に際し，コルチコステロイド，5-HT₃ 受容体拮抗薬，NK₁ 受容体拮抗薬などと併用することが推奨されています．成人では 5 mg を 1 日 1 回経口投与（患者状態により最大 1 日 10 mg まで増量可能），6 日間を目安とすることと添付文書には記載されています．ただし，日本がんサポーティブケア学会では国内外の臨床試験の結果から原則 4 日間を推奨しています．そのため，4 日間以上の投与の際は再評価しましょう．また，臨床試験では後期高齢者（75 歳以上の症例）は除外されており，身体機能や臓器機能，併用薬などの観点から慎重に検討したうえで使用しましょう．

Ⅱ 同種薬の違いについて知ろう！

A 中枢性制吐薬の違いがわかる！

違いの着眼点 1 吐き気の原因に着目しよう！

Key Point

- めまいなど前庭器官を介した吐き気には，抗ヒスタミン薬．
- オピオイド薬などの薬剤による吐き気や，代謝異常による吐き気には中枢性ドパミン D_2 受容体拮抗薬．
- 予測性嘔吐など不安によって生じる吐き気には，抗不安・抗うつ薬を選択．

　中枢性嘔吐の原因はさまざまなので，まずは原因を確認しそれに応じた薬剤の選択をします（表2）．たとえば，車酔いなど前庭器官から生じる吐き気は，ヒスタミン受容体を介しているため抗ヒスタミン薬が有効といわれています．薬剤による吐き気や代謝異常による吐き気は CTZ が刺激され嘔吐中枢に伝わるため，その受容体に作用する中枢性ドパミン D_2 受容体拮抗薬を選択します．抗がん薬による嘔吐には NK_1 受容体拮抗薬であるアプレピタント，$5-HT_3$ 受容体拮抗薬などを使用します．なお，$5-HT_3$ 受容体拮抗薬は中枢性・末梢性どちらにも作用する薬剤ですので「C. 中枢・末梢性制吐薬の違いがわかる！」に後述します．

　予測性など不安によって生じる精神的な要因による吐き気は，ベンゾジアゼピン受容体作動薬などを選択します．

 制吐薬の相互作用に注意しよう！

　アプレピタントは吐き気の原因物質の1つであるサブスタンス P の受容体である NK_1 受容体に対する拮抗薬であり，遅発性嘔吐を含む抗悪性腫瘍薬による吐き気を抑制します．アプレピタントは蛋白結合率が95％と非常に高く，血液脳関門を通過し，チトクロム P450（CYP）を介して肝臓で代謝される薬剤です．主として CYP3A4 の基質であり，CYP3A4 阻害および誘導作用を有し，CYP2C19 の誘導作用もあります[A]．そのため，CYP3A4 阻害薬［アゾール系抗真菌薬，エリスロマイシン（エリスロシン）など］との併用では，アプレピタントの AUC が増加し，作用が増強する可能性があります．一方，CYP3A4 誘導薬［カルバマゼピン（テグレトール），リファンピシン（リファジン），フェニトイン（アレビアチン）など］との併用では，作用が減弱する可能性があります．同様に，CYP3A4 や CYP2C1 により代謝される抗悪性腫瘍薬との相互作用は重要な問題です．現にデキサメタゾンやプレドニゾロンなどの副腎皮質ステロイドも CYP3A4 によって代謝されるため，アプレピタント併用時にはデキサメタゾンの AUC が増加することから，アプレピタントを含む制吐療法において相互作用を考慮した減量にて投与されています．

文献

A) Shadle CR et al : Evaluation of potential inductive effects of aprepitant on cytochrome P450 3A4 and 2C9 activity. J Clin Pharmacol **44** : 215-223, 2004

B　末梢性制吐薬の違いがわかる！

違いの着眼点　消化管機能が亢進しているか，低下しているかに着目しよう！

Key Point

- 消化管運動が亢進している場合は，オキセサゼイン，トリメブチンなどを使用する．
- 消化管運動が低下している場合は，モサプリドなどを使用する．

　　消化管機能の状態に応じて，薬剤を選択します．たとえば，消化管運動が亢進している胃腸炎などに対しては，胃粘膜局所麻酔薬であるオキセサゼイン，過敏性腸症候群にはトリメブチンなどを選択します．消化管運動が低下している場合は，消化管運動機能改善薬であるモサプリドなどを選択します．

C　中枢・末梢性制吐薬の違いがわかる！

違いの着眼点　作用部位，作用時間に着目しよう！

Key Point

- 同じドパミン受容体拮抗薬のメトクロプラミドやドンペリドンでも違いがある．
- 5-HT$_3$受容体拮抗薬は作用時間を考慮する．

　　中枢・末梢性制吐薬に分類される薬剤として，メトクロプラミドやドンペリドンがあります．どちらもドパミン受容体拮抗薬ですが，血液脳関門の通過性に違いがあります．血液脳関門を通れるのはメトクロプラミド，通れないのがドンペリドンです．そのため，ドパミン受容体拮抗薬で問題となる副作用の1つに錐体外路症状がありますが，ドンペリドンはメトクロプラミドと比較して少ないことが知られています．メトクロプラミドは血液脳関門を通るので中枢性の吐き気にも作用します．

　　妊娠中と授乳中の安全性にも違いがあります．どちらも基本的に安全性の高い薬剤です

コラム　ドンペリドンはパーキンソン病にも使える？？

統合失調症治療薬のなかには抗ドパミン作用があり，パーキンソン病には禁忌のものもあります．ドンペリドンも同様にドパミン受容体拮抗薬ですが，血液脳関門を通れないため中枢移行性が低く，中枢のドパミン受容体には悪さをせず，影響は少ないです[A]．

文献

A）日本神経学会「パーキンソン病診療ガイドライン」作成委員会（編）：パーキンソン病診療ガイドライン 2018年版，医学書院，東京，p160，2018

が，より安全性が高いとされているのが**妊娠中はメトクロプラミド，授乳中はドンペリド**ンです．

5-HT$_3$受容体拮抗薬は，消化管や嘔吐中枢などに分布する5-HT$_3$受容体に作用する薬剤であり，抗悪性腫瘍薬ならびに放射線治療によって引き起こされる吐き気に有効です．抗悪性腫瘍薬によって引き起こされる吐き気は，発現時期によって急性，遅発性，予測性に分類されます．グラニセトロン，オンダンセトロンはおもに急性の吐き気に有効ですが，パラノセトロン（アロキシ）は半減期が約40時間を長く5-HT$_3$受容体を強く拮抗することにより，急性だけでなく遅発性に対しても有効であるといわれています．

服薬指導の会話例 坐剤を使用する順番

患者　解熱薬の坐剤（アセトアミノフェン）と吐き気止めの坐剤（ドンペリドン）をもらったのですが，同時に使ってよいのでしょうか？

薬剤師　アセトアミノフェン坐薬には油脂性の基剤が使われています．一方，ドンペリドン坐剤の成分は，油に溶けやすい性質をもっています．そのため解熱薬の坐剤を先に使うと，後から入れた吐き気止めの成分が，解熱剤の基剤に取り込まれてしまいます．その結果，吐き気止めの薬の吸収が遅れ，効果が弱まってしまうおそれがあります．最初にドンペリドン坐剤を入れ，その後30分以上待ってからアセトアミノフェン坐剤を使うようにして下さい．

オピオイド使用時の吐き気の場合，制吐薬の選択は？

吐き気の発生機序を確認し，適切な制吐薬を選択しましょう．オピオイドの吐き気は投与初期や増量期に出現しますが，多くは数日以内に耐性ができ，症状が治まるといわれています．オピオイド開始時に積極的な制吐薬の予防投与は推奨されていませんが，患者の状況に応じて同時に開始することもあります．その場合は，中枢性D$_2$受容体拮抗薬のプロクロルペラジンなどが使用されます．薬剤を服用してから数時間後に吐き気を訴える場合，薬剤の最高血中濃度到達時間と一致するようであればオピオイドが直接的にCTZに作用していると想定できるので，プロクロルペラジンの増量を検討します．首を横に動かしただけでも吐き気が起こる，またはめまいを伴う場合は，前庭器の過度の興奮による吐き気と想定できるので，ジフェンヒドラミンなどの抗ヒスタミン薬を選択します．食事摂取後に吐き気を訴える場合には，胃内容物の滞留が想定されますので，腸管の蠕動運動の亢進を目的にドンペリドンやメトクロプラミドなどの末梢性D$_2$受容体拮抗薬を選択します．不安を強く訴える場合には，大脳皮質を介した予測性嘔吐と関連していると想定できるので，ロラゼパムなどの抗不安薬を選択します．なお，便秘も吐き気を引き起こすことがあるため，便秘の有無も確認しましょう．

服薬指導の会話例 妊婦への影響

患者

つわりがひどく 1 日に何回も吐いてしまいます．今日吐き気止めの薬を出されました．もともと胃腸が弱くドンペリドンを使ったことがあると先生に伝えたのですが，出されたのは別の薬のようです．赤ちゃんへの影響はないのでしょうか？

薬剤師

今回はドンペリドンよりも安全性が高いとされているメトクロプラミドというお薬が出ています．妊娠悪阻への有効性も認められているお薬ですのでご安心ください．また，食事は無理をせず食べられるものを少量ずつ摂るようにしましょう．

[矢島　領，伊勢雄也]

■文 献

1) 日本緩和医療学会 緩和医療ガイドライン作成委員会（編）：がん疼痛の薬物療法に関するガイドライン 2014 年版，金原出版，東京，p57，2014
2) 日本癌治療学会（編）：制吐薬適正使用ガイドライン 2015 年 10 月，第 2 版 一部改訂版（ver2.2），金原出版，東京，2015

28 尋常性痤瘡治療外用薬

- 同じ主薬でも複数の剤形があるので，特徴を理解して選択する．
- 炎症期は抗菌外用薬，維持期はアダパレンや過酸化ベンゾイルを中心に使用する．
- 「単剤」と「配合剤」の使い分けを理解する．
- 使用期間・年齢に制限がある製剤に注意する．
- 慎重投与や相互作用のある薬剤に注意する．

I 同効薬の違いについて知ろう！

表1　尋常性痤瘡治療外用薬の全体像

分類		一般名（商品名）	特徴と作用機序
単剤（抗菌薬）	外用抗生物質製剤	**クリンダマイシン**（ダラシンT）	・ホスファターゼにより速やかに加水分解され，クリンダマイシンとして抗菌活性を発現する． ・痤瘡に関与する *Propionibacterium acnes*（*P. acnes*）に対しても有効性が認められている．
	外用キノロン製剤	**ナジフロキサシン**（アクアチム）	・1993年に世界初の外用キノロン系薬としてクリームが承認された．
		オゼノキサシン（ゼビアックス）	・細菌のDNA複製を阻害して抗菌作用を発揮するキノロン系薬． ・ローション剤だが，粘性があり垂れにくい．
単剤（その他）	アダパレン製剤	**アダパレン**（ディフェリン）	・構造上はレチノイドと異なるが，レチノイン酸受容体に結合し，レチノイド様作用を示し表皮角化細胞の分化を抑制する．
	過酸化ベンゾイル製剤	**過酸化ベンゾイル**（ベピオ）	・抗菌作用と角層剝離作用をもつ． ・抗菌作用は過酸化ベンゾイルの分解により生じたフリーラジカル（酸化ベンゾイルやフェニルラジカルなど）が *P. acnes* などの細菌の膜，DNAなどを障害することで発現します．角層剝離作用は過酸化ベンゾイルの分解により生じたフリーラジカルが角質中コルネオデスゾームの構成蛋白を変性させることにより，角質細胞同士の結合がゆるむことで発現する． ・欧米では1960年代から痤瘡治療に使用されてきた．
配合剤		**クリンダマイシン・過酸化ベンゾイル配合**（デュアック）	・クリンダマイシンに過酸化ベンゾイルを配合することで，非炎症性皮疹から炎症性皮疹への進展を防ぎ，炎症性皮疹の重症化を阻止することができる． ・*P. acnes* の耐性菌にも効果を発揮し菌量を減少させる．
		アダパレン・過酸化ベンゾイル配合（エピデュオ）	・アダパレンと過酸化ベンゾイルという相補的に作用する2つの有効成分を含有する配合剤． ・60ヵ国以上で繁用されている． ・海外ではアダパレンや過酸化ベンゾイル単剤に比べ優れた効果を示すが，日本の臨床試験では過酸化ベンゾイル単剤に対する優越性は認められてない． ・他剤と異なり，用法は夕方から就寝前の使用．

　尋常性痤瘡は，思春期以降に顔や胸背部の毛包脂腺系に多発する脂質代謝異常，角化異常および細菌増殖が複雑に関与する慢性炎症性疾患です．罹患率は90％以上ですが，医療機関の受診率は10％程度に過ぎません．軽症でも瘢痕が残る場合があり，早期治療と炎症寛解後の維持療法が重要な疾患です．

　治療は日本でも多くの外用薬が導入されたことにより，**外用療法**が中心となっています．尋常性痤瘡治療の外用薬は抗菌薬とそれ以外で分ける方法もありますが，過酸化ベンゾイルが抗菌作用をもつことから煩雑となるため，表1に示すように「単剤」と「配合剤」に分けて理解するとよいでしょう．

クリンダマイシン，アダパレンおよび過酸化ベンゾイルは単剤だけでなく配合剤もあり，それぞれ用法も異なっている場合があるので注意してください．

1 尋常性痤瘡治療外用薬の基本的な選びかた

❶ 尋常性痤瘡の治療は，炎症期と維持期により選択する

ガイドラインなどにも記載されているように，炎症期と維持期に分けて治療薬を選択します．炎症期に使用する抗菌作用のある外用薬は使用期間が定められている製品に注意します．

❷ 一部の外用薬には複数の剤形があるので，個々の特徴を理解して選択する

外用薬はアドヒアランスの悪い薬剤が多く，患者のアドヒアランスや好みに応じて剤形を選択することが大切です．最近の外用薬は水性ゲルが多く，皮膚の乾燥などの発現率が非常に高いので保湿剤などを併用します．

❸ 基本は単剤から使用し，配合薬へ移行する

過酸化ベンゾイルやアダパレンは局所の副作用が高頻度で発現することから，単剤から使用します．

❹ 小児への適応が未確立の外用薬が多い

年齢に制限がある製剤に注意します．多くは 11 歳以下に未確立の薬剤です．

❺ 外用薬でも，慎重投与や相互作用に注意する

クリンダマイシン，ナジフロキサシンやクリンダマイシンと過酸化ベンゾイルの配合剤には慎重投与，クリンダマイシンとその配合剤には相互作用があります．

2 尋常性痤瘡治療外用薬のガイドラインによる選びかた

表2 おもな外用剤の「尋常性痤瘡治療ガイドライン」における Clinical Question（CQ）と推奨度

分類		Clinical Qustion（CQ）	推奨度
急性炎症期の炎症性皮疹	CQ1	炎症性皮疹にクリンダマイシン 1%/ 過酸化ベンゾイル 3%配合ゲルは有効か？	A
	CQ2	炎症性皮疹にアダパレン 0.1%/ 過酸化ベンゾイル 2.5%配合ゲルは有効か？	A
	CQ3	炎症性皮疹にアダパレン 0.1%ゲルと外用抗菌薬の併用は有効か？	A
	CQ4	炎症性皮疹に過酸化ベンゾイル 2.5%ゲルは有効か？	A
	CQ5	炎症性皮疹にアダパレン 0.1%ゲルは有効か？	A
	CQ6	炎症性皮疹に外用抗菌薬は有効か？	A
	CQ7	炎症性皮疹にアダパレン 0.1%/ 過酸化ベンゾイル 2.5%配合ゲルと内服抗菌薬の併用は有効か？	A
	CQ8	炎症性皮疹にアダパレン 0.1%ゲルと内服抗菌薬の併用は有効か？	A
	CQ9	炎症性皮疹に非ステロイド系抗炎症薬（NSAID）外用は有効か？	C1
	CQ10	炎症性皮疹にステロイド外用は有効か？	C2
面皰	CQ18	面皰にアダパレン 0.1%ゲルは有効か？	A
	CQ19	面皰に過酸化ベンゾイル 2.5%ゲルは有効か？	A
	CQ20	面皰にアダパレン 0.1%/ 過酸化ベンゾイル 2.5%配合ゲルは有効か？	A
	CQ21	面皰にクリンダマイシン 1%/ 過酸化ベンゾイル 3%配合ゲルは有効か？	A
	CQ22	面皰に外用抗菌薬は有効か？	C2
維持 寛解	CQ27	炎症軽快後の寛解維持にアダパレン 0.1%ゲルは有効か？	A
	CQ28	炎症軽快後の寛解維持に過酸化ベンゾイル 2.5%ゲルは有効か？	A
	CQ29	炎症軽快後の寛解維持にアダパレン 0.1%/ 過酸化ベンゾイル 2.5%配合ゲルは有効か？	A

A：行うよう推奨する（A に相当する有効性のエビデンスがあるが，副作用などを考慮すると推奨度が劣る）．
C1：選択肢の 1 つとして推奨する（質の劣るⅢ～Ⅳ，良質な複数のⅤ，あるいは委員会が認めるⅥのエビデンスがある）．
C2：十分な根拠がないので（現時点では）推奨しない（有効のエビデンスがない，あるいは無効であるエビデンスがある）．
［林　伸和ほか：尋常性痤瘡治療ガイドライン2017．日皮会誌 **127**：1261-1302, 2017 より許諾を得て抜粋し転載］

❶ 尋常性痤瘡の治療は，炎症期と維持期により選択する

　日本皮膚科学会の『尋常性痤瘡治療ガイドライン2017』[1]（以下，ガイドライン）では，外用薬の選択基準は「急性炎症期の炎症性皮疹」，「面皰」，「寛解維持」に分類されています．そのほかの「痤瘡全般」，「スキンケアなど」および「酒皶」にも保湿剤などに関する記載があるので参考にして下さい．多くの場合，痤瘡治療外用薬は推奨度A（行うよう強く推奨する）ですが，急性炎症期の炎症性皮疹の非ステロイド系抗炎症薬外用はC1（選択肢の1つとして推奨する），ステロイド外用はC2［十分な根拠がないので（現時点では）推奨しない］になっています．面皰に対する外用抗菌薬もC2です．

　ガイドラインでは，いずれも急性炎症期の炎症性皮疹に使用を強く推奨しています（推奨度A）．一方，面皰に対しては推奨されていません（推奨度C2）．

　ガイドラインではCQ（Clinical Question）と推奨度を把握することが大切です．なお，外用抗菌薬については，海外では抗菌薬の長期使用による *Propionibacterium acnes*（*p. acnes*）の薬剤耐性菌出現が大きな問題となっており，耐性菌の懸念がないアダパレンや過酸化ベンゾイルの使用がガイドラインで推奨されています．

Ⅱ　同種薬の違いについて知ろう！

違いの着眼点 1　単剤と配合剤の違いに着目しよう！

Key Point
- クリンダマイシン単剤は耐性菌の懸念があるが，配合剤（デュアテック）は耐性菌にも効果があり，配合剤（エピデュオ）には耐性菌の報告はない．
- 過酸化ベンゾイルやアダパレンは，単剤より配合剤のほうが副作用の発現率が高い．
- 配合剤は漂白作用に注意する．

1 耐性菌の懸念

　日本で痤瘡に保険適用がある外用抗菌薬は，**クリンダマイシン，ナジフロキサシン**および**オゼノキサシン**の3種類があります．

　クリンダマイシンは痤瘡に関与する *P. acnes* に対して有効性が認められています．用法が1日2回であること，耐性菌の検出率が上昇傾向にあること，および過酸化ベンゾイルとの配合剤が1日1回で効果が高く，耐性菌の懸念が少ないことから，今後配合剤に移行すると考えられます．

　キノロン系薬にはナジフロキサシンとオゼノキサシンがあり，ナジフロキサシンは他のキノロン系抗菌薬と比べて耐性が獲得されにくい特徴があります．

　配合剤の**クリンダマイシン1%・過酸化ベンゾイル3%（デュアック）**は，非炎症性皮疹から炎症性皮疹への進展を防ぎ，炎症性皮疹の重症化を阻止することができます．*P. acnes* の耐性菌にも効果を発揮し菌量を減少させます．1日1回でクリンダマイシンよりも高い効果を示します．

　アダパレン0.1%・過酸化ベンゾイル2.5%（エピデュオ）という相補的に作用する2つ

の有効成分を含む配合剤に，**薬剤耐性菌の報告はありません**．海外ではアダパレンや過酸化ベンゾイル単剤に比べ優れた効果を示しますが，日本の臨床試験では過酸化ベンゾイル単剤に対する優越性は認められていません．一方，**副作用は単剤よりも皮膚刺激が発現するおそれがあることから**（「違いの着眼点6　副作用に着目しよう！」を参照），単剤での治療を優先します．他剤と異なり，用法は夕方から就寝前の使用です．

2 過酸化ベンゾイルには漂白作用がある

　過酸化ベンゾイルには漂白作用があり，配合剤のデュアックやエピデュオは添付文書の適応上の注意に「本剤は，毛髪や着色・染色されて布織物を退色させるおそれがあるため，毛髪，布織物，家具および絨毯に付着させないこと」と記載されています．木綿の布のうち青色や緑色が漂白されます．ポリエステルは漂白されないことから，素材や色によって異なりますが，患者には事前に説明をして注意喚起します．

　過酸化ベンゾイル単剤は海外では報告例がありますが，日本ではなかったことから添付文書に記載がありません．

違いの着眼点2　剤形の特徴に着目しよう！

Key Point

- ゲルは乾燥しやすいため，保湿剤と併用するとよい．

　外用薬は主薬だけでなく，剤形や基剤を含めて症状や部位に合わせて選択します．痤瘡治療外用薬には，クリーム，ゲル，ローションがあります．**表3**に外用薬の剤形の特徴を示しました．痤瘡治療外用薬は**ゲル**が多く，伸びがよく塗りやすい半面，**乾燥などによる局所の副作用が多い**です．乾燥などの対策として，ゲル使用前に化粧水や乳液などの**保湿剤を塗布してから使用する**ことが勧められます．アダパレンのジェネリック医薬品にはクリームがあり，乾燥の軽減が期待できます．

表3　尋常性痤瘡治療外用薬の剤形の特徴

剤形	長所	短所
軟膏	被覆による保湿 皮膚温上昇	展延性が低い べたつく
クリーム	軟膏より展延性が高い 軟膏よりべたつかない 浸潤作用	軟膏より被覆が劣る （特にO/W型）
ローション	高い展延性 有毛部位への塗布可能 冷却作用 化粧への影響が少ない	被覆作用がない アルコールによる刺激
ゲル	高い展延性 有毛部位への塗布可能 化粧への影響が少ない	被覆作用がない 刺激・乾燥

[Mayba JN et al : J Cutan Med Surg **22** : 207-212, 2018 および Rosen J et al : J Drugs Dermatol **13** : 1431-1435, 2014 を基に作成]

Key Point
- 抗菌外用薬は痤瘡のうち，化膿性炎症を伴うものに適応がある．
- ナジフロキサシンには軟膏・クリーム・ローションがあるが，軟膏には痤瘡の適応がない．
- 痤瘡以外の適応として，ナジフロキサシンの軟膏・クリームには表在性・深在性皮膚感染症の適応が，オゼノキサシンには表在性感染症がある．

　　　　キノロン系薬のナジフロキサシンは，添付文書に適応菌種として「アクネ菌」（*P. acnes*）の記載がありますが，痤瘡に対する適応はクリームとローションのみで，軟膏にはありません．軟膏は，実際には油中水型のクリームです．

Key Point
- 抗菌外用薬の使用期間は 4 週間．
- 過酸化ベンゾイルは高温で不安的になるため，過酸化ベンゾイルを含むベピオやデュアックは冷蔵庫で保管する．

1 抗菌外用薬は長期使用に注意

　　　　使用期間の制限（表 4）があるので，処方鑑査で薬歴を確認し，漫然と長期使用しないようにしましょう．効果が認められないのに長期間使用するのは耐性を誘発する可能性があります．

　　　　リンデロン VG 軟膏に代表されるゲンタマイシンの耐性の調査では，2011 年に患者由来のブドウ球菌ですでに約 50％に達していることが岩木らによって報告されています[2]．これが，皮膚科医があまりリンデロン VG 軟膏を処方しない理由の 1 つです．

　　　　このことから，痤瘡治療抗菌外用薬はいずれも「**4 週間で効果が認められない場合は使用を中止する**」ように添付文書に記載されています．クリンダマイシンと過酸化ベンゾイルの配合剤の**デュアック**は耐性菌にも効果が認められていることや，臨床試験が 12 週間で行われたことで**12 週間（3 ヵ月）**に延長されているので注意してください．

　　　　抗菌成分を含まないディフェリンとベピオは，いずれも耐性形成に関与しないと考えられますが，ディフェリンのみ添付文書に「治療開始 3 ヵ月以内に症状の改善が認められない場合には使用を中止すること」と記載されています．ディフェリンの成分であるアダパレンを配合したエピデュオにも同様の記載があります．この使用期間はディフェリンの毒性試験において，骨折などの骨に対する影響や催奇形性が認められていることなどを受けて定められたものです．

2 保存条件の違い

　　　　ベピオは「凍結を避け，25℃以下に保存すること」と添付文書に記載されています．これは，高温では過酸化ベンゾイルが安息香酸に分解することから，25℃以下と定められて

表4 抗菌外用薬の用法・用量，適応，副作用，使用期間

分類	一般名	剤形	GEの有無	用法・用量	小児適応	皮膚科適応			副作用[注1]		貯法	使用期間[注2]
						表在性皮膚感染症	深在性皮膚感染症	座瘡（化膿性炎症を伴うもの）	発現頻度（%）	発現頻度5%以上の副作用		
単剤	クリンダマイシンリン酸エステル	ゲルローション	○（ゲルのみ）	1日2回，洗顔後	×			●	ゲル：8.1%ローション：14.0%	瘙痒（5.8%）刺激感（11.4%）	室温保存ローション：火気厳禁	4週間
	ナジフロキサシン	軟膏クリームローション	○（クリームのみ）	1日2回，洗顔後	○（幼児以下未確立）	●（軟膏・クリーム）	●（軟膏・クリーム）	●（クリーム・ローション）	クリーム：1.3%ローション：10.6%	―塗布時の刺激感（10.6%）	室温保存	4週間[注3]
	オゼノキサシン	ローション	なし	1日1回，洗顔後	○（12歳以下は未確立）	●		●	ローション：4.6%油性クリーム：0%	―	室温保存	4週間
	アダパレン	ゲル	○（クリームもあり）	1日1回，洗顔後	○（11歳以下は未確立）			尋常性痤瘡	78.9%	皮膚乾燥（56.1%），皮膚不快感（47.6%），皮膚剝脱（33.5%），紅斑（21.9%），瘙痒症（13.2%）	室温保存	12週間（3ヵ月）
	過酸化ベンゾイル	ゲル	×	1日1回，洗顔後	○（11歳以下は未確立）			尋常性痤瘡	43.7%	皮膚剝脱（18.6%），適用部位刺激感（14.0%），適用部位紅斑（13.8%），適用部位乾燥（7.4%）	凍結を避け，25℃以下	（記載なし）
配合薬	クリンダマイシンリン酸エステル水和物・過酸化ベンゾイル配合（デュアック）	ゲル	×	1日1回，洗顔後	○（11歳以下は未確立）			尋常性痤瘡	30.6%	乾燥（9.8%），接触皮膚炎（6.8%），紅斑（5.8%），皮膚剝脱（5.8%），瘙痒症（5.2%）	2～8℃	12週間（3ヵ月）
	アダパレン・過酸化ベンゾイル配合（エピデュオ）	ゲル	×	1日1回，洗顔後（夕方から就寝前）	○（11歳以下は未確立）			尋常性痤瘡	10.8%	皮膚刺激（8.0%）	室温保存	12週間（3ヵ月）

注1）副作用発現頻度は各社医薬品添付文書より（2020年10月現在）
注2）上記期間で効果が認められない場合には使用を中止する
注3）皮膚感染症は1週間

います．配合剤（デュアック）も「2～8℃で保存」と記載されています．主成分のクリンダマイシンはアルカリ性，過酸化ベンゾイルは酸性でそれぞれ安定ですが，温度が上がると過酸化ベンゾイルがクリンダマイシンを分解してしまいます．配合すると安定性に問題があることから，2～8℃での温度管理となっています．安定性試験の結果をみると，2～8℃保存では36ヵ月間安定ですが，25℃では3ヵ月を超えるとクリンダマイシンが分解さ

れます．特に夏などでは注意が必要です．

　ローション剤では，エタノールなどのアルコールを含む製剤の貯法に注意が必要です．
ダラシンＴローションはエタノールを含むことから，「火気厳禁」となっています．ナジ
フロキサシンローションでは後発医薬品の一部にイソプロパノール濃度が高く「火気厳
禁」となっている製品があるので注意します．

違いの着眼点 5 慎重投与や相互作用に着目しよう！

Key Point
- クリンダマイシン製剤，ナジフロキサシンは慎重投与に注意．
- 相互作用の記載はクリンダマイシン製剤のみ．

1 注意すべき患者背景の違い（慎重投与）

　クリンダマイシンとその配合薬（デュアック），ナジフロキサシンの3種類には添付文
書に「慎重投与」に関する記載があります．同じ外用キノロン系薬のゼビアックスには記
載がありません．アクアチムでは「低出生体重児，新生児，乳児，幼児」には慎重投与と
されており，これらに対する使用経験が少ないことに注意が必要です．クリンダマイシン
を含むダラシンＴおよびデュアックでは，副作用の偽膜性大腸炎を考慮した「抗生物質
に関連した下痢または大腸炎の既往歴のある患者」に加え，「アトピー性体質の患者」に
重症の即時型アレルギー反応が現れるおそれがあることから慎重投与となっています．ア
トピー性皮膚炎患者は増加傾向になるので，必ず確認して下さい．

2 相互作用の違い

　痤瘡治療外用薬で薬物相互作用が添付文書に記載されているのは，クリンダマイシンを
含む製剤2種類のみです（表5）．配合剤（デュアック）の相互作用には，クリンダマイ
シン単剤にはない「外用スルホンアミド製剤」が記載されています．その作用機序は「過
酸化ベンゾイルによる反応と考えられる」とされています．なお，過酸化ベンゾイル単剤
の添付文書には薬物相互作用に関する記載はなく，個々の製薬会社間で判断が異なってい
ます．

表5　痤瘡治療外用剤の薬物相互作用（併用注意）

商品名	併用注意薬	臨床症状・措置方法	機序・危険因子
ダラシンＴ	エリスロマイシン	併用しても本剤の効果が表れないと考える	細菌のリボソーム50Sサブユニットへの親和性が本剤より高い
	末梢性筋弛緩薬	筋弛緩作用が増強される	本剤は神経筋遮断作用を有する
デュアック	エリスロマイシン含有製剤	本剤の効果が減弱する可能性がある	クリンダマイシンの作用と拮抗する可能性がある
	末梢性筋弛緩薬	神経筋遮断作用が増強する可能性がある	クリンダマイシンは神経筋遮断作用を有する
	外用スルホンアミド製剤	同一部位に重ねて塗布した場合，皮膚および顔毛に一過性の変色（黄色または橙色）を呈する可能性がある	機序は不明であるが，過酸化ベンゾイルによる反応と考えられる

違いの着眼点 6　副作用に着目しよう！

Key Point

- クリンダマイシン単剤・配合剤は唯一，全身性の副作用にも注意．
- 添付文書では，局所の副作用はアダパレンの頻度が最も高い．
- 同じ主薬のなかでは，クリーム・ゲルや軟膏よりローションの副作用が一番多い．

　　　痤瘡治療外用薬の副作用で，全身性の副作用はクリンダマイシンを含む製剤のみです．そのほかは局所性の副作用ですが，発現頻度が高いことから，個々の頻度を把握したうえで患者に説明することが重要となります．

◢1 クリンダマイシンの全身性の副作用

　　　重大な副作用として，クリンダマイシン単剤には偽膜性大腸炎などの血便を伴う重篤な大腸炎，配合剤には大腸炎の記載があり，腹痛や下痢が認められた場合には使用を中止し，受診するように患者に説明します．ただし，クリンダマイシンによる大腸炎の副作用はダラシンＴで1例のみ「潰瘍性大腸炎」の海外での報告があるだけで，使用期間や使用量および併用薬も不明であり，発現頻度としてはきわめてまれな副作用です．同様にデュアックも，海外で「下痢」が2件報告されているに過ぎません．なお，海外で下痢の報告があった配合剤はクリンダマイシン1%・過酸化ベンゾイル5%で，日本で使用している配合剤（デュアック：クリンダマイシン1%・過酸化ベンゾイル3%）とは濃度が異なります．

◢2 副作用の発現頻度は剤形によって異なる

　　　皮膚刺激などの局所性の副作用の発現頻度を表4に示します．添付文書では，アダパレンの頻度が最も高くなっています．同じ主薬でも発現率はローション＞クリームで大きく異なっており，ローションに注意が必要です．一般にローション＞クリーム・ゲル＞軟膏の順で副作用発現頻度が高いとされ，ダラシンＴではローション14.0%に対し，ゲル

コラム　アドヒアランスを考慮した説明を

　　痤瘡治療では，外用療法が特に重要となります．急性炎症期では，早期に治療することで瘢痕予防も期待できるため，女性にとっては大切です．再発予防には維持期の治療も重要ですが，外用薬は他の剤形と比べてアドヒアランスが悪く，治療が長期に及びがちなので，アドヒアランスを維持するように説明を心がけます．

　　アダパレンや過酸化ベンゾイルは使いはじめに皮膚刺激（ヒリヒリ感）や乾燥が現れることがありますが，一過性であり，使い続けることで解消することが多いです．このことを事前に説明することで，自己判断による使用中止を避けることができます．

　　なお，アダパレンや過酸化ベンゾイルは「ピーリング効果」があることから，ピーリングによる紫外線への影響を考慮して，添付文書の「使用上の注意」に，「日光または日焼けランプなどによる過度の紫外線曝露を避けること」と記載されています．そのためアダパレンや過酸化ベンゾイルを含む製剤は，特に夏など紫外線が多い時期にはUVカット剤を使うなど，注意する必要があります．

が 8.1%，アクアチムではローション 10.6%であるのに対し，クリームは 1.5%となっています．

3 局所性の副作用の発現頻度の違い

痤瘡治療外用薬で最も頻度の高い製剤はディフェリンゲルで，第Ⅲ相試験では 78.9%副作用が認められました．次いでベピオゲルが承認時までの臨床試験で 43.7%に副作用が認められましたが，2020 年 1 月に基剤が変更されグリセリンなどが配合されたので，今後減少が期待できます．

アダパレンと過酸化ベンゾイルの配合剤であるエピデュオゲルは，添付文書の「使用上の注意」に各単剤よりも皮膚刺激が発現するおそれがあると記載されているものの，添付文書上の副作用発現頻度は 10.8%と低くなっています．しかし，総合製品情報概要には副作用発現頻度は 89.2%と記載され，個々の単剤よりも高くなっており，注意が必要です．製薬会社では副作用に対する患者用説明文書を作成していますので，これを活用するのもよいでしょう．

同じ過酸化ベンゾイルを含む配合薬（デュアック）では，過酸化ベンゾイルの濃度が 3%と高いこともあり，国内第Ⅲ相試験では 30.6%に副作用が認められています．

4 副作用の発現時期の違い

ディフェリンは使用開始 2 週間以内に一過性で発生することが多く，通常は軽度で一過性のものであることを患者に説明します．過酸化ベンゾイルも局所性の副作用は治療開始 1 ヵ月以内に多発し，多くは軽快することから，事前に患者に説明することで不安を抱かせないようにすることが大切です [3]．

服薬指導の会話例 痤瘡治療薬と紫外線

患者

> 医師からこの薬（アダパレン）を使用する際は日焼けしないようにといわれました．週末のテニスはできなくなるでしょうか？

薬剤師

> このお薬を塗った場所が紫外線にさらされると，皮膚の刺激が強く出る可能性があります．必ずしもテニスをやめる必要はありませんが，日焼け止めを使うなどして紫外線対策を行って下さい．

[大谷道輝]

コラム

ビタミン剤はにきびに効くか？

ガイドラインには，ビタミン薬の内服の推奨度は C2 で，「行ってもよいが，推奨しない」と書かれています．痤瘡治療の補助的内服療法としてビタミン A，ビタミン B₂，ビタミン E が用いられます．ビタミン薬内服の痤瘡治療に対する有用性を確立するための臨床試験は行われておらず，ビタミン薬内服を推奨する十分な根拠はありません．

スキンケアローションは1日何回塗るのがよい？　洗顔は？

　痤瘡患者のスキンケアに基礎化粧品（スキンケア製品）の有用性に関しては，多くの報告があります．市販の化粧品を使用する場合は，低刺激，ノンコメドジェニックテスト済みなどの製品を選ぶことが大切です．医療用医薬品の保湿剤を使用する場合，塗布量や塗布回数と効果の関係については，詳細な検討な検討が行われていませんが，参考となる文献を紹介します．

　アルコールとエーテル混液で脱脂したヒト乾燥皮膚モデルを用いて，1日1回で塗布量を6倍まで変化させた場合と，1日2回塗布した場合で14日間の保湿効果を調べてみました．その結果，1日1回では塗布量の増加に伴い，保湿効果は増加しますが，有意な差は認められませんでした．一方，1日1回と2回では保湿効果は約4倍に増えました[A]．これは，ヒルドイドローションの結果ですが，ヒルドイドソフト軟膏でも約2.5倍になっています．このことから，保湿剤は1日2回塗ることが大切だとわかります．

　洗顔に関して，ガイドラインでは，皮脂の除去による痤瘡予防効果は合理的な根拠があると考えられ，1日2回の洗顔が勧められています．推奨度はC1：選択肢の1つとして推奨するとなっています．Choiらの調査によると，洗顔回数による皮疹数の増加は認められませんでしたが，1日2回の洗顔を1回にしたところ悪化した例があり，1日4回でも悪化した例がみられました[B]．

文献
A) 大谷真理子ほか：保湿剤の効果に及ぼす塗布量および塗布回数の検討．日皮会誌 **122**：39-43, 2012
B) Choi JM et al：A single-blinded, randomized, controlled clinical trial evaluating the effect of face washing on acne vulgaris. Pediatr Dermatol **23**：421-427, 2006

■文　献

1）　林　伸和ほか：尋常性痤瘡治療ガイドライン 2017．日皮会誌 **127**：1261-1302, 2017
2）　岩木真生ほか：皮膚感染症関連菌に対するゲンタマイシンの抗菌力と突然変異耐性菌出現頻度．薬学雑誌 **131**：1653-1659, 2011
3）　川島　眞ほか：尋常性痤瘡患者での過酸化ベンゾイル長期投与時の安全性および有効性評価　非盲検，ランダム化，多施設共同第Ⅲ相臨床試験．臨医薬 **30**：669-689, 2014

29 緑内障治療薬

- 単剤から開始し，効果不十分や薬剤耐性を生じた場合は変更を考慮する．それでも効果不十分な場合は併用療法へ切り替える．
- 優れた眼圧下降効果と少ない副作用から，プロスタグランジン（PG）関連薬が第一選択となる．β遮断薬も第一選択になりうるが，禁忌や副作用に注意が必要である．
- 薬理学における作用点が同じ薬剤（内服も含め）を併用しない．
- 配合剤がある場合はアドヒアランス向上のため，積極的に使用する．

I 同効薬の違いについて知ろう！

表1　緑内障治療薬の全体像

分類		おもな一般名（先発品の商品名）	特徴と作用機序
プロスタグランジン（PG）関連薬	FP受容体作動薬	ラタノプロスト（キサラタン），トラボプロスト（トラバタンズ），タフルプロスト（タプロス），ビマトプロスト（ルミガン）	・ぶどう膜強流出路からの房水流出促進・プロドラッグ・脂溶性
	イオンチャネル開口薬	イソプロピル ウノプロストン（レスキュラ）	・線維柱帯流出路およびぶどう膜強膜流出路からの房水流出促進・プロドラッグ・脂溶性
	EP2受容体作動薬	オミデネパグ イソプロピル（エイベリス）	・線維柱帯流出路およびぶどう膜強膜流出路からの房水流出促進・非プロスタグランジン骨格・プロドラッグ・脂溶性・FP受容体には作用しない
点眼薬 交感神経β受容体遮断薬（β遮断薬）	β受容体非選択性遮断薬	チモロール（チモプトール，チモプトールXE，リズモンTG），カルテオロール（ミケラン，ミケランLA），レボブノロール	・房水産生抑制・全身性の副作用に留意・添加剤の工夫による持続性製剤あり
	β_1受容体選択性遮断薬	ベタキソロール（ベトプティック，ベトプティックエス懸濁性）	・房水産生抑制・β_1選択性のため呼吸器，循環器系に対する影響が少ない
	$\alpha_1\beta$受容体遮断薬	ニプラジロール（ニプラノール，ハイパジール）	・房水産生抑制，ぶどう膜強膜流出路からの房水流出促進
交感神経作用薬	α_1受容体遮断薬（α_1遮断薬）	ブナゾシン（デタントール）	・ぶどう膜強膜流出路からの房水流出促進
	交感神経非選択性刺激薬	ジピベフリン（ピバレフリン）	・房水産生抑制，線維柱帯流出路からの房水流出促進・プロドラッグ・凍結乾燥粉末を溶解し使用
	α_2受容体刺激薬（α_2刺激薬）	ブリモニジン（アイファガン）	・房水産生抑制，ぶどう膜強膜流出路からの房水流出促進
Rhoキナーゼ阻害薬（ROCK阻害薬）		リパスジル（グラナテック）	・線維柱帯流出路からの房水流出促進
副交感神経刺激薬		ピロカルピン（サンピロ）	・毛様体筋の収縮による線維柱帯からの房水流出促進，ぶどう膜強膜からの流出抑制・急性閉塞隅角緑内障での使用が多い
炭酸脱水酵素阻害薬		ドルゾラミド（トルソプト），ブリンゾラミド（エイゾプト）	・房水産生抑制
ChE阻害薬		ジスチグミン（ウブレチド）	・房水産生抑制

（次頁に続く）

表 1 続き

点眼薬	配合剤	PG 関連薬＋β遮断薬	ラタノプロスト・チモロール（ザラカム）， ラタノプロスト・カルテオロール（ミケルナ）， トラボプロスト・チモロール（デュオトラバ）， タフルプロスト・チモロール（タプコム）	・QOL，アドヒアランス向上
		炭酸脱水酵素阻害薬＋β遮断薬	ドルゾラミド・チモロール（コソプト），ブリンゾラミド・チモロール（アゾルガ）	
		α₂刺激薬＋β遮断薬	ブリモニジン・チモロール（アイベータ）	
		α₂刺激薬＋炭酸脱水酵素阻害薬	ブリモニジン・ブリンゾラミド（アイラミド）	
内服薬	炭酸脱水酵素阻害薬		アセタゾラミド（ダイアモックス）	毛様体上皮に存在する炭酸脱水酵素の阻害による房水産生抑制
	高張浸透圧薬		イソソルビド（イソバイドシロップ）	浸透圧上昇による組織水分減少

1 緑内障治療薬の基本的な選びかた

❶単剤療法から開始する

多剤併用は副作用の増加やアドヒアランスの低下につながるため，**単剤療法から開始する**ことが推奨されています．

❷薬剤変更時も単剤が基本

効果不十分の場合や薬剤耐性が生じた場合は変更を検討しますが，単剤での変更を優先し，効果が不十分なときに追加薬を選択します[1]．

❸合併症への影響を考慮し選択する

局所だけでなく全身性の副作用がある薬剤もあるため，禁忌疾患の有無と全身状態を考慮して薬剤を選択します．

❹多剤併用療法は作用点の異なる薬を組み合わせる

薬理学における作用点が同じ薬剤，たとえばプロスタグランジン関連薬 2 剤の併用はしてはなりません．交感神経に作用する薬は多数あり，作用する受容体が異なれば併用が可能です．プロスタグランジン関連薬（経ぶどう膜強膜流出増加作用）とピロカルピン（経ぶどう膜強膜流出減少作用）など，薬理学あるいは眼圧下降機序として相応しくない組み合わせであっても眼圧下降効果が得られることもあり，併用が可能となります．

❺アドヒアランスと QOL（生活の質）を考慮した用法の点眼を選択する

慢性疾患で自覚症状に乏しい緑内障は，点眼薬のアドヒアランスがきわめて不良であることが報告されています[2]．QOL を維持しアドヒアランスを保つことが治療を進めるうえで重要となります．

2 緑内障治療薬のガイドラインによる選びかた

日本緑内障学会の『緑内障診療ガイドライン（第 4 版）』では，緑内障に対する**エビデンスに基づいた唯一確実な治療法は眼圧下降**です．病型や病期にかかわらず眼圧下降は有効であり，緑内障の発症も進行も抑制されます．眼圧下降治療には，薬物療法，レーザー療法，手術治療があります．薬物治療は単剤から開始することが基本であり，眼圧コントロールに多剤（3 種以上）を必要とするときは，レーザー治療や観血的手術など他の治療も選択肢となります．優れた眼圧下降効果のある**プロスタグランジン関連薬が第一選択**として最も使用されていますが，多剤併用時はアドヒアランス向上のため配合点眼薬も有用とされています（図 1，表 2）．

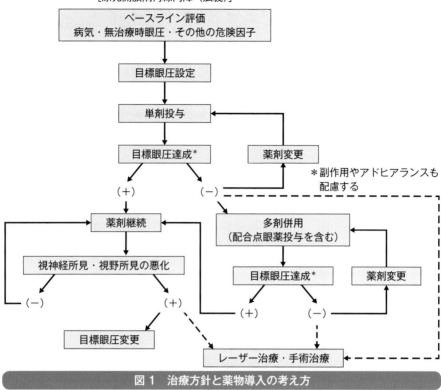

[原発開放隅角緑内障（広義）]

図1　治療方針と薬物導入の考え方

[日本緑内障学会緑内障診療ガイドライン作成委員会：緑内障診療ガイドライン，第4版．日眼会誌 **122**：5-53, 2018 より許諾を得て転載]

表2　おもな緑内障点眼液とその副作用

	交感神経非選択性刺激薬 ジピベフリン	β遮断薬 チモロール カルテロール ベタキソロール レボブノロール	α₁β遮断薬 ニプラジロール	α₁遮断薬 ブナゾシン	α₂刺激薬 ブリモニジン	副交感神経刺激薬 ピロカルピン	プロスタグランジン関連薬 ラタノプロスト トラボプロスト タフルプロスト ビマトプロスト	イオンチャネル開口薬 イソプロピルウノプロストン	炭酸脱水素阻害薬 ドルゾラミド ブリンゾラミド	ROCK阻害薬 リパスジル
局所副作用										
結膜アレルギー・結膜炎	++	+/−	+/−	+/−	+	+/−	+/−	+/−	+/−	+/−
結膜充血	++	+/−	+/−	+/−	+/−	−	+~++	+/−	+/−	++
角膜上皮障害	+/−	+/−	+/−	+/−	+/−	+/−	+/−	+/−	+/−	+/−
眼瞼炎	+	+	+	−	+	−	−	−	+	++
縮瞳	−	−	−	−	−	++	−	−	−	−
睫毛多毛	−	−	−	−	−	−	++	−	−	−
虹彩・眼瞼色素沈着	−	−	−	−	−	−	+++	+/−	−	−
上眼瞼溝深化	−	−	−	−	−	−	+	−	−	−
全身副作用										
徐脈	−	+	+	−	−	−	−	−	−	−
血圧低下	−	+	+	+/−	+	−	−	−	−	−
頻脈・血圧上昇	+	−	−	−	−	−	−	−	−	−
気管支収縮	−	+~+++	+++	−	−	+	−	−	−	−
血漿脂質上昇	−	+	+	−	−	−	−	−	−	−

[日本緑内障学会緑内障診療ガイドライン作成委員会：緑内障診療ガイドライン，第4版．日眼会誌 **122**：5-53, 2018 より許諾を得て一部改変し転載]

　　ガイドラインには薬剤についての概説，アドヒアランス不良となる要因および正しい点眼法の指導事項なども掲載されているため参考にするとよいでしょう．

Ⅱ 同種薬の違いについて知ろう！

A プロスタグランジン（PG）関連薬の違いがわかる！

表3　プロスタグランジン関連薬の特徴

| 分類 | 一般名 | GEの有無 | 特徴 | | | | | | 機械類の操作や自動車などの運転についての記載 | 他剤併用時の点眼間隔の記載 |
			点眼回数	防腐剤	保存温度	重大な副作用	禁忌*	併用注意		
FP受容体作動薬	ラタノプロスト	○	1日1回	BAK	2～8℃（開封後は室温も可）	虹彩色素沈着	―	プロスタグランジン関連薬（イソプロピルウノプロストン，ビマトプロストなど）	症状回復まで従事させない	5分以上
	トラボプロスト	○	1日1回	Sofzia	室温	虹彩色素沈着	―	―	症状回復まで従事させない	5分以上
	タフルプロスト	×	1日1回	BAK（ミニには含まれない）	室温（ミニ：2～8℃）	虹彩色素沈着	オミデネパグ	―	症状回復まで従事させない	5分以上
	ビマトプロスト	○	1日1回	BAK	室温	虹彩色素沈着	―	プロスタグランジン関連薬（ラタノプロスト含有点眼剤）	症状回復まで従事させない	5分以上
イオンチャネル開口薬	イソプロピルウノプロストン	○	1日2回	BAK	室温	―	―	―	―	―
EP2受容体作動薬	オミデネパグイソプロピル	×	1日1回	BAK	2～8℃（開封後は室温も可）	囊胞様黄斑浮腫を含む黄斑浮腫	タフルプロスト	タフルプロストを除く緑内障・高眼圧症治療薬（チモロールなど）	症状回復まで従事させない	5分以上

BAK：ベンザルコニウム塩化物
Sofzia：イオン緩衝系防腐剤
＊：「成分に対し過敏症の既往歴のある患者」は省略

違いの着眼点1 点眼回数と作用点の違いに着目しよう！

Key Point
- 1日1回が基本だが，イソプロピルウノプロストンは1日2回．

　薬剤によって受容体への親和性や細胞活性が異なります．プロスタノイド（FP）受容体作動薬の4種は受容体への親和性が高く，1日1回で優れた眼圧下降効果を発揮します．
　イソプロピルウノプロストンはBKチャネル（大コンダクタンスカルシウム依存性カリウムチャネル）の作用に加えてFP受容体へも作用しますが，親和性が低いので，1日2回投与です．また，眼圧下降効果もFP受容体作動薬に劣ります．

EP2受容体作動薬のオミデネパグは，FP受容体作動薬と同様，1日1回でラタノプロストと同等の眼圧下降効果を発揮します[3].

　なお，FP受容体作動薬の4種は，「頻回投与により眼圧下降作用が減弱する可能性があるので，1日1回を超えて投与しないこと」と添付文書に記載があります.

違いの着眼点2　有害事象・禁忌に着目しよう！（表2）

Key Point

- FP受容体作動薬は，特殊な局所副作用として色素沈着や多毛化などがあるが，イソプロピルウノプロストンにはあまりない.
- ビマトプロストは，結膜充血などの副作用の頻度が高い傾向にある.
- トラボプロストは，保存剤による副作用が少ない.
- タフルプロストは，オミデネパグと併用禁忌.

1 副作用の違い

　プロスタグランジン関連薬は，治療効果に大きな違いはありませんが，発現する副作用が異なります.

　FP受容体作動薬は，虹彩や眼瞼への色素沈着（皮膚の黒ずみ）や眼周囲の多毛化（睫毛などが濃くなる）などの副作用があります．これらの局所作用は，FP受容体作動薬に比べ，イオンチャネル開口薬のイソプロピルウノプロストンでは少ないです.

　虹彩色調変化については，投与中止後も消失しないことが報告されています．眼瞼への色素沈着や眼周囲の多毛化は中止後徐々に消失，あるいは軽減する可能性があり，点眼後の洗顔や眼周囲の残液の拭き取りの指導が不可欠です．なお，指導方法は添付文書に記載されています．また，プロスタグランジン関連薬共通の副作用として，結膜充血などがありますが，なかでもビマトプロストではその発現頻度が高い傾向にあります．EP2受容体作動薬のオミデネパグには，重大な副作用として黄斑浮腫があります．**トラボプロストは塩化ベンザルコニウム非含有製剤**であり，角膜上皮細胞や結膜細胞への影響が少ないことが確認されています.

2 緑内障治療薬同士の併用

　プロスタグランジン関連薬同士など，作用点が同じ薬剤は副作用が発現しやすくなるため併用を避けるべきです．表3に記載の通り，添付文書に記載がないものもありますが，プロスタグランジン関連薬同士は併用注意となっています．一方，**オミデネパグとタフルプロストの併用は炎症発現のリスクが増大する可能性が示唆されているため，緑内障治療薬で唯一，併用禁忌**です.

違いの着眼点 3　保存温度に着目しよう！

Key Point

- ラタノプロスト，オミデネパグは冷所保存，そのほかは室温保存．

　　　プロスタグランジン関連薬は室温保存の薬剤がほとんどですが，なかには冷所保存のものもあります．冷所保存の点眼の多くは2〜8℃です（薬局方の冷所の定義：1〜15℃）．ラタノプロスト，オミデネパグの開封前製剤は2〜8℃保存ですが，開封後は室温保存が可能となっています．ラタノプロストの後発品では室温保存製剤もあるため，患者に応じた薬剤が選択できます．

違いの着眼点 4　値段の違いに着目しよう！

Key Point

- ラタノプロストは，安価で経済的負担が少ない．

　　　緑内障治療薬のなかで頻用されるプロスタグランジン関連薬の薬価は高価なものが多いですが，ラタノプロストは比較的安価となっています．タフルプロスト以外は後発品も販売されているため，経済的負担も考慮した薬剤提案が可能です．

B　β遮断薬の違いがわかる！

表 4　β遮断薬の特徴

分類	一般名	GEの有無	点眼回数	持続性製剤		特徴			
				添加物	防腐剤	無菌フィルター付き点眼瓶（後発品）	重大な副作用	禁忌**	他剤併用時の点眼間隔の記載
β受容体非選択性遮断薬	チモロール	○	1日2回（徐放剤：1日1回）	XE：ジェランガム，TG：メチルセルロース	BAK	○	眼類天疱瘡，気管支痙攣，呼吸困難，呼吸不全，心ブロック，うっ血性心不全，脳虚血，心停止，脳血管障害，全身性エリテマトーデス	コントロール不十分な心不全，洞性徐脈，房室ブロック（Ⅱ・Ⅲ度）心原性ショックのある患者，気管支喘息，気管支痙攣またはそれらの既往歴がある患者，重篤な慢性閉塞性肺疾患のある患者	5分以上，投与前10分以上間隔をあける（持続性製剤）
	カルテオロール	○	1日2回（徐放剤：1日1回）	アルギン酸	BAK	○	喘息発作，失神，房室ブロック，うっ血性心不全，洞停止などの徐脈性不整脈，冠攣縮性狭心症ほか，		10分以上間隔をあけ最後に点眼（持続性製剤）
	レボブノロール*	○	1日1回（1日2回まで増量可）	―	BAK	○	（類薬）：眼類天疱瘡，心不全，脳虚血，心停止，脳血管障害，全身性エリテマトーデス，洞不全症候群　など		5分以上
α₁，β受容体遮断薬	ニプラジロール	○	1日2回	―	BAK	○			―
β₁受容体選択性遮断薬	ベタキソロール	○	1日2回（適宜増減）	―	BAK			コントロール不十分な心不全のある患者，妊婦または妊娠している可能性のある婦人	―

BAK：ベンザルコニウム塩化物
＊：先発品は販売中止
＊＊：「成分に対し過敏症の既往歴のある患者」は省略

違いの着眼点 1　受容体の選択性に着目しよう！

Key Point

- ベタキソロールの眼圧下降効果は，他剤より弱い.
- ニプラジロールには房水産生抑制作用だけでなく，排泄促進作用もある.

　　ベタキソロールは国内で使用可能なβ遮断薬のなかで，唯一β_1受容体に選択性を示します（β_2受容体に対する作用は弱い）. そのほかの4剤はβ受容体非選択性のため，β_2受容体にも影響を及ぼしやすく，β_2遮断作用により気管支痙攣・収縮を誘発するものがあります. そのため，呼吸器疾患のある患者には注意が必要であり，気管支喘息や気管支痙攣，重篤なCOPD（慢性閉塞性肺疾患）のある患者には禁忌となっています.

　　房水産生を行う毛様体上皮のβ受容体はおもにβ_2であるため，ベタキソロールの眼圧下降効果は他のβ遮断薬より弱いとされています. ニプラジロールは弱いβ受容体遮断作用に加え，α_1遮断作用を有するため，房水産生抑制作用（β受容体）と房水排泄促進作用（α受容体）を併せ持ちます.

違いの着眼点 2　製剤工夫に着目しよう！

Key Point

- ベタキソロールには刺激の弱い懸濁製剤がある.
- チモロールとカルテオロールには1日1回点眼製剤がある.
- ベタキソロール以外は防腐剤無添加製剤が発売されている.

　　ベタキソロールは当初発売されていた製剤（ベトプティック）にはしみるという眼痛の刺激感がありますが，懸濁液にすることで刺激を軽減した低刺激性の製剤も発売されてい

 眼圧下降の日内変動

　　眼圧は体温や血圧のように日内変動を示します. 体位変動（座位より仰向けで高くなる）[A]や季節変動（冬に高くなる）[B]も眼圧に影響します.

　　緑内障治療薬にも眼圧下降効果に日内変動を示すものがあり，β遮断薬を含む自律神経作動薬が該当します. β遮断薬の昼間の眼圧下降効果はプロスタグランジン関連薬に近い効果を示しますが，夜間はほとんど眼圧下降を示しません[C]. これは，交感神経が優位な昼はβ遮断薬の房水産生抑制効果を発揮しますが，副交感神経が優位となる夜間はβ受容体阻害による眼圧下降作用が低下するためです. このことから，1日1回の持続性β遮断薬は朝の点眼が推奨されているのです.

文献

A) Najmanová E et al : Intraocular pressure response affected by Changing of Sitting and Supine Positions. Acta Ophthalmol **98** : 368-372, 2020
B) Henmi T et al : Seasonal variation in intraocular pressure. Nippon Ganka Gakkai Zasshi **98** : 782-786, 1994
C) Liu JH et al : Comparison of the nocturnal effects of once-daily timolol and latanoprost on intraocular pressure. Am J Ophthalmol **138** : 89-95, 2004

ます.

　チモロールとカルテオロールは添加剤などの工夫により**1日1回の持続性点眼薬**が市販されています.1日1回製剤は1日2回製剤と同様の効果を示し,全身性副作用の有意な差はありません.1日の点眼回数が少ないので,患者のアドヒアランス向上によいでしょう.

　持続性点眼液は他の点眼と併用する際,**10分以上の間隔をあけて点眼**するように添付文書に記載されています.点眼薬により点眼間隔は異なるため添付文書で確認しましょう.

　ベタキソロール以外のβ遮断薬では後発品に,無菌フィルター付き点眼瓶製剤があり,防腐剤のベンザルコニウムを含有しない製剤(PF点眼薬)が販売されています.ベンザルコニウムは長期間使うと角膜障害が起こることがあり,点眼により刺激感が生じます(コラム「防腐剤による副作用」参照).

服薬指導の会話例 防腐剤による副作用

患者

> 点眼後しばらく目が痛むことがあります.私に合っていないのでしょうか?

薬剤師

> もしかすると,防腐剤として入っている塩化ベンザルコニウムの影響かもしれません.複数の目薬を1日何回もご使用なので,その可能性があります.目薬のなかには,特殊なフィルターを用いることで防腐剤を含まないもの(FP点眼薬)があります.一度,処方医に相談してみましょう.

コラム　防腐剤による副作用

　点眼薬には有効性や安全性の確保,使用性向上などのため,主薬のほかに種々の添加剤が含まれています.なかでも保存剤は,眼局所副作用を引き起こす原因とされ,頻用されるベンザルコニウムは,角膜上皮障害を起こすことで有名です.この障害は,濃度依存性であり,点眼回数が増えると副作用が生じやすくなります.ドライアイを併発している場合には涙液層の安定が低下しているため,より高濃度で接触する可能性があることに留意しましょう.緑内障治療ではアドヒアランスを保つことが治療継続の大切な要素となります.防腐剤を含有しないPF製剤も発売されているため,患者に応じた処方提案をしていきましょう.

　ベンザルコニウムはコンタクトレンズに吸着,蓄積し,コンタクトレンズを変色させ,角膜上皮障害を引き起こします.このためベンザルコニウム含有点眼薬使用時はいったんレンズを外し,点眼15分以上経過後に再装着するよう添付文書に記載されています.注意事項に記載がない添付文書もありますが,ベンザルコニウム含有点眼薬使用時は患者に忘れずに指導しましょう.

コラム　就寝直前の点眼

　涙液は夜間，寝ている間は分泌されず，覚醒時と比べ流れが停滞します．就寝前の点眼は成分により眼への刺激が続き，副作用の原因になります．投与された点眼液は5〜10分経過すれば眼表面からほとんど消失するため，就寝直前を避け，就寝5〜10分前に点眼するように指導しましょう．

　硫酸亜鉛点眼液は，適用上の注意の項に「就寝前には用いないよう指導すること」の記載が唯一あるため，就寝直前の点眼は避けるようにしっかりと説明しましょう．

C　交感神経作用薬の違いがわかる！

表5　交感神経作用薬の特徴

分類	一般名	GEの有無	点眼回数	防腐剤	特徴					
					効能効果に関する使用上の注意	重大な副作用	禁忌*	機械類の操作や自動車などの運転についての記載	他剤併用時の点眼間隔の記載
交感神経α_1受容体遮断薬（α_1遮断薬）	ブナゾシン	×	1日2回	BAK	他の緑内障治療薬で効果不十分または使用できない場合	—		—	5分以上
交感神経非選択性刺激薬	ジピベフリン	×	1日1〜2回	BAK	—	眼類天疱瘡	狭隅角や前房が浅いなどの眼圧上昇の素因のある患者	症状回復まで従事させない	—
交感神経α_2受容体刺激薬（α_2刺激薬）	ブリモニジン	×	1日2回	亜塩素酸Na	他の緑内障治療薬で効果不十分または使用できない場合	—	低出生体重児，新生児，乳児または2歳未満の幼児	従事の際は注意させる	5分以上

BAK：ベンザルコニウム塩化物
＊：「成分に対し過敏症の既往歴のある患者」は省略

違いの着眼点　　作用点と受容体の選択性に着目しよう！

Key Point
- ブナゾシンは，全身性の副作用が少ない反面，眼圧降下作用は弱い．
- ブリモニジンとジピベフリンは，全身性の副作用に注意する．
- ブリモニジンは，2歳未満に禁忌．

1 ブリモニジンはα_2受容体選択性

　ブリモニジンはα_2受容体に高い選択性を有します．中枢神経のα_2受容体にも作用するため全身投与時と同様の副作用である眠気，めまい，徐脈，血圧低下などに注意が必要です．全身性の副作用はBMIの低い低体重での発症や，特に6歳以下，体重20kg以下で副作用の発現率が増加するとの報告があります[4]．そのため，日本では2歳未満の幼児には禁忌となっており，2歳以上であっても小児に対する安全性は確立されていないので小児への使用には注意が必要です．

2 ブナゾシンはα₁受容体選択性

ブナゾシンはα_1受容体に高い選択性を有します．眼局所のα_1受容体を選択的に遮断するため，全身性の副作用は少ないのが特徴です．局所副作用も他の2剤に比べ少なく使用しやすい反面，眼圧下降効果は弱いとされています．

3 ジピベフリンは交感神経非選択性

ジピベフリンはアドレナリンのプロドラッグです．アドレナリンよりも脂溶性が高く眼内移行率も高いことが特徴です．交感神経に対し非選択的に作用するため，**全身性の副作用（血圧上昇や心疾患，糖尿病や甲状腺機能亢進などの増悪）に注意が必要です．**

ジピベフリン投与により散瞳を生じ，急性隅角緑内障の発作を起こすおそれがあるため，投与前に必ず隅角検査を実施する必要があり，狭隅角や前房が浅いなどの眼圧上昇の素因がある患者には禁忌です．このため，適応症は開放隅角緑内障と高眼圧症となっています．散瞳に加え調節麻痺を起こすことや，羞明や霧視などの症状が出現することもあるため，あらかじめ説明しておく必要があります．

D 炭酸脱水酵素阻害薬の違いがわかる！

表6 炭酸脱水酵素阻害薬の特徴

分類	一般名	剤形	GEの有無	点眼／内服 回数	防腐剤	効能効果に関する使用上の注意	重大な副作用	禁忌	機械類の操作や自動車などの運転についての記載	他剤併用時の点眼間隔の記載
炭酸脱水酵素阻害薬	ドルゾラミド	点眼	×	1日3回	BAK	他の緑内障治療薬で効果不十分または使用できない場合	皮膚粘膜眼症候群，中毒性表皮壊死症	重篤な腎障害のある患者	－	5分以上
	ブリンゾラミド		○	1日2回（1日3回まで可）	BAK		－		一時的に目がかすむことがあるため，注意させる	10分以上
	アセタゾラミド	内服：錠，散	×	分服（250～1,000 mg/日）	－	－	代謝性アシドーシス，電解質異常，急性腎不全，肝機能障害，精神錯乱，皮膚粘膜眼症候群，再生不良性貧血など	進行した肝疾患または高度の肝機能障害のある患者，無尿・急性腎不全の患者，高クロール血症性アシドーシス・体液中のNa，Caが明らかに減少している患者，副腎機能不全・Addison病，慢性閉塞隅角緑内障（長期投与しない）	高所作業，自動車運転等危険を伴う機械を操作する際には注意させる	－

BAK：ベンザルコニウム塩化物

剤形と用法に着目しよう！

Key Point

- ドルゾラミドとブリンゾラミドは点眼薬，アセタゾラミドは内服薬.
- ドルゾラミドは 1 日 3 回，ブリンゾラミドは 1 日 2 回点眼.

　炭酸脱水酵素阻害薬には注射薬，内服薬および点眼薬があります．

　アセタゾラミドは内服薬（注射薬）として使用されます．薬効は速やかであり，投与後 60 ～ 90 分で眼圧下降が始まり，3 ～ 5 時間で最も薬効を示し 8 ～ 12 時間で消退します．

　ドルゾラミドとブリンゾラミドは点眼薬として利用されます．

　炭酸脱水酵素は数種類のアイソザイムが同定されており，ヒトの毛様体には II 型炭酸脱水酵素（CA- II）の存在が確認されています．炭酸脱水酵素阻害薬は，この CA- II を阻害することで眼圧下降効果を示します．ドルゾラミドは国内の臨床試験で 1 回点眼の眼圧下降効果が点眼後 4 ～ 6 時間で効果が減弱する傾向を示したため，1 日 3 回点眼となっています[5]．ブリンゾラミドは 1 日 2 回と 3 回点眼での効果は同等であったことから，1 日 2 回点眼となっています（1 日 3 回まで点眼可能）[6]．

違いの着眼点 2 　副作用の違いに着目しよう！

Key Point

- 内服薬のアセタゾラミドは全身性副作用，点眼薬のドルゾラミドとブリンゾラミドは局所性副作用に注意.

　アセタゾラミドは全身性副作用に注意が必要です．四肢の痺れ感，味覚異常，胃腸障害，食欲不振などの副作用を発現しやすく，長期連用で低 K 血症，尿路結石などの副作用もみられ，重篤化することがあります．

　腎排泄のため，**腎機能に留意**する必要があります．急性腎不全や副腎機能不全などの患者には投与できません．このように，アセタゾラミドは副作用が多く，一部の患者には使用がむずかしいため，おもに点眼で眼圧コントロールがむずかしい症例や手術までの緊急回避的に使用されます．

　ドルゾラミドとブリンゾラミドの副作用は，局所性のものはありますが，内服とは異なり重篤なものはありません．

　ドルゾラミドは pH 5.5 ～ 5.9 と酸性のため，点眼時に刺激症状があります．ブリンゾラミドは pH 7.5 と涙液と同等で刺激性は低いですが，**懸濁液**であることから，点眼後に**一過性の霧視**が生じるため注意が必要です．

コラム　pH による刺激性

　ヒトの涙液の生理的 pH は 7.4 前後であり，これから大きく外れた点眼液では使用時の刺激が強く，涙液の分泌が亢進し希釈されます．複数点眼する際には，生理的 pH に近い中性製剤から先に使用することが推奨されます．これにより低刺激で流涙が少なく，眼内移行の効率が高まります．表の緑内障治療薬は酸性側のため，点眼時の刺激に留意しましょう．

表　点眼時の刺激に留意する緑内障治療薬

分類	一般名	pH
PG 関連薬＋β遮断薬	ラタノプロスト・チモロール	5.8 ～ 6.2
炭酸脱水酵素阻害薬＋β遮断薬	ドルゾラミド・チモロール	5.5 ～ 5.8
α₂刺激薬＋炭酸脱水酵素阻害薬	ブリモニジン・ブリンゾラミド	6.3 ～ 6.8
FP 受容体作動薬	トラボプロスト	約 5.7
	タフルプロスト	5.7 ～ 6.3
イオンチャネル開口薬	イソプロピルウノプロストン	5.0 ～ 6.5
EP2 受容体作動薬	オミデネパグ イソプロピル	5.5 ～ 6.1
β受容体非選択性遮断薬	カルテオロール	6.2 ～ 7.2
	レボブノロール	5.5 ～ 7.5
	ベタキソロール	6.1 ～ 7.7（非懸濁性点眼）
交感神経α₁受容体遮断薬（α₁遮断薬）	ブナゾシン	5.5 ～ 6.5
交感神経非選択性刺激薬	ジピベフリン	4.5 ～ 5.5
炭酸脱水酵素阻害薬	ドルゾラミド	5.5 ～ 5.9
Rho キナーゼ阻害薬（ROCK 阻害薬）	リパスジル	5.0 ～ 7.0
副交感神経刺激薬	ピロカルピン	4.4 ～ 5.4
ChE 阻害薬	ジスチグミン	5.0 ～ 6.5

E　その他の緑内障治療薬の違いがわかる！

コラム　リパスジル点眼液の特徴

　リパスジル（ROCK 阻害薬）は，PG 関連薬，β遮断薬，炭酸脱水酵素阻害薬との併用で相加効果が認められており，夜間の眼圧下降効果も証明されています．短期よりも長期投与で眼圧下降効果が有意に大きかった[A] とのデータがあります．点眼 10 ～ 12 時間後の眼圧下降効果にプラセボと有意な差が示されなかったため 1 日 2 回の点眼となっています[B]．

　リパスジルは，局所副作用である結膜充血が高頻度で認められています．これは，リパスジルが血管平滑筋を弛緩させ血管拡張効果を示すことに起因します．多くの場合は一過性であり，点眼 2 時間後には自然軽快します．

文献

A) Honjo M et al : Impact of the clinical use of ROCK inhibitor on the pathogenesis and treatment of glaucoma. Jpn J Ophthalmol **62** : 109-126, 2018

B) Tanihara H et al : Intra-ocular pressure-lowering effects of a Rho kinase inhibitor, ripasudil (K-115), over 24 hours in primary open-angle glaucoma and ocular hypertension: a randomized, open-label, crossover study. Acta Ophthalmol **93** : 254-260, 2015

ピロカルピン点眼液の特徴

　ピロカルピン（副交感神経刺激薬）は，0.5〜4％の5種類の濃度が発売されており，症状に応じて選択できます．点眼回数が他の緑内障治療薬と比べて多いことや，副作用が高頻度で出現するため，第一選択になることはまれですが，急性原発閉塞隅角緑内障では必須の点眼薬となります．点眼早期に一過性の眼圧上昇することがあります．プロスタグランジン関連薬やROCK阻害薬との併用で相加効果も認められていますが，作用が拮抗する可能性も示唆[A]されているため併用には注意が必要です．ピロカルピンは視機能に直接影響する副作用が多く，縮瞳による視野狭窄や暗黒感などがあります．全身性副作用はまれですが，頻回点眼した場合ではムスカリン作用による下痢，悪心・嘔吐，発汗や気管支喘息発作誘発を生じる可能性があります．抑うつ，錯乱，幻覚などの中枢神経症状，Alzheimer型認知症の誘発や悪化の報告もあるため，頻回投与時には全身性の副作用に注意が必要となります．

文献

A) Yamagishi-Kimura R et al : Interaction between pilocarpine and ripasudil on intraocular pressure, pupil diameter, and the aqueous-outflow pathway. Invest Ophthalmol Vis Sci **59** : 1844-1854, 2018

 ジスチグミン点眼液の特徴

　ジスチグミン（ChE阻害薬）は0.5％と1％の2種類があり濃度で適応が異なります．0.5％，1％ともに緑内障に適応がありますが，1％はほかに調節性内斜視，重症筋無力症（眼筋型）の適応もあります．副作用は局所的症状で，流涙，結膜炎などがあります．小児などの長期連用で虹彩嚢腫が現れることがあるので，休薬するか，アドレナリン，フェニレフリンの点眼を行うこととされています．

 緑内障の危険因子

　開放隅角緑内障，高眼圧症には下記にあげるような発症，進行に関わる危険因子が知られています[A]．排除できない因子もありますが，薬剤師の立場から介入できる因子もあります．

　緑内障の多くは慢性に経過する進行性の疾患であり，視機能障害が進行したときにはアドヒアランスを再度確認する配慮が必要となります．

・高齢
・家族歴
・拡張期・収縮期血圧が低い
・2型糖尿病
・薬物アドヒアランス不良　など

文献

A) 日本緑内障学会緑内障診療ガイドライン作成委員会：緑内障診療ガイドライン，第4版．日眼会誌 **122** : 5-53, 2018

F 配合剤の違いがわかる！

表 7　配合剤の特徴

分類	一般名	GEの有無	点眼回数	防腐剤*	保存温度*	特徴		機械類の操作や自動車などの運転についての記載	他剤併用時の点眼間隔の記載
						重大な副作用	禁忌**		
β遮断薬＋ＰＧ関連薬	ラタノプロスト・チモロール	○	1日1回	BAK	2〜8℃（開封後は室温も可）	虹彩色素沈着，眼類天疱瘡，喘息発作，失神，房室ブロック，うっ血性心不全，洞停止等の徐脈性不整脈，冠攣縮性狭心症など	コントロール不十分な心不全，洞性徐脈，房室ブロック（Ⅱ・Ⅲ度），心原性ショックのある患者，気管支喘息，気管支痙攣またはそれらの既往歴がある患者，重篤な慢性閉塞性肺疾患のある患者	症状回復まで従事させない	5分以上
	ラタノプロスト・カルテオロール	×	1日1回	ホウ酸	室温				10分以上間隔をあけて，最後に点眼する
	トラボプロスト・チモロール	○	1日1回	塩化ポリドロニウム	室温				5分以上
	タフルプロスト・チモロール	×	1日1回	BAK	室温		コントロール不十分な心不全，洞性徐脈，房室ブロック（Ⅱ・Ⅲ度），心原性ショックのある患者，気管支喘息，気管支痙攣またはそれらの既往歴がある患者，重篤な慢性閉塞性肺疾患のある患者，オミデネパグ		
β遮断薬＋炭酸脱水酵素阻害薬	ドルゾラミド・チモロール	○	1日2回	—	室温	眼類天疱瘡，気管支痙攣，呼吸困難，呼吸不全，心ブロック，うっ血性心不全，脳虚血，心停止，脳血管障害，全身性エリテマトーデス，皮膚粘膜眼症候群，中毒性表皮壊死融解症	コントロール不十分な心不全，洞性徐脈，房室ブロック（Ⅱ・Ⅲ度），心原性ショックのある患者，気管支喘息，気管支痙攣またはそれらの既往歴がある患者，重篤な慢性閉塞性肺疾患のある患者，重篤な腎障害のある患者	—	
	ブリンゾラミド・チモロール	×	1日2回	BAK	室温			一時的に目がかすむことがあるため，注意させる	10分以上
β遮断薬＋α₂刺激薬	ブリモニジン・チモロール	×	1日2回	BAK	室温	眼類天疱瘡，気管支痙攣，呼吸困難，呼吸不全，心ブロック，うっ血性心不全，脳虚血，心停止，脳血管障害，全身性エリテマトーデス	コントロール不十分な心不全，洞性徐脈，房室ブロック（Ⅱ・Ⅲ度），心原性ショックのある患者，気管支喘息，気管支痙攣またはそれらの既往歴がある患者，重篤な慢性閉塞性肺疾患のある患者，低出生体重児，新生児，乳児または2歳未満の幼児	従事する場合は注意させる	5分以上
α₂刺激薬＋炭酸脱水酵素阻害薬	ブリモニジン・ブリンゾラミド	×	1日2回	BAK	室温	—	低出生体重児，新生児，乳児または2歳未満の幼児，重篤な腎障害のある患者		10分以上

BAK：ベンザルコニウム塩化物
*：先発品
**：「成分に対し過敏症の既往歴のある患者」は省略

- β遮断薬＋炭酸脱水酵素阻害薬は夜間の眼圧下降効果の向上，β遮断薬＋プロスタグランジン関連薬はアドヒアランスの向上，β遮断薬＋α₂刺激薬は相加効果とアドヒアランスの向上が期待できる．

　　緑内障治療の基本は単剤からですが，併用療法に切り替えるときには配合剤を選択することが推奨されています．

　　緑内障点眼薬の配合剤は，表7に示すようにβ遮断薬にプロスタグランジン関連薬，炭酸脱水酵素阻害薬あるいはα₂刺激薬を配合したものがあります．β遮断薬とα₂刺激薬の配合剤は2019年12月に，α₂刺激薬と炭酸脱水酵素阻害薬の配合薬は2020年6月に製造開始されました．

　　配合点眼薬は点眼回数減少によるアドヒアランスの向上が期待されます．薬価の面からも配合点眼薬は患者負担が軽減するため推奨されます．たとえば，ラタノプロストとチモロールの2剤を使用するより，配合点眼薬を使用するほうが数百円単位で薬価が下がり，患者負担の軽減となります．

　　また，β遮断薬とプロスタグランジン関連薬または炭酸脱水酵素阻害薬を組み合わせた配合剤の眼圧下降効果は，各点眼を2種点眼した効果とほぼ同等です．

1 β遮断薬＋炭酸脱水酵素阻害薬は効果増強

　　β遮断薬は，夜間はほとんど眼圧下降効果を示さないという短所がありますが，β遮断薬と炭酸脱水酵素阻害薬の配合剤は，β遮断薬の短所を夜間眼圧下降を維持する効果のある炭酸脱水酵素阻害薬[7]が補うことで，相加効果が期待できます．この効果はドルゾラミドもブリンゾラミドも同様です．

2 β遮断薬＋プロスタグランジン関連薬は副作用軽減

　　単剤にはない製剤的な特徴として，トラボプロスト・チモロールの配合薬の保存剤は塩化ポリドロニウムであり，局所的副作用の軽減が期待できます．

　　ラタノプロスト・カルテオロールの配合薬はカルテオロール持続性製剤と同様にアルギン酸が用いられているため，眼表面の副作用軽減と眼表面の滞留時間延長が期待できます．

3 単剤同様の注意も必要

　　ブリンゾラミド・チモロールの配合剤はブリンゾラミド単剤同様に点眼後の霧視の副作用に注意が必要です．β遮断薬との配合剤は，前述したβ遮断薬単剤と同様に，全身性の副作用についても禁忌疾患を含め確認が必要となります．

[稲川覚子，大谷道輝]

■文 献

1)　日本緑内障学会緑内障診療ガイドライン作成委員会：緑内障診療ガイドライン，第4版．日眼会誌 **122**：5-53, 2018

2)　Tsai JC et al：Compliance barriers in glaucoma：a systematic classification. J Glaucoma **12**：393-398, 2003

3)　Aihara M et al：Phase 2, randomized, dose-finding studies of omidenepag isopropyl, a selective

EP2 agonist, in patients with primary open-angle glaucoma or ocular hypertension. J Glaucoma **5** : 375-385, 2019

4) Al-Shahwan S et al : Side-effect profile of brimonidine tartrate in children. Ophthalmology **12** : 2143, 2005

5) 北澤克明：炭酸脱水酵素阻害薬 MK-507 点眼液 1 回点眼時の眼圧下降作用. 眼紀 **44** ： 1357-1365, 1993

6) Silver LH : Clinical efficacy and safety of brinzolamide（Azopt）, a new topical carbonic anhydrase inhibitor for primary open-angle glaucoma and ocular hypertension. Brinzolamide Primary Therapy Study Group. Am J Ophthalmol **126** : 400-408, 1998

7) Orzalesi N et al : The effect of latanoprost, brimonidine, and a fixed combination of timolol and dorzolamide on circadian intraocular pressure in patients with glaucoma or ocular hypertension. Arch Ophthalmol **121** : 453-457, 2003

索 引

事項索引

5α還元酵素阻害薬　129, 134
5-HT₃受容体拮抗薬　166, 169, 170
5-HT₄受容体作用薬　166

● 欧 文 ●

A

ACC 処方　47
α-グルコシダーゼ阻害薬　2, 4
α₁遮断薬　129, 131, 183, 191
α₁β遮断薬　183, 188
α₂刺激薬　183, 191
　——＋β遮断薬　184, 196
　——＋炭酸脱水酵素阻害薬　184, 196
ALK チロシンキナーゼ阻害薬　150
Alzheimer 型認知症　80

B

basal-bolus 療法　28
Bcr-Abl チロシンキナーゼ阻害薬　150, 163
behavioral and psychological symptoms of dementia（BPSD）　81
β遮断薬　183, 188
β₁遮断薬　183, 188
β₂刺激薬　89, 97, 101
β₃刺激薬　139, 146
BRAF 阻害薬　150
BTK 阻害薬　150

C

Ca 拮抗薬　37
calcitonin gene-related peptide（CGRP）　40
CapeOX 療法　154
CDK4/6 阻害薬　151

ChE 阻害薬⇨コリンエステラーゼ阻害薬もみよ　183
chemoreseptor trigger zone（CTZ）　166
COMT 阻害薬　65, 76

D

D₂受容体拮抗薬　166, 169
dopa-decarboxylase inhibitor（DCI）⇨ドパ脱炭酸酵素阻害薬配合剤もみよ　68
DPP-4 阻害薬　2, 15
　——の結合様式　16
dry powder inhaler（DPI）　94, 97
DS 療法　153

E・F・G

EGFR チロシンキナーゼ阻害薬　149, 157
EP2 受容体作動薬　183, 186
FP 受容体作動薬　183, 186
GLP-1 受容体作動薬　2, 19

H

H₂受容体拮抗薬⇨H₂RA もみよ　105
Hasegawa's Dementia Scale-Revised（HDS-R）　84
HbA1c　13
Helicobacter pylori（*H. pylori*）　106
　——除菌　109
heterozygousextensive metabolizer（hetero-EM）　113
histamine 2 recepter antagonist（H₂RA）　105, 114
HIV プロテアーゼ阻害薬　42
homozygousextensive metabolizer（homo-EM）　113

I・J

inhaled corticosteroid（ICS）　89
　——＋LABA 配合剤　89, 99
　——＋LABA＋LAMA 配合剤　89
intraoperative floppy iris syndrome（IFIS）　133
JAK 阻害薬　150

L

L-ドパ　65
　——・DCI 配合剤　65
　——持続経腸療法　69
　——賦活薬　65, 76
leukotriene receptor antagonist（LTRA）　89
Lewy 小体型認知症　80
long-acting muscarinic antagonist（LAMA）　89, 100
long-acting β-agonists（LABA）　89, 97

M

M₂選択性　143
M₃選択性　142
MAO 阻害薬　42
MAO-B 阻害薬　65, 74
medication event monitoring system（MEMS）　151
MEK 阻害薬　151
Mini-Mental State Examination（MMSE）　84
mTOR 阻害薬　151, 162
multi-acting receptor targeted antipsychotics（MARTA）　165

N

NK₁受容体拮抗薬　165, 169

NMDA 受容体阻害薬　79, 86

nonsteroidalanti-inflammatory drugs（NSAIDs）　46, 106

NPH インスリン　27

O・P

overactive bladder symptom score（OABSS）　140

P- 糖蛋白質　24, 56

PARP 阻害薬　151

P-CAB　105

PDE5 阻害薬　129, 135

peak expiratory flow（PEF）　90

PG 関連薬＋β遮断薬配合剤　184, 196

Pill カウント　151

poormetabolizer（PM）　113

pressurized metered-dose inhaler（pMDI）　94

Propionibacterium acnes（*P. acnes*）　175

protonpump inhibitor（PPI）　110

R

Rho キナーゼ阻害薬　183

ROCK 阻害薬　183, 194

ROS/TRK 阻害薬　150

S・T・W

SGLT2 阻害薬　2, 23

short-acting muscarinic antagonist（SAMA）　89, 100

short-acting β-agonists（SABA）　89, 97

SOX 療法　153

wearing off　67

● 和 文 ●

あ

アセチルコリンエステラーゼ阻害薬　166

アダマンタン骨格　87

アデノシン A_{2A} 受容体拮抗薬　65, 76

アミノ酸製剤　129, 136

アロマターゼ阻害薬　158

アンドロゲン合成阻害薬　159

アンドロゲン受容体シグナル伝達阻害薬　159

アンドロゲン受容体拮抗薬　159

アンフェタミン骨格　74

い

イオンチャネル開口薬　183, 186

胃がん　152, 153

胃酸　106

維持期　174

胃食道逆流症　110

1 型糖尿病　25

1 週間製剤　15, 20

　　——打ち忘れ時の対応　20

胃粘膜微小循環改善薬　105, 119

イミノスチルベン系薬　53

インクレチン関連薬　2

インスリンアナログ　27

インスリン製剤　2

インスリン抵抗性改善薬　1

インスリン分泌促進系　1

インスリン分泌促進作用　10

う・え

うつ病性障害　56

エルゴタミン製剤　37, 45

嚥下困難　110

炎症期　174

塩類下剤　121, 123

悪心　156, 167

オピオイド薬　167, 171

か

カートリッジ製剤　33

改訂版長谷川式簡易知能評価スケール　84

開放隅角緑内障　185

外用キノロン製剤　173

外用抗生物質製剤　173

潰瘍病巣保護薬　105, 119

化学的刺激受容体　166

過活動膀胱症状質問票　140

過活動膀胱治療薬　139

覚醒剤原料　74

過耐性　98

化膿性炎症　177

過敏性腸症候群　126

カリウムイオン競合型アシッドブロッカー　105

眼圧下降　184

　　——の日内変動　189

肝機能障害　62, 135, 144

間質性肺炎　157

浣腸剤　121

漢方薬　37, 45, 129

き

キサンチン誘導体　89

器質性便秘　122

基礎・追加インスリン療法　28

基礎分泌（基礎インスリン）　28

機能性便秘　122

吸気流速測定器具　97

急性期治療薬　37

急性隅角緑内障発作　145, 192

急性精神病　56

吸入抗コリン薬　89, 100

吸入ステロイド薬⇨ ICS もみよ　89

　　——の副作用　95, 96

吸入β₂ 刺激薬　89, 97

強直間代発作　54

局所性の副作用　180, 193

去勢抵抗性前立腺がん　159

起立性低血圧　131

く

グアニル酸シクラーゼ C 受容

体アゴニスト　121
クロライドチャネルアクチベーター　121

け

劇症肝炎　159
下剤　121
結膜充血　187
下痢　4, 156, 157
幻覚　71, 145

こ

抗悪性腫瘍薬　149
抗アレルギー薬　89
抗アンドロゲン薬　129, 134
高アンモニア血症　124
抗ガストリン薬　105
口渇　101, 141
交感神経作用薬　183
交感神経非選択性刺激薬　183, 191
抗がん薬⇨抗悪性腫瘍薬もみよ 167
口腔内真菌症　95
攻撃因子抑制薬　105
口腔内崩壊錠　43
抗コリン薬　65, 76, 89, 100, 133, 139, 141
抗体製剤　102
抗てんかん薬　53
抗ドパミン作用　170
抗認知症薬　79
高張浸透圧薬　184
抗ヒスタミン薬　165, 169
コリンエステラーゼ阻害薬 79, 82
混合型インスリン　27
コントローラー　90

さ

催奇形性リスク　53
サクシミド系薬　53
嗄声　95
散瞳　192

し

紫外線　181

色素沈着　187
持効型溶解インスリン　27
ジスキネジア　71
自動車運転　70
射精障害　131
術後補助療法　152, 153
術中虹彩緊張低下症　133
消化管運動調律薬　166
消化管粘膜局麻薬　166
消化器毒性　156
消化性潰瘍の再発抑制　110
消化性潰瘍の内視鏡判定治癒率 112, 116
使用期間　177
小腸刺激性下剤　121
小児喘息　92
小児の便秘　124
上皮機能変容薬　121, 125
上皮増殖因子受容体　157
植物製剤　129, 136
腎がん　153, 161
腎機能障害　14, 15, 21, 115, 144
神経因性膀胱　133
進行再発非小細胞肺がん　152
進行再発大腸がん　152
新世代薬　53, 60
振戦　101
心臓弁膜病変　71
浸透圧性下剤　121, 123
心拍数への影響　146

す

膵外作用　11
スキンケアローション　182
頭痛　37
ステロイド薬　89
スルホニル尿素薬　1, 10

せ

性腺機能への影響　146
制吐薬　165
　　——の相互作用　169
切除不能進行・再発胃がん 152
セロトニン　40
セロトニン・ドパミン拮抗薬 165

全身性の副作用　180, 191
選択的ムスカリン受容体拮抗薬 105
全般てんかん　54
前立腺がん　135
前立腺肥大症　101
　　——を合併する過活動膀胱 148
せん妄　83, 145

そ

組織修復促進薬　105, 119
速効型インスリン分泌促進薬 1, 13
速効型ヒトインスリン　27

た

第1世代薬　129
代謝拮抗薬　149, 153
大腸がん　152, 153, 162
大腸刺激性下剤　121, 126
第2世代薬　129
多元受容体作用向精神薬　165
炭酸脱水酵素阻害薬　183, 184, 192
　　——＋β遮断薬配合　184, 196
短時間作用型抗コリン薬 ⇨SAMA もみよ　89
短時間作用型β₂刺激薬 ⇨SABA もみよ　89
胆汁酸トランスポーター阻害薬 121, 126
淡明細胞がん　161

ち

チアゾリジン薬　1, 9
蓄尿症状　130
中間型インスリン　27
中枢性嘔吐　166
中枢性制吐薬　165, 169
中枢性・末梢性制吐薬　166
長期管理薬　90
長時間作用型抗コリン薬 ⇨LAMA もみよ　89
長時間作用型β₂刺激薬 ⇨LABA もみよ　89

超速効型インスリン　27
　　――混合製剤　27
直腸刺激性下剤　121
チロシンキナーゼ阻害薬　150, 162

つ
追加分泌（追加インスリン）　28
つわり　167, 172

て
手足症候群　156, 162
低血糖　12, 14, 32
低刺激性　189
定量噴霧式吸入器　94
テトラヒドロトリアジン系化合物　2
転移・再発乳がん　152
電解質配合剤　121, 123
添加物　95
点眼薬　183
点眼時の刺激　194
てんかんの発作型　53
てんかんの痙攣発作　56

と
透析　85
糖尿病ケトアシドーシス　25
糖尿病治療薬　1
　　――の配合剤　18
糖類下剤　121, 123
ドパ脱炭酸酵素阻害薬配合剤　65
ドパミンアゴニスト　65
ドパミン遊離促進薬　65, 76
ドライパウダー吸入器　94
トリプタン系薬　37, 39

に
2型糖尿病の発症抑制　4
二相性インスリンアナログ　27
乳がん　152, 153, 158
乳酸アシドーシス　6
認知機能への影響　144
認知症　79
　　――の行動・心理症状　81

――の重症度　84

ね・の
ネブライザー　94
粘液産生・分泌促進薬　105, 119
粘膜防御機構　106
ノルアドレナリン補充薬　65, 76

は
パーキンソン病治療薬　65
バイアル製剤　33
バイオシミラー　33
肺がん　152, 153, 157
配合溶解インスリンアナログ　27
肺内到達率　95
排尿症状　130
麦角アルカロイド　70
麦角系ドパミンアゴニスト　65, 69
バルビツール酸系薬　53, 55
反跳現象　58

ひ
ピークフロー　90
ビグアナイド系　1, 6
非ステロイド抗炎症薬　106
ビタミン薬　181
ヒダントイン系薬　53
非淡明細胞がん　161
ヒトインスリン　27
非麦角系ドパミンアゴニスト　65, 69
非ホルモン系薬　129, 136
日焼け　181
表在性・深在性皮膚感染症　177
漂白作用　175

ふ
フェニルエチルマロンアミド　55
フェノチアジン系薬　45, 165
副交感神経刺激薬　183
腹痛　126

ブチロフェノン系抗精神病薬　165
部分てんかん　54
プレフィルド製剤　33
プロスタグランジン関連薬　183, 186
　　――関連薬＋β遮断薬配合剤　184, 196
プロスタグランジン製剤　105, 119
プロトンポンプ阻害薬⇨PPIもみよ　105
分子脂肪酸系薬　53
分子標的薬　149, 161

へ
閉塞隅角緑内障　101
ベンズイソキサゾール系薬　53
片頭痛治療薬　37
ベンゾジアゼピン受容体作動薬　53, 58, 165
便秘薬　121

ほ
防御因子増強薬　105, 119
膀胱平滑筋直接作用薬　139
房水排泄促進作用　189
膨張性下剤　121
防腐剤　189, 190
ホスホジエステラーゼ5阻害薬⇨PDE5阻害薬もみよ　129
保存温度　188
保存条件　177
発作治療薬　90
ポリファーマシー　118
ホルモン受容体陽性乳がんの術後内分泌療法　152
ホルモン薬　129, 134, 149, 158, 159
末梢性嘔吐　166
末梢性制吐薬　166
末梢性μオピオイド受容体阻害薬　121
慢性骨髄性白血病　163
慢性頭痛　38
慢性便秘症　122

み・む

ミオクロニー発作　54
ムスカリン受容体のサブタイプ
　143
むずむず脚症候群　72

め・も

免疫チェックポイント阻害薬
　161
モノクローナル抗体　90

や

夜間頻尿　136, 141
薬剤性せん妄　83
薬剤耐性菌　175
薬物乱用頭痛　47

よ

予測性嘔吐　169
予防療法薬　37, 49

り・れ・ろ

緑内障治療薬　183
緑内障の危険因子　195
レストレスレッグス症候群　72
レボドパ含有製剤　65, 68
レリーバー　90
ロイコトリエン受容体拮抗薬
　89

薬剤索引

■太字は一般名

dl-イソプレナリン塩酸塩　89, 97

SG 配合顆粒　46

ア

アーテン　65
アーリーダ　149
アイクルシグ　150
アイピーディ　89
アイファガン　183
アイベータ　184
アイラミド　184
アカルボース　2, 4
アキシチニブ　150, 161
アキネトン　65
アクアチム　173
アクトス　1
アコチアミド　166
アコファイド　166
アシノン　105
アジャスト A　121
アジレクト　65
アスピリン・ダイアルミネート　46
アスプール　89
アズマネックス　89
アズロキサ　105
アセタゾラミド　184, 192
アセトアミノフェン　46
アセトヘキサミド　1, 10
アゼプチン　89
アゼラスチン塩酸塩　89
アゾルガ　184
アタザナビル　113
アダパレン　173, 175
アダパレン・過酸化ベンゾイル配合　173
アタラックス P　165
アテキュラ　89, 99
アドエア　89, 99
アトロベント　89
アナグリプチン　2, 15

アナストロゾール　149, 158
アニュイティ　89
アパルタミド　149, 159
アピドラ　27
アビラテロン　149, 159
アファチニブ　149, 157
アフィニトール　151
アプルウェイ　2
アプレース　105
アプレピタント　165, 169
アベマシクリブ　151
アポカイン　65
アポモルヒネ　65, 69
アボルブ　129
アマージ　37
アマリール　1
アマンタジン　65, 76
アミティーザ　121
アミノ安息香酸エチル　166
アミノフィリン　89
アリセプト　79
アリミデックス　149
アリルエストレノール　129, 134
アルサルミン　105
アルジオキサ　105, 119
アルジオキサ　105
アルタット　105
アレギサール　89
アレクチニブ　150
アレジオン　89
アレセンサ　150
アレビアチン　53
アローゼン　121
アロキシ　171
アログリプチン　2, 15
アロマシン　149
安息香酸ナトリウムカフェイン　37
アンナカ　37

イ

イーケプラ　53
イーシー・ドパール　65, 68

イクスタンジ　149
イクセロン　79
イストラデフィリン　65, 76
イソソルビド　184
イソバイドシロップ　184
dl-イソプレナリン塩酸塩　89, 97
イソプロピル ウノプロストン　183, 186
イトプリド　166
イノリン　89
イノレット 30R　27
イピリムマブ　161
イブジラスト　89
イプラグリフロジン　2, 23
イプラトロピウム臭化物水和物　89, 100
イブランス　151
イブルチニブ　150
イマチニブ　150, 163
イミグラン　37
イミダフェナシン　139, 141
イムブルビカ　150
イメグリミン　2
イメンド　165
イレッサ　149
インジセトロン　166
インスリンアスパルト　27
インスリングラルギン　27
インスリングラルギン BS　27
インスリングルリジン　27
インスリンデグルデク　27
インスリンデグルデク・インスリンアスパルト配合　27
インスリンデテミル　27
インスリンヒト　27
インスリンリスプロ　27
インスリンリスプロ BS「サノフィ」　27
インスリンリスプロ混合製剤　27
インタール吸入液　89
インダカテロール塩酸塩・モメタゾンフランカルボン酸塩エ

ステル 89, 99
インダカテロール酢酸塩・グリコピロニウム臭化物・モメタゾンフランカルボン酸エステル 89
インデラル 37
インライタ 150

ウ
ヴォトリエント 150
ウブレチド 183
ウラピジル 129, 131
ウリトス 139

エ
エイゾプト 183
エイベリス 183
エカベト 105
エカベトナトリウム 105, 119
エキセナチド 2, 19
エキセメスタン 149, 158
エクア 2
エグアレンナトリウム 105, 119
エクセグラン 53
エクフィナ 65
SG配合顆粒 46
エトスクシミド 53
エナジア 89, 102
エヌトレクチニブ 150
エピデュオ 173, 175
エピナスチン塩酸塩 89
エビプロスタット 129
エピレオプチマル 53
エフピー 65
エブランチル 129
エベロリムス 151, 161
エムガルディ 40
エメソプラゾール 105, 110
エルゴタミン・無水カフェイン・イソプロピルアンチピリン 37, 45
エルロチニブ 149, 157
エレトリプタン 37, 39
エロビキシバット 121, 126
エンザルタミド 149, 159
エンタカポン 65, 76

エンパグリフロジン 2, 23

オ
オイグルコン 1
オオウメガサソウエキス・ハコヤナギエキス配合剤 129, 136
オキサトミド 89
オキシブチニン 139, 141
オキセサゼイン 166, 170
オザグレル塩酸塩水和物 89
オシルメチニブ 149, 157
オゼノキサシン 173
オゼンピック 2
オダイン 149
オノン 89
オピカポン 65
オマリグリプチン 2
オマリズマブ 102
オマリズマブ 90
オミデネパグ イソプロピル 183, 186
オメプラール 105
オメプラゾール 105, 110
オメプラゾン 105
オラパリブ 151
オランザピン 81
オランザピン 165
オルベスコ 89
オングリザ 2
オンジュンディス 65
オンダンセトロン 166, 171

カ
カイトリル 166
過酸化ベンゾイル 173, 175
ガスター 105
ガストロゼピン 105
ガスモチン 166
カソデックス 149
カナグリフロジン 2, 23
カナグル 2
ガナトン 166
カバサール 65
ガバペン 53
ガバペンチン 53, 60
カフェイン 37

カプレルサ 150
カペシタビン 149, 153
カベルゴリン 65, 69
ガランタミン 79, 82
ガルカネズマブ 40
カルテオロール 183, 188
カルバマゼピン 53
カルメロースナトリウム 121
カロナール 46
乾燥水酸化アルミニウムゲル 105

キ
キサラタン 183
キプレス 89
キュバール 89
キョーリンAP2配合顆粒 46

ク
グーフィス 121
空腸投与用レボドパ・カルビドパ 65, 68
クエチアピン 81
グラクティブ 2
グラナテック 183
グラニセトロン 166, 171
クリアミン 37, 45
グリクラジド 1, 10
グリクロピラミド 1
グリコラン 1
グリセリン 121
クリゾチニブ 150
グリベック 150
グリベンクラミド 1, 10
グリミクロン 1
グリメピリド 1, 10
クリンダマイシン 173, 175
クリンダマイシン・過酸化ベンゾイル配合 173
グルコバイ 2
グルタミン酸・アラニン・アミノ酢酸 129, 136
グルファスト 1
クレンブテロール塩酸塩 89, 101
クロナゼパム 53, 58
クロバザム 53, 58

クロモグリク酸ナトリウム　89
クロルフェニラミン　165
クロルプロパミド　1, 10
クロルプロマジン　165
クロルマジノン　129, 134

ケ

ケタス　89
ケトチフェンフマル酸塩　89
ゲフィチニブ　149, 157

コ

コートリル　89
コートン　89
牛車腎気丸　129
呉茱萸湯　37, 45
コソプト　184
コムタン　65
コルチゾン酢酸エステル　89
コロネル　121
コントミン　165

サ

ザーコリ　150
ザイティガ　149
サイトテック　105
サキサグリプチン　2, 15
ザジテン　89
ザファテック　2
サフィナミド　65, 74
ザラカム　184
ザルティア　129
サルブタモール硫酸塩　89, 97, 101
サルメテロールキシナホ酸塩　89, 97
サルメテロールキシナホ酸塩・フルチカゾンプロピオン酸エステル　89, 99
ザロンチン　53
酸化マグネシウム　105, 121, 123
ザンタック　105
サンピロ　183

シ

ジアゼパム　53, 58

ジオトリフ　149, 157
ジカディア　150
シクレソニド　89, 93
ジスチグミン　183, 195
シタグリプチン　2, 15
ジピベフリン　183, 191
ジフェンヒドラミン　165
ジフェンヒドラミン・ジプロフィリン配合　165
ジプレキサ　165
ジベトス　1
ジベトンS　1
シムビコート　89, 99
シメチジン　105, 114
ジメトチアジン　37, 45
ジメリン　1
ジメンヒドリナート　165
ジャカビ　150
ジャディアンス　2
ジャヌビア　2
シュアポスト　1
シロドシン　129, 131
シロリムス　151
シングレア　89
シンセロン　166
シンメトレル　65
新レシカルボン　121
水酸化アルミニウムゲル　105
水酸化マグネシウム　105, 121, 123

ス

スーグラ　2
スーテント　150
スイニー　2
スインプロイク　121
スクラルファート　105, 119
スターシス　1
スタレボ　65
スチバーガ　150
ステーブラ　139
ストロカイン　166
スニチニブ　150, 161
スピリーバレスピマット　89
スピロペント　89
スプラタストトシル酸塩　89
スプリセル　150

スマトリプタン　37, 39
スルカイン　166
スルピリド　105, 119
スロービット　89

セ

セイブル　2
ゼスラン　89
セトラキサート　105, 119
ゼビアックス　173
セマグルチド　2, 19
セラトロダスト　89
セリチニブ　150
セルテクト　89
セルニチンポーレンエキス　129, 136
セルニルトン　129
セルベックス　105
ゼルボラフ　150
セレキノン　166
セレギリン　65, 74
セレニカR　53
セレネース　165
セレベント　89
ゼローダ　149
センナ　121, 126
センノシド　121, 126

ソ

ゾーミッグ　37
ゾニサミド　53, 65, 76
ソラフェニブ　150, 161
ソリクア　31
ソリフェナシン　139, 141
ゾルトファイ　31
ゾルミトリプタン　37, 39
ゾレア　90

タ

ダイアップ　53
ダイアモックス　184
ダオニール　1
タグリッソ　149
タケキャブ　105
タケプロン　105
ダコミチニブ　149
ダサチニブ　150, 163

タシグナ　150
タダラフィル　129, 135
ダパグリフロジン　2, 23
タフィンラー　150
タプコム　184
ダブラフェニブ　150
タフルプロスト　183, 186
タフルプロスト・チモロール配合　184, 196
タプロスン　183
タムスロシン　129, 131
タモキシフェン　149, 158
ダラシンT　173
タリペキソール　65, 69
タルセバ　149
炭酸水素ナトリウム・無水リン酸二水ナトリウム配合　121

チ

チオトロピウム臭化物水和物　89, 100
チモプトール，-XE　183
チモロール　183, 188
猪苓湯　129

ツ

ツロブテロール　89, 101
ツロブテロール塩酸塩　89, 101

テ

デアメリンS　1
ティーエスワン　149, 153
ディフェリン　173
テオドール　89
テオフィリン　89
テオロング　89
デカドロン　89
テガフール・ウラシル　149, 153
テガフール・ギメラシル・オテラシルカリウム　149, 153
デキサメタゾン　89
テグレトール　53
デタントール　183
デトルシトール　139
テネリア　2
テネリグリプチン　2, 15

デパケン　37
デパケンR　53
テプレノン　105, 119
デベルザ　2
デュアック　173
デュオドーパ　65, 68
デュオトラバ　184
デュタステリド　129, 134
デュピクセント　90
デュピルマブ　90, 102
デュラグルチド　2, 19
テラゾシン　129, 131
テラナス　37
テリルジー　89, 102
テルブタリン硫酸塩　89
テレミンソフト　121

ト

ドグマチール　105
ドネペジル　79, 82
ドパストン　65, 68
ドパゾール　65, 68
トビエース　139
トピナ　53
トピラマート　53, 60
ドプス　65
トホグリフロジン　2, 23
ドミン　65
ドメナン　89
トラゼンタ　2
トラニラスト　89
トラバタンズ　183
トラベルミン　165
トラボプロスト　183, 186
トラボプロスト・チモロール配合　184, 196
ドラマミン　165
トラメチニブ　151
トリアムシノロン　89
トリフルリジン・ピペラシル　149, 153
トリヘキシフェニジル　65, 76
トリメトキノール塩酸塩水和物　89, 97, 101
トリメブチン　166, 170
トリモール　65
トルソプト　183

ドルゾラミド　183, 192
ドルゾラミド・チモロール配合　184, 196
トルテロジン　139, 141
トルリシティ　2
トレラグリプチン　2, 15
トレリーフ　65
ドロキシドパ　65, 76, 105, 119
ドンペリドン　166, 170

ナ

ナウゼリン　166
ナジフロキサシン　173, 175
ナゼア　166
ナテグリニド　1, 13
ナフトピジル　129, 131
ナラトリプタン　37, 39
ナルデメジン　121

ニ

ニザチジン　105, 114
ニプラジロール　183
ニプラノール　183
ニポラジン　89
ニボルマブ　161
ニュープロパッチ　65
ニロチニブ　150, 163

ヌ・ネ

ヌーカラ　90
ネオキシテープ　139
ネオドパストン　65, 68
ネオドパゾール　65, 68
ネオフィリン　89
ネキシウム　105
ネクサバール　150, 161
ネシーナ　2

ノ

ノイエル　105
ノウリアスト　65
ノバミン　165
ノボラピッド　27
ノボラピッド30ミックス　27
ノボラピッド50ミックス　27
ノボラピッド70ミックス　27
ノボリン30R　27

ノボリンＮ　27
ノボリンＲ　27
ノルバデックス　149

ハ

パーロデル　65
バイエッタ　2, 19
ハイパジール　183
パゾパニブ　150, 161
バソメット　129
八味地黄丸　129
バップフォー　139
バファリン配合錠 A330　46
パラノセトロン　171
パラプロスト　129
パリエット　105
バルコーゼ　121
ハルナールＤ　129
バルプロ酸ナトリウム　37, 49, 53
パルボシクリブ　151
パルミコート　89, 93
ハルロピテープ　65
ハロペリドール　165
バンデタニブ　150

ヒ

ピーゼットシー　165
ピオグリタゾン　1, 9
ビカルタミド　149, 159
ビクトーザ　2
ピコスルファートナトリウム　121, 126
ビサコジル　121
ビ・シフロール　65
ビジンプロ　149
ヒダントール　53
ビデュリオン　2, 19
ヒトイソフェンインスリン水性懸濁　27
ヒト二相性イソフェンインスリン　27
ヒドロキシジン　165
ヒドロコルチゾン　89
ピバレフリン　183
ビベグロン　139, 146
ピペリジノアセチルアミノ安息

香酸エチル　166
ビペリデン　65
ヒベルナ　65
ヒマシ油　121
ビマトプロスト　183, 186
ビムパット　53
ヒューマリン 3/7　27
ヒューマリンＮ　27
ヒューマリンＲ　27
ヒューマログ　27
ヒューマログミックス 25　27
ヒューマログミックス 50　27
ビランテロール・フルチカゾンフランカルボン酸エステル　89, 99
ビランテロールトリフェニル酢酸塩・ウメクリジニウム臭化物・フルチカゾンカルボン酸エステル　89
ビルダグリプチン　2, 15
ピレチア　65
ピレンゼピン　105
ピロカルピン　183, 195
ピロヘプチン　65

フ

ファステック　1
ファセンラ　90
ファモチジン　105, 114
フィアスプ　27, 29
フィコンパ　53
フェソテロジン　139, 141
フェニトイン　53
フェノテロール臭化水素酸塩　89, 97, 101
フェノバール　53
フェノバルビタール　53, 55
フェノバルビタールナトリウム　53, 55
フェマーラ　149
フォシーガ　2
フォロデシン　149
ブデソニド　89
ブデソニド・ホルモテロールフマル酸塩水和物　89, 99
ブナゾシン　183, 191
ブホルミン　1

プラゾシン　129, 131
ブラダロン　139
フラボキサート　139
プラミペキソール　65, 69
プランルカスト水和物　89
ブリカニール　89
フリバス　129
プリミドン　53, 55
ブリモニジン　183, 191
ブリモニジン・チモロール配合　184, 196
ブリモニジン・ブリンゾラミド配合　184, 196
ブリンゾラミド　183, 192
ブリンゾラミド・チモロール配合　184, 196
プリンペラン　166
プルゼニド　121
フルタイド　89
フルタミド　149, 159
フルチカゾンフランカルボン酸エステル　89, 93
フルチカゾンプロピオン酸エステル　89, 93
フルチカゾンプロピオン酸エステル・ホルモテロールフマル酸塩水和物　89, 99
フルティフォーム　89, 99
プレドニゾロン　89, 160
プレドニン　89
プロカテロール塩酸塩水和物　89, 97, 101
プロキシフィリン　89
プログルミド　105
プロクロルペラジン　165
プロスタール　129
プロテカジン　105
ブロニカ　89
プロピベリン　139, 141
プロプラノロール　37, 42, 49
ブロマック　105
ブロミド　105
プロメタジン　65
ブロモクリプチン　65, 69

ヘ

ベージニオ　151

ベイスン　2
ベオーバ　139
ベクロメタゾンプロピオン酸エ
　ステル　89, 93
ベシケア　139
ベタキソロール　183, 188
ベタニス　139
ベタメタゾン　89
ベトプティック　183
ベトプティックエス懸濁性
　183
ベネトリン　89
ベピオ　173, 177
ペミラストン　89
ペミロラストナトリウム　89
ベムラフェニブ　150
ベラチン　89
ペランパネル　53, 60
ペルゴリド　65, 69
ペルフェナジン　165
ペルマックス　65
ベロテック　89
ベンザルコニウム　190
ペントナ　65
ベンラリズマブ　90

ホ
ホクナリン　89
ホクナリンテープ　89
ボグリボース　2, 4
ボシュリフ　150
ボスチニブ　150, 163
ボツリヌス毒素　147
ボトックス　147
ポナチニブ　150, 163
ボノプラザン　105, 110
ポラキス　139
ポラプレジンク　105, 119
ポララミン　165
ポリカルボフィルカルシウム
　121
ホリナート　153
ポリフル　121
ポンタール　46

マ
マイスタン　53

マクサルト　37
マグミット　121
マクロゴール 400　121, 123
マザチコール　65
マドパー　65, 68
マリゼブ　2

ミ
ミグリステン　37
ミグリトール　2, 4
ミケラン，-LA　183
ミケルナ　184
ミソプロストール　105, 119
ミチグリニド　1, 13
ミニプレス　129
ミラベグロン　139, 146
ミラペックス LA　65
ミルマグ　105, 121

ム
ムコスタ　105
無水カフェイン　37
ムンデシン　149

メ
メキタジン　89
メキニスト　151
メチルプレドニゾロン　89
メトグルコ　1, 7
メトクロプラミド　166, 170
メトホルミン　1, 6
メドロール　89
メネシット　65, 68
メフェナム酸　46
メプチン　89
メポリズマブ　90, 102
メマリー　79
メマンチン　79, 86
メルタノール　89

モ
モサプリド　166
モニラック　121
モノフィリン　89
モビコール　121
モメタゾンフランカルボン酸エ
　ステル　89, 93

モンテルカストナトリウム　89

ユ
ユーエフティ　149, 153
ユニフィル　89
ユリーフ　129

ラ
ライゾデグ　27
ラキソベロン　121
ラクツロース　121, 123
ラグノス　121
ラコサミド　53, 60
ラサギリン　65, 74
ラタノプロスト　183, 186
ラタノプロスト・カルテオロー
　ル配合　184, 196
ラタノプロスト・チモロール配
　合　184, 196
ラニチジン　105, 114
ラパリムス　151
ラフチジン　105, 114
ラベプラゾール　105, 110
ラミクタール　53
ラモセトロン　166
ラモトリギン　53, 60
ランソプラゾール　105, 110
ランタス　27, 32
ランタス XR　27
ランドセン　53

リ
リキシセナチド　2, 19
リキスミア　2
リザトリプタン　37, 39
リザベン　89
リスパダール　165
リスペリドン　81, 165
リズモン TG　183
リナグリプチン　2, 15
リナクロチド　121, 125
リパスジル　183, 194
リバスタッチ　79
リバスチグミン　79, 82
リベルサス　2
リボトリール　53
リムパーザ　151

硫酸マグネシウム　121, 123
リラグルチド　2, 19
リルピビリン　113
リンゼス　121
リンデロン　89

ル
ルキソリチニブ　150
ルセオグリフロジン　2, 23
ルセフィ　2
ルビアール　53
ルビプロストン　121, 125
ルミガン　183
ルムジェブ　27, 29

レ
レキップ，-CR　65
レゴラフェニブ　150, 162

レシーバ注　27
レスキュラ　183
レスタミンコーワ　165
レダコート　89
レトロゾール　149, 158
レパグリニド　1, 13
レバミピド　105, 119
レベチラセタム　53, 60
レベミル　27
レボドパ　65, 68
レボドパ・カルビドパ　65, 68
レボドパ・カルビドパ・エンタ
　カポン　65
レボドパ・ベンセラジド　65,
　68
レボブノロール　183, 188
レミニール　79
レルパックス　37

レルベア　89, 99
レンバチニブ　150
レンビマ　150

ロ
ローブレナ　150
ロキサチジン　105, 114
ロズリートレク　150
ロチゴチン　65, 69
ロピニロール　65, 69
ロメリジン　37, 49
ロラゼパム　165
ロルラチニブ　150
ロンサーフ　149, 153

ワ
ワイパックス　165
ワコビタール　53

新・違いがわかる！ 同種・同効薬（下巻）

2021 年 7 月 15 日　　第 1 版第 1 刷発行 2022 年 4 月 30 日　　第 1 版第 2 刷発行	編集者　黒山政一，大谷道輝 発行者　小立健太 発行所　株式会社 南 江 堂 〒113-8410　東京都文京区本郷三丁目 42 番 6 号 ☎（出版）03-3811-7236　（営業）03-3811-7239 ホームページ https://www.nankodo.co.jp/ 印刷・製本 横山印刷 装丁 渡邊真介

New Edition : Differences of Drugs between the Same Indications ; a practical guide, volume 2
© Nankodo Co., Ltd., 2021

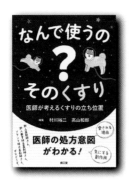
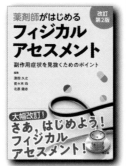
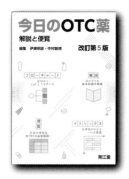
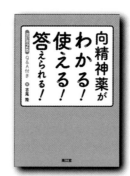
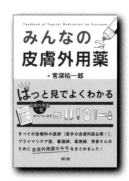
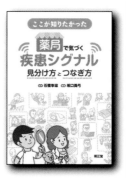